イムス葛飾ハートセンター

心臓血管外科手術

高画質動画約7時間
×
精細な静止画像でわかる

｜監修｜
金村賦之
イムス葛飾ハートセンター副院長兼心臓血管外科部長

｜編集・動画編集・企画立案｜
月岡祐介
ハーバード大学医学部ベス・イスラエル・ディーコネス・メディカルセンター

｜編集協力｜
大野峻哉
イムス葛飾ハートセンター心臓血管外科医長

MEDICAL VIEW

本書では，厳密な指示・副作用・投薬スケジュール等について記載されていますが，これらは変更される可能性があります。本書で言及されている薬品については，製品に添付されている製造者による情報を十分にご参照ください。

Cardiovascular Surgery Essentials:
Full HD Videos for Skill Development of Junior Surgeons
（ISBN978-4-7583-2202-7 C3047）

Supervising Editor: KANEMURA Takeyuki
Editor: TSUKIOKA Yusuke
Assistant Editor: ONO Shunya

2024.11.10 1st edition

Medical View Co., Ltd.
2-30 Ichigayahonmuracho, Shinjukuku, Tokyo, 162-0845, Japan
E-mail ed@medicalview.co.jp

監修の序

イムス葛飾ハートセンターは2009年3月にスタートしましたが，それと同時に入職した若手心臓血管外科医の1人に月岡祐介先生がいました。若い頃から海外へ飛び出したいという気概あふれる青年で，心臓血管外科医としてのキャリアが始まったばかりでした。実際，数年後にはオーストラリアに旅立ったわけですが，鮎が生まれ育った川に遡上するように，また海亀が卵から孵化した浜に帰ってくるように，彼も葛飾の地に帰ってくることとなりました。

その時，月岡先生はYouTubeを使った病院アピールを思いつき，本人もYouTuberとしてデビューする決意を固めました。CTSNetなど海外勢の手術動画は豊富にあっても，日本人が日本人のために作成した手術動画，しかも解説付きのコンテンツなどはほとんどなかった頃です。早速，手術手技の撮影と編集作業に取りかかりました。

動画の内容については，「神の手」的な手技を披露したり，スピードを煽るようなものではなく，あくまでも基本的で，若い心臓血管外科の先生たちが技術を習得しやすくなるように編集しました。さらに，読者に語りかけるような形式での解説を盛り込み，術中のポイントなどの理解が深まるコンテンツに仕上がりました。

昔と違って今は，心臓血管外科医は術中での経験だけに重きを置いて成長する時代ではありません。若手の先生が独り立ちするには，術前のイメージトレーニングや術中の観察，そして術後の振り返りがとても大切になります。そのためには自施設の術式を理解すること，さらには他の施設のやり方を知ることが，自分の外科医としての引き出しの多さにつながります。本書が少しでもその手助けになれば幸いです。

最後になりましたが，忙しい臨床の合間を縫って手伝ってくれた当院のスタッフ，形になるまで根気強くお手伝い頂きましたメジカルビュー社の方々に深く感謝いたします。

2024年11月

イムス葛飾ハートセンター
副院長兼心臓血管外科部長　金村賦之

編集の序

2021年の秋，学会でメジカルビュー社の編集者の方から「若手心臓外科医のために高画質の手術動画を集めて解説する本を作りませんか」とお声がけいただいたのが，このプロジェクトの始まりでした。それからあっという間に3年が経ちました。

本書の目的は，心臓外科医を目指す若手の先生方が，基本的な手技や助手側からは見えにくい手技を，高画質の動画を通じて理解できるようにすることです。手術に参加する数日前に何度も繰り返し動画を見て準備をするのはもちろん，手術直前にトイレで要点を素早く確認する際にも役立てていただけます。

1点だけご注意いただきたいのは，掲載されている手技はイムス葛飾ハートセンターで行われている方法だということです。私自身，4カ国で臨床を経験しましたが，施設によって手技が大きく異なることを強く実感しました。まずは，現在所属している施設の方法をしっかり学び，理解することが何よりも大切です。決して「イムスではこうしているので，僕もこのやり方でやります」などと上司に言わないでください。誰も得をしません。

私は，すべての動画撮影・編集および本書の編集を担当しましたが，仕事や私生活の忙しさから，編集作業や執筆が滞る時期もありました。それでも編集者の皆様が辛抱強くサポートしてくださり，無事に完成させることができました。この場を借りて，心より感謝申し上げます。

本書が，未来の心臓外科医の先生方にとって少しでも役立つことを願っています。

2024年11月

Instructor in Surgery, Harvard Medical School,
Beth Israel Deaconess Medical Center
月岡祐介

執筆者一覧

監　修

金村賦之　イムス葛飾ハートセンター副院長兼心臓血管外科部長

編集・動画編集・企画立案

月岡祐介　Instructor in Surgery, Harvard Medical School, Beth Israel Deaconess Medical Center

編集協力

大野峻哉　イムス葛飾ハートセンター心臓血管外科医長

執　筆（掲載順）

立石　烈　イムス葛飾ハートセンター心臓血管外科

大野峻哉　イムス葛飾ハートセンター心臓血管外科医長

井戸田佳史　群馬県立心臓血管センター心臓血管外科

羽場文哉　イムス葛飾ハートセンター心臓血管外科

金村賦之　イムス葛飾ハートセンター副院長兼心臓血管外科部長

中原嘉則　榊原記念財団附属榊原記念病院心臓血管外科副部長

月岡祐介　Instructor in Surgery, Harvard Medical School, Beth Israel Deaconess Medical Center

福島紘子　イムス葛飾ハートセンター麻酔科部長

吉田　収　イムス葛飾ハートセンター臨床工学科技士長

岡田和也　イムス葛飾ハートセンター臨床工学科係長

目 次

CONTENTS

動画の視聴方法 …… ix

I まず身につけるべき基本手技

動画1 開胸 …… 立石 烈 2
動画2 心膜のつり上げ …… 大野峻哉 6
動画3 閉胸と閉創 …… 立石 烈 8
動画4 送血カニューレ挿入（上行大動脈） …… 大野峻哉 12
動画5 脱血カニューレ挿入（右心耳） …… 井戸田佳史 15
動画6 脱血カニューレ挿入（上・下大静脈） …… 井戸田佳史 17
動画7 順行性冠灌流用カニューレ挿入 …… 井戸田佳史 21
動画8 逆行性冠灌流用カニューレ挿入 …… 井戸田佳史 23
動画9 左室ベントカニューレ挿入，挿入口の追加針のかけ方 …… 井戸田佳史 25
動画10 ポンプオフ …… 立石 烈 28
動画11 出血再開胸 …… 井戸田佳史 33

II 冠動脈バイパス術

動画12 グラフト採取（大伏在静脈） …… 羽場文哉 38
動画13 グラフト採取（橈骨動脈） …… 羽場文哉 44
動画14 グラフト採取（左内胸動脈） …… 金村賦之 52
動画15 右内胸動脈－左前下行枝吻合 …… 中原嘉則 58
動画16 LIMA suture（deep pericardial stitch）のかけ方 …… 中原嘉則 73
動画17 回旋枝吻合の際のポジショニング …… 中原嘉則 75

動画18　回旋枝吻合の場の作り方，横静脈洞の通し方 …… 中原嘉則　79
動画19　左回旋枝シークエンシャル側々吻合（パラレル）…… 中原嘉則　83
動画20　GEA-4PD吻合（側々吻合，パラレル）…… 中原嘉則　88

III　大動脈弁・大動脈基部

動画21　大動脈弁置換術 …… 大野峻哉　94
動画22　大動脈基部置換術（Bentall手術）…… 井戸田佳史　97
動画23　大動脈弁温存基部置換術（David手術）…… 井戸田佳史　101

IV　僧帽弁・三尖弁

動画24　僧帽弁置換術 …… 金村賦之　106
動画25　右側左房切開，僧帽弁の露出 …… 金村賦之　112
動画26　後尖逸脱に対する三角切除 …… 金村賦之　116
動画27　前尖逸脱（露出～弁形成）…… 金村賦之　121
動画28　前尖逸脱（人工腱索）…… 金村賦之　127
動画29　前乳頭筋断裂 …… 金村賦之　135
動画30　三尖弁輪縫縮術 …… 井戸田佳史　142
動画31　メイズ手術，左心耳切除 …… 金村賦之　150

V　大動脈

動画32　全弓部人工血管置換術
（循環停止，選択的脳灌流，末梢側吻合，頸部分枝再建，中枢側吻合）…… 中原嘉則　160

VI 心室中隔穿孔

動画33 心室中隔穿孔閉鎖（米田－David法，infarct exclusion法＋patch法） …… 金村賦之 170

VII 肺血栓塞栓症

動画34 肺血栓塞栓症 …… 月岡祐介 186

VIII 末梢血管手技

動画35 大腿動脈露出（redo） …… 中原嘉則 194
動画36 総大腿動脈へのカニューレ挿入 …… 羽場文哉 198
動画37 膝窩動脈内膜摘除 …… 大野峻哉 206
動画38 右総頸動脈の露出 …… 羽場文哉 210
動画39 透析用カテーテル挿入 …… 福島紘子 214

IX 人工心肺

動画40 人工心肺装置の概要 …… 吉田 収，岡田和也 222
動画41 臨床工学技士の視点（全弓部人工血管置換術） …… 吉田 収，岡田和也 228

索引 …… 243

動画の視聴方法

1 下記URLにアクセスしてください。二次元コードからもアクセスできます。

https://www.medicalview.co.jp/movies/22027/

2 パスワード入力欄に下記のパスワードをご入力いただき，利用規約を確認のうえ「利用規約に同意する」のボックスにチェックを入れて，「ログイン」ボタンをクリックしてお進みください。

パスワード　銀色の部分をコインなどで削ってください。

- 最新バージョンのブラウザをご利用ください。
- 本書の動画のご利用は，本書1冊について個人のご購入者ご本人1名の方に許諾されます。購入者以外の方のご利用はできません。
- 視聴方法，個別のサポートの対応はできかねますので，あらかじめご了承ください。

3 動画一覧ページから再生したい動画を選択し，クリックしてください。

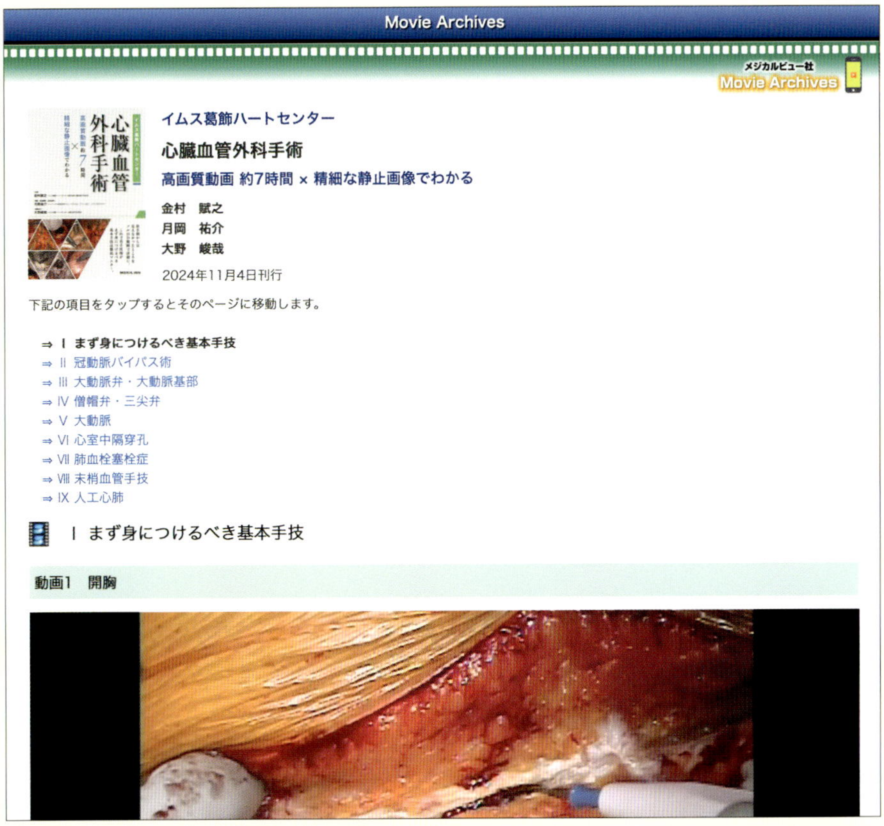

画面の操作方法は次ページ ⇨

再生画面の操作方法

再生環境によって細部が異なりますので，適宜読み替えてください。

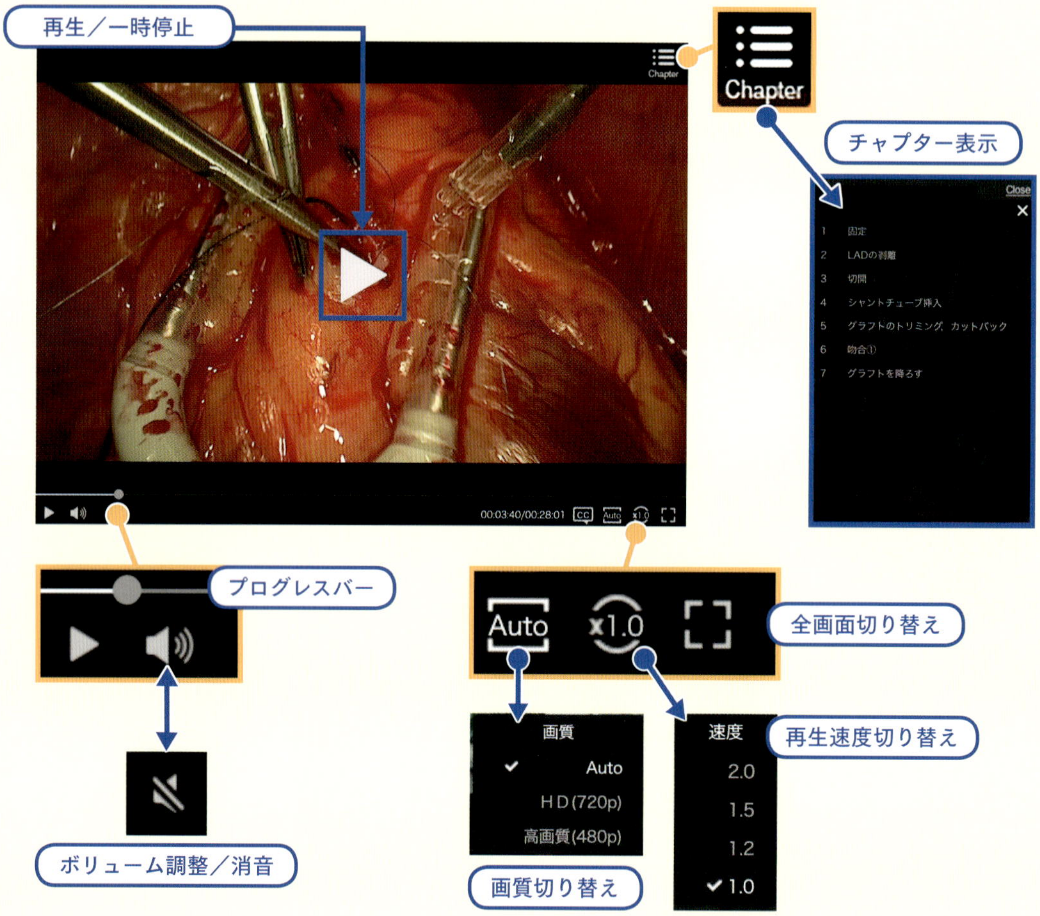

- 長時間動画の再生時には，チャプター表示ボタンやプログレスバーを適宜ご利用ください。
- チャプター数が多い場合は，リストをスクロールしてください。

動作環境　下記は2024年8月時点での動作環境で，予告なく変更となる場合がございます。

▼ **Windows**

OS：Windows 11/10（JavaScript が動作すること）
ブラウザ：Microsoft Edge，Internet Explorer 11，Chrome・Firefox 最新バージョン

▼ **Macintosh**

OS：13～11（JavaScriptが動作すること）
ブラウザ：Safari・Chrome・Firefox 最新バージョン

▼ **スマートフォン，タブレット端末**

2024年8月時点で最新のiOS端末では動作確認済みです。Android端末の場合，端末の種類やブラウザアプリによっては正常に視聴できない場合があります。

動画を見る際にはインターネットへの接続が必要となります。パソコンをご利用の場合は，2.0Mbps以上のインターネット接続環境をお勧めいたします。また，スマートフォン，タブレット端末をご利用の場合は，パケット通信定額サービス，LTE・Wi-Fiなどの高速通信サービスのご利用をお勧めいたします（通信料はお客様のご負担となります）。

まず身につけるべき基本手技

動画1

開胸

ここがポイント

- 剣状突起は正中からずれている場合があるので，正中線を決める際には用いない。
- 出血しやすい静脈を把握しておく。
- 開胸器をかけるときはブレードが胸骨の下に入っていることを確認する。
- 心膜切開時に心臓や大動脈を損傷しないように気を付ける。

1 胸骨正中を切開する 0:00～

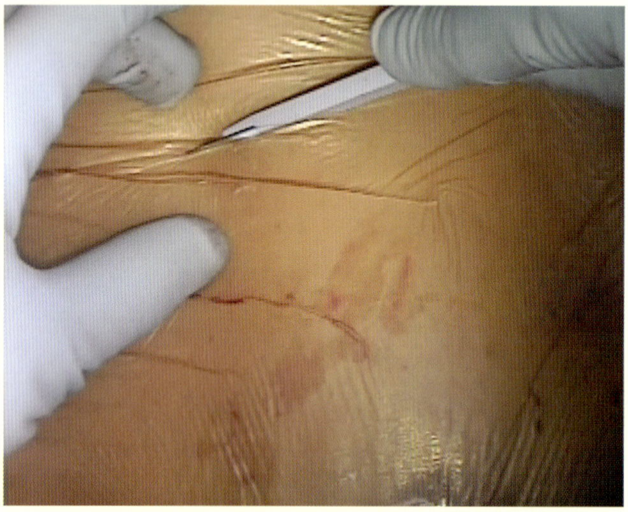

▼ 胸骨頸切痕の2横指下，第2肋間の正中，左右肋骨弓の正中の3点を結ぶように皮膚切開する。

剣状突起は正中からずれている場合があり，正中線を決める際には用いない。

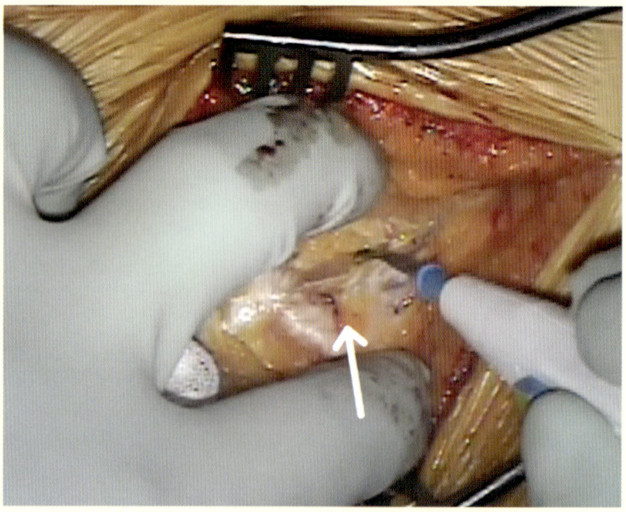

▼ まず尾側のみ電気メスで切開する。胸骨体下部のくぼみを目安に正中線を同定し，腹直筋白線を切開して剣状突起を露出する。

矢印部分を横走する静脈から出血しやすいので注意が必要である。

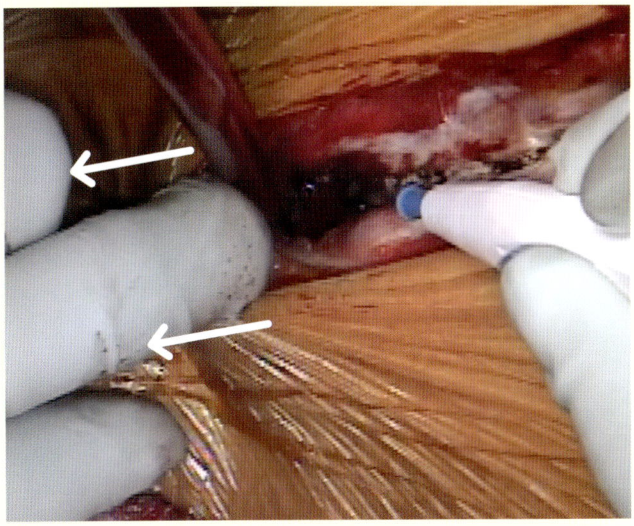

▼ 頭側を電気メスで切開する。

▼ ある程度切開したところで，指や筋鈎を用いて皮膚を天井方向に牽引し（矢印），電気メスおよび指で鈍的に剥離を行う（気管に注意）。

胸骨柄の裏側が触れるまで剥離を行う。鎖骨間の靱帯をしっかりと剥離しないと，胸骨鋸の刃がからまってしまい，胸骨が切れないことがあるため注意する。
胸骨上窩に横走する静脈を損傷し出血することがある。止血が難しい場合は先に胸骨を切開し，開胸器をかけた後に止血するほうが容易である。

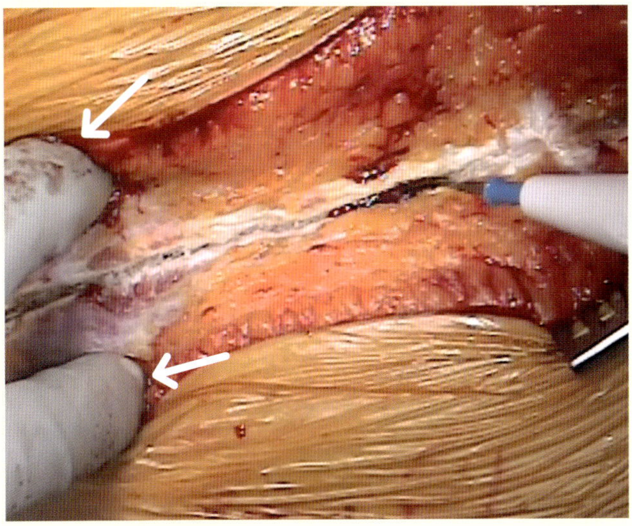

▼ 創中部を電気メスで切開する。

両側の第２肋間（矢印）を触知して正中線を同定する。頸切痕，第２肋間，胸骨体下部のくぼみ，のそれぞれの正中を繋げるように，電気メスで胸骨に正中線の印をつける。

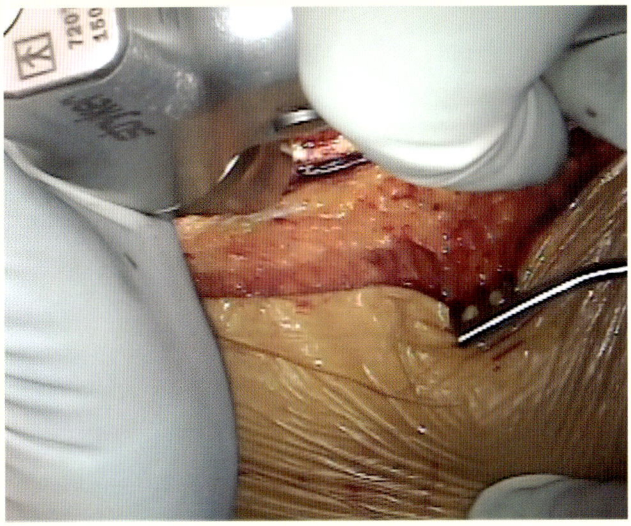

▼ 麻酔科医に換気を止めてもらい，胸骨正中切開を行う。

心臓から胸骨を離そうとして，胸骨鋸を天井方向へ持ち上げすぎるとうまく切開できない。

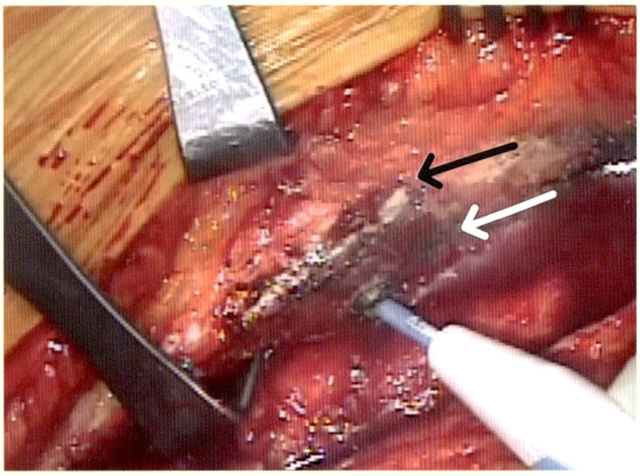

▼ 胸骨骨膜（黒矢印）と胸骨髄（白矢印）の止血を電気メスで入念に行う。

2 開胸器をかける 3:58～

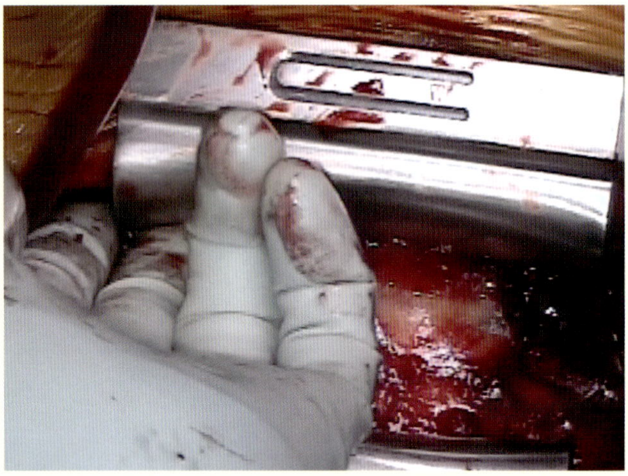

▼ 開胸器をかける。

しっかりと胸骨にかかっているかどうか，手で触って確認する。

3 心膜を切開する 4:12～

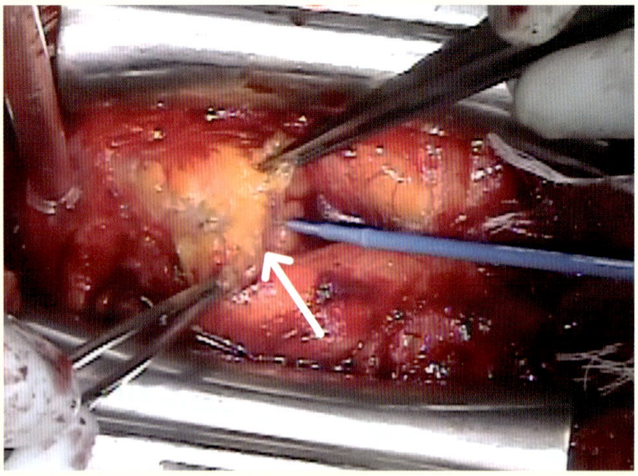

▼ 胸腺（遺残組織：矢印）を左右に分けるように掘り進め，心膜を露出する。

▼ 足方向に心膜を切開していく。横隔膜面まで達したら，左右方向に心膜切開を延長する。

▼ 右側では下大静脈方面に心膜を切開していく。これは，心臓を脱転する際に静脈灌流を減らさないようにするためである。

心膜を切開する際は，心膜の内側に指やサクションを入れておき，心臓や大動脈を電気メスで損傷しないようにする。

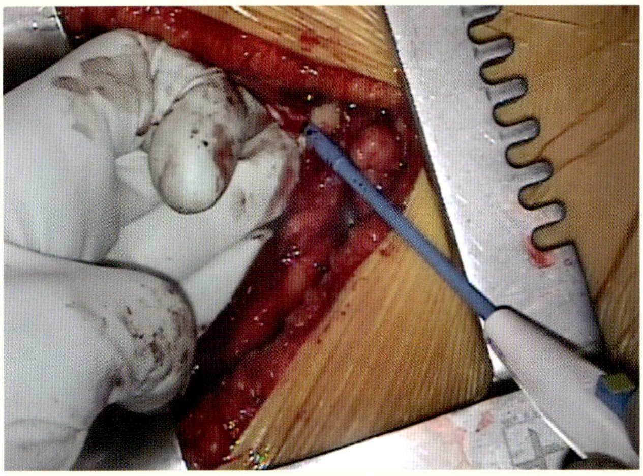

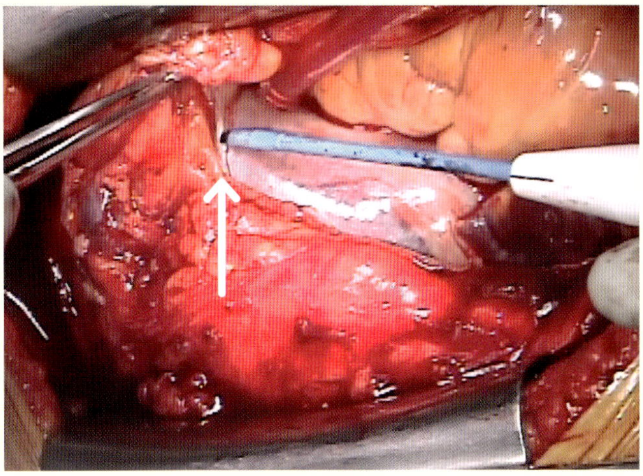

▼心膜切開を頭側へ延長し，心膜翻転部（矢印）まで切開する。

上達のための アドバイス

皮膚切開がずれてしまうと，真ん中で正中切開を行うことが難しくなるため，正確に行うことが重要である。

（立石　烈）

動画2

心膜のつり上げ

ここがポイント

- 心膜を持ち上げて，開胸器と胸骨の間に挟んで開胸することにより，よりよい露出が得られる。
- まれに下大静脈や上大静脈がねじれて血行動態が不安定になることがあるので，その際は速やかに心膜のつり上げを解除する。

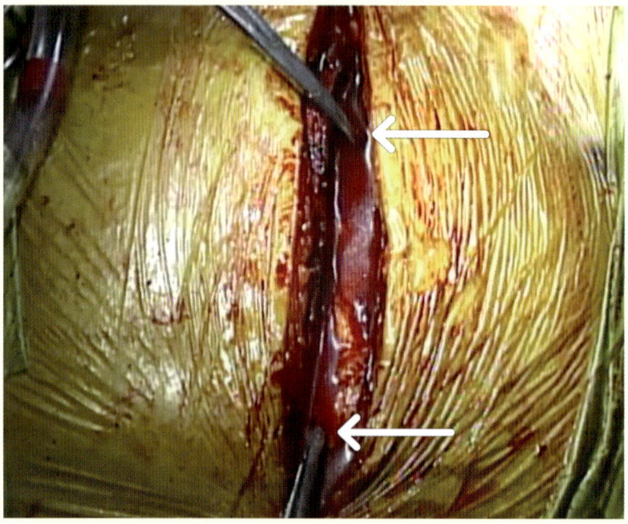

▼ 心膜を切開（頭側は心膜翻転部，尾側は横隔膜面まで）してから開胸器を取り外す。

術者側心膜の頭側と尾側の2カ所（矢印）をペアンで把持する。

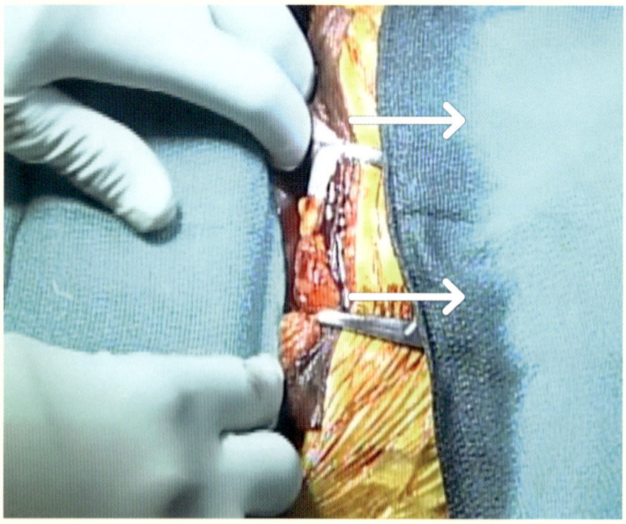

▼ 帯状にしたサージセルニューニット® を胸骨切開面に当て，心膜を術者側に牽引する（矢印方向）。

▼ 四角巾を胸骨に被せ，術者側の心膜ごと開胸器をかける。

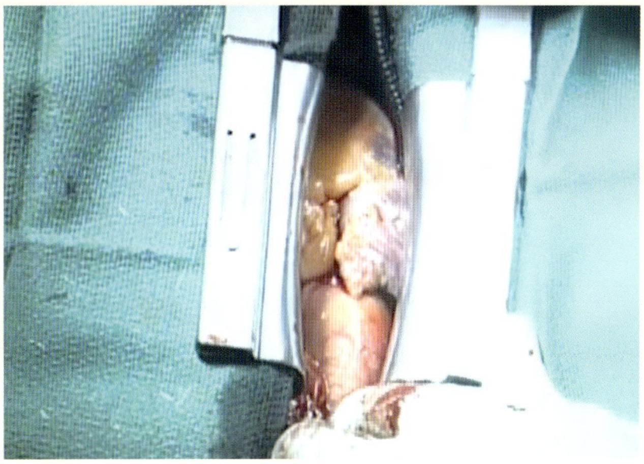

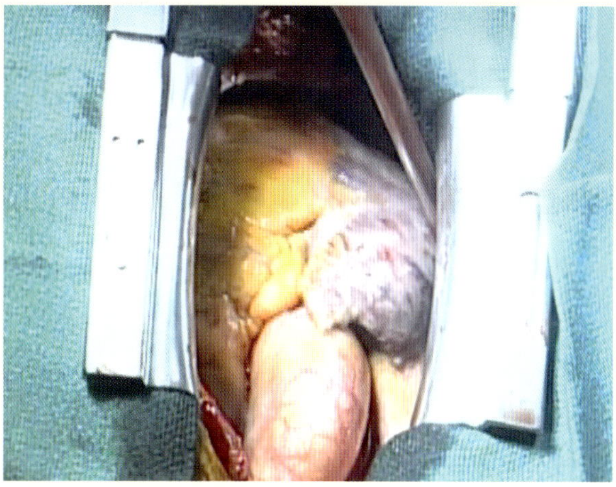

▼ 開胸器を徐々に開いていくが，その際ペアンを外すのを忘れないようにする。

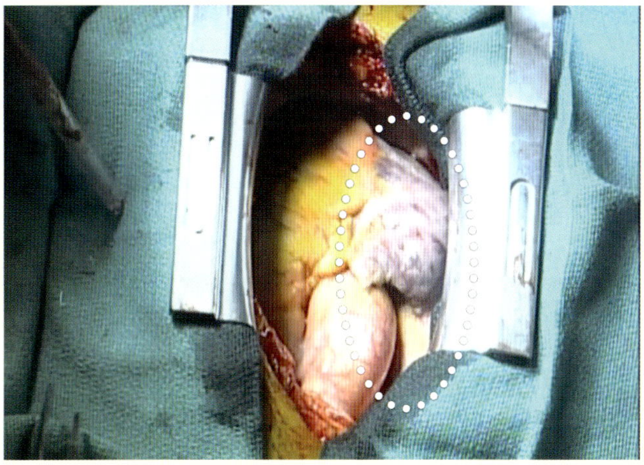

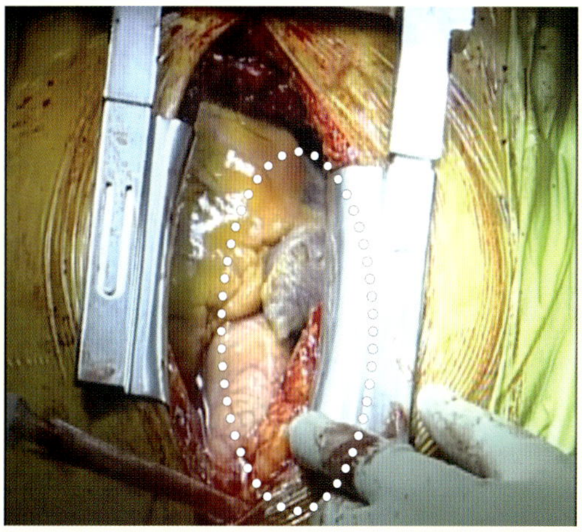

▼ 右が心膜つり上げ前である。心膜をつり上げることで心臓全体が持ち上がり，良好な視野を得ることができる。

▼ 上大静脈･右房･下大静脈が露出される（点線）。

上達のための アドバイス

術者側の心膜を持ち上げる際は，肺を挟まないように呼吸を止めてもらうとよい。

（大野峻哉）

動画3

閉胸と閉創

ここがポイント

- 針は胸骨に対して垂直に刺入する。
- 針で大動脈などを損傷しないように気を付ける。
- 閉胸時に心臓が圧迫されて血行動態が不安定になることがあるので気を付ける。
- 胸骨前組織の閉創はデッドスペースができないようにする。

1 ワイヤーを通す

0:00 ~

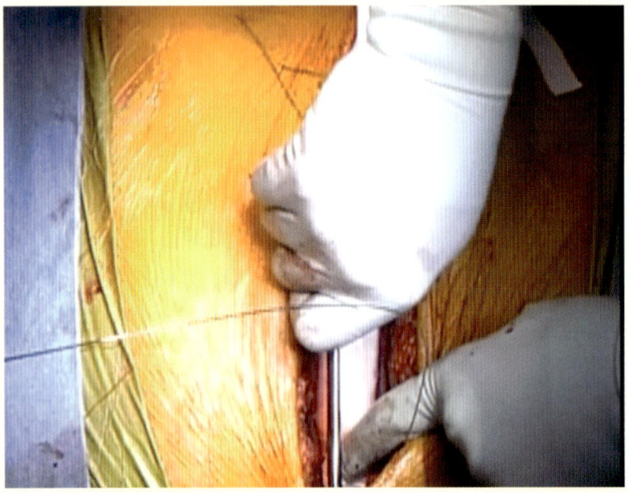

▼ 心臓を損傷しないよう，心臓と胸骨の間に厚手のガーゼをおく。

正中切開が小さく胸骨が見えにくい場合，助手に視野を展開してもらうと適切な位置にワイヤーをかけやすい。

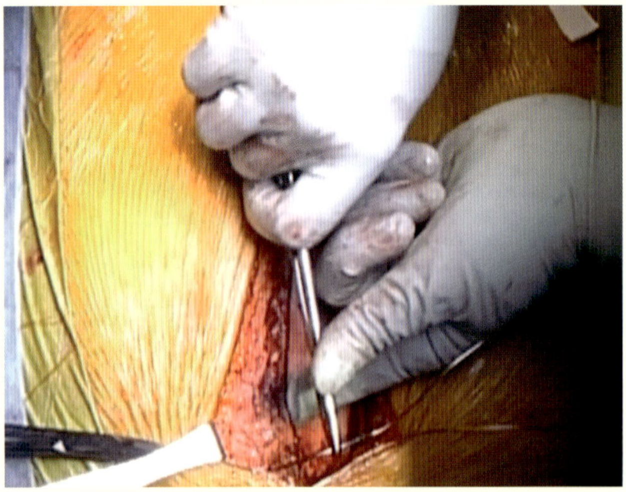

▼ ワイヤーの針を短めに持つことで力が伝わりやすくなるため，骨が硬い場合は針を短く持つようにする。

▼ また，骨がカッティングしないよう，しっかりとバイトをとることを心がける。

針は骨に対して垂直に刺入する。これにより針の刺出部でも確実にバイトがとれる。左手で胸骨を固定すると刺入しやすい。

▼ 特に，助手側の骨にワイヤーを刺入する場合は，縦郭側に刺出した針で大動脈，肺動脈，肺，左内胸動脈などを損傷しないように気を付ける。

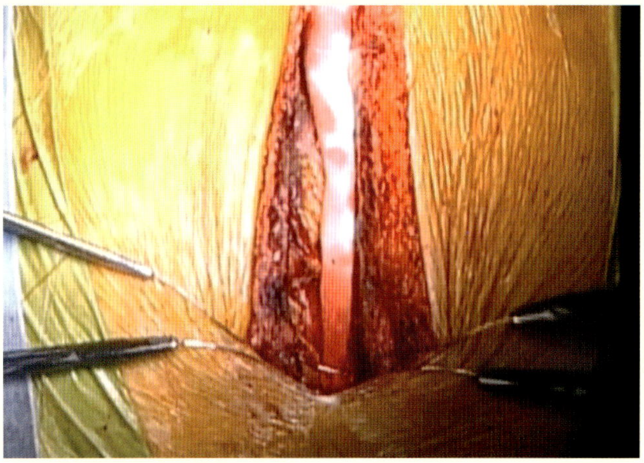

▼ 胸骨柄には２本のワイヤーを通す。

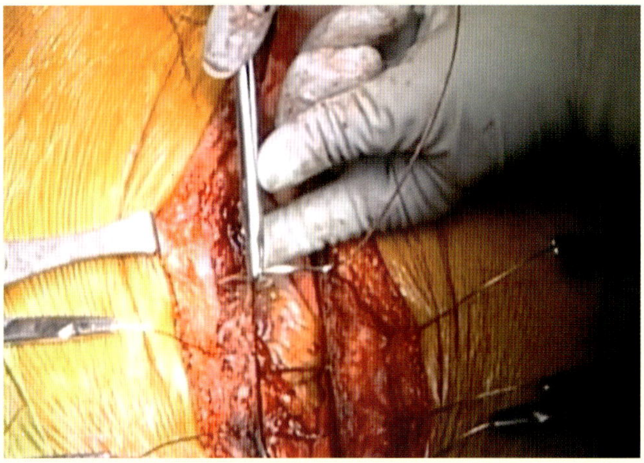

▼ 胸骨体そのものに刺入する場合と，肋間に刺入する場合がある。

肋間に刺入する場合は，内胸動静脈を損傷しないように胸骨体の外縁をギリギリかすめるように通す。
また，肋間動脈が肋骨下縁を走行しているので，肋骨の上縁をかすめるように刺入する。

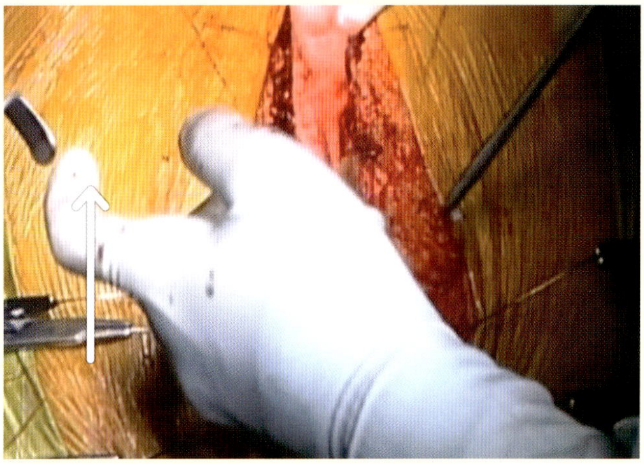

針を刺出しワイヤーを引き抜くときは，片方の手でワイヤーに適宜テンションをかける（矢印）ことにより，ワイヤーのねじれを防ぐことができる。

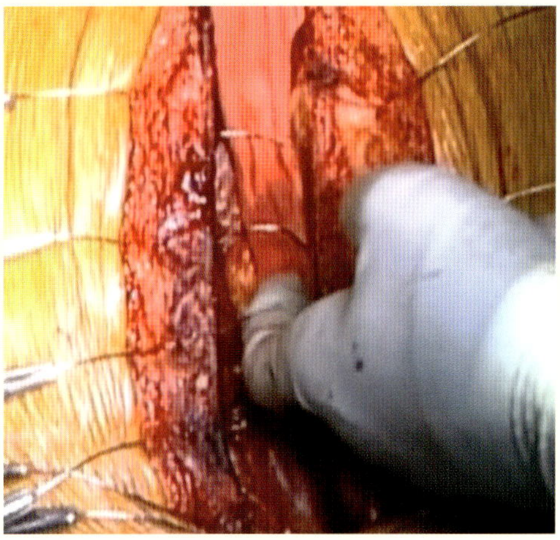

胸骨下に置いた厚手のガーゼを抜き取るときは，摩擦で心臓やバイパスグラフトを損傷したり，ペーシングワイヤーを抜去したりしないように，ワイヤーと心臓の間のスペースを確保して行う。

2 胸骨を中央に寄せる

6:00 ~

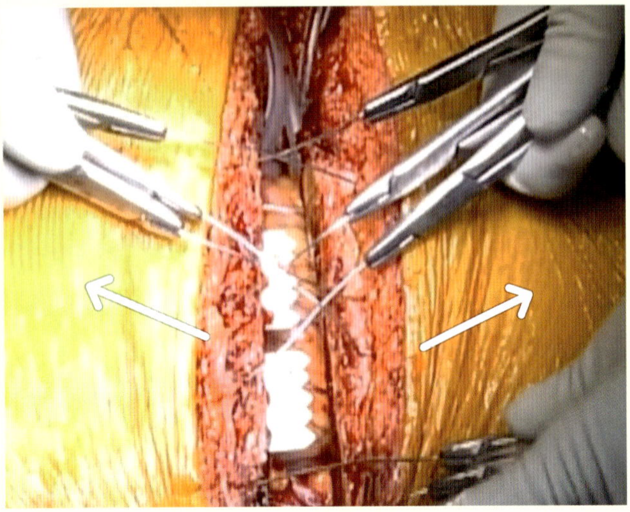

▼ ワイヤーをすべてかけ終わったら，ベッドを傾けてワイヤー刺出部の出血がないか確認する。出血があれば，電気メスもしくは絹糸などで止血する。電気メスを多用しすぎるとワイヤーが断裂することがある。

▼ 止血が得られたら胸骨断端や縦郭内を入念に洗浄し，両側の胸骨を中央に寄せる。

▼ ワイヤーを交差させて両サイドに引く（矢印）。

ワイヤーを引くときは，術者と助手がタイミングを合わせること。

▼ 両側の断端が上下・前後に綺麗に合わさるように気を付ける。まれに前縦郭ドレーンなどを胸骨で挟み，術後にドレーン抜去ができないことが起こるので，確認が必要である。

3 ワイヤーを締める

6:23 ~

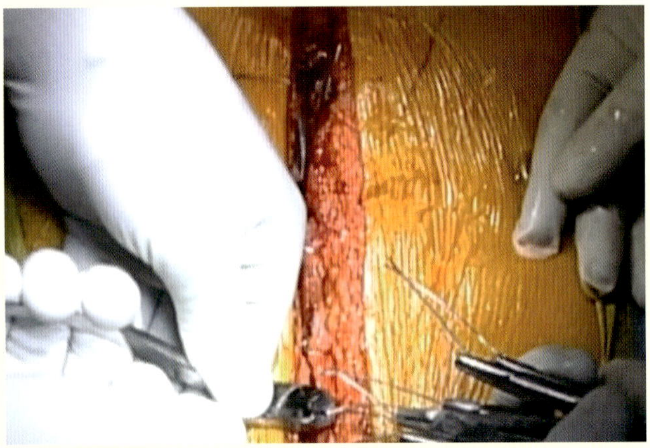

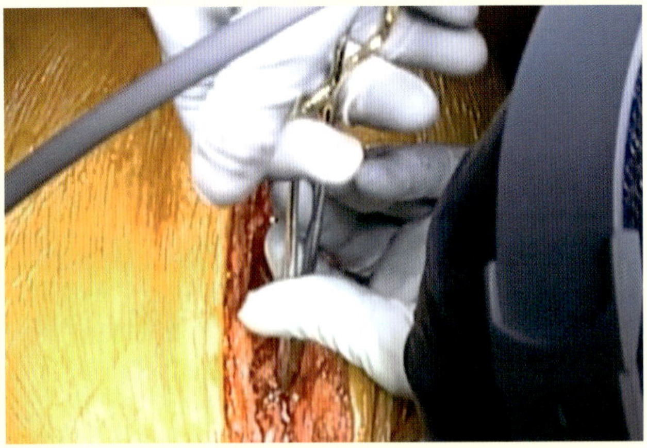

閉胸する際は心臓が圧迫されて血行動態が不安定になることがある。必ず閉胸前に麻酔科医に声を掛けたうえで，血圧や中心静脈圧などのモニターを行う。

▼ 胸骨がある程度中央に寄ったら，頭側の3本のワイヤーを助手に把持してもらい，尾側の3本のワイヤーをねじって仮固定する。その後，頭側3本も同様に仮固定する。

▼ ワイヤーカッターで長さを1cm前後に調節する。このとき，切断したワイヤーの先端で助手の手を傷つけないように注意する。

▼ 仮固定したワイヤーを締める。ワイヤーを掴んだら天井方向に引き上げてたわみを取る。ねじりながらゆっくり回しおろしていく。

▼ これを何度か繰り返し，しっかり締まるまで行う。

ワイヤーの手前の隙間を潰すイメージで行う。適宜，胸骨の間隙を指で触りながら行うと，締まり具合がわかる場合がある。

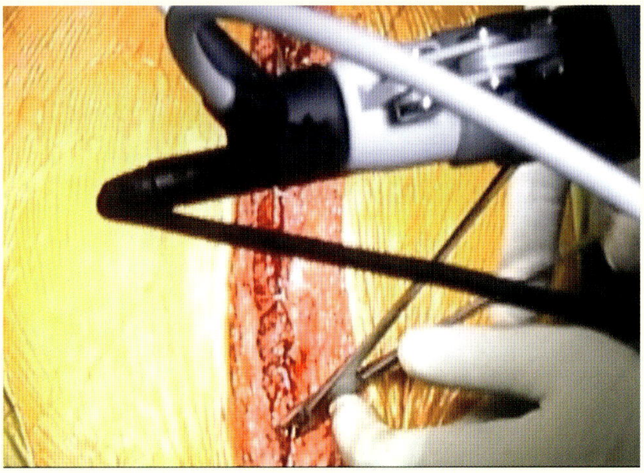

痩せている患者の場合，ワイヤーを長くしすぎると，後日皮膚を突き破ってワイヤーが出てきてしまうことがあるので，短くカットしておく。十分に倒して，先端が皮膚に向かないようにする。

4 閉創する

9:14 ～

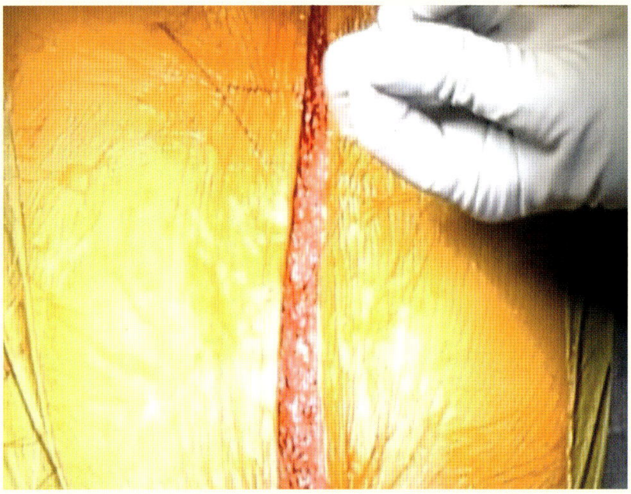

皮下脂肪が多い場合は，皮下に細いドレーンを留置し，垂直マットレス縫合を行うことでデッドスペースを予防する。

- 3層で閉創する。

縦隔洞炎を防止するために，胸鎖乳突筋付着部付近と，腹直筋膜をしっかりと閉鎖することが重要である。
まれにドレーンを縫い込んでしまうことがあるので十分注意を払う。

- 1層目は胸骨と組織の間にデッドスペースができないように連続で閉鎖するが，緩むことのないように，適宜緩みを取りながら進む。
- 中央で出会い結紮する。結び目が組織の下にくるように，針は相手側の組織の下に出しておく。
- 2層目では真皮にしっかりと糸をかけ，水平マットレス縫合を行う。これにより閉創の強度が上がる。
- 3層目は，表皮を水平マットレス縫合で閉鎖する。このとき皮膚を強く把持すると皮膚の損傷や血流障害をきたし，創部治癒遅延や創部感染の原因となるので注意する。

上達のための アドバイス

- ワイヤーをかける高さをそろえて隙間なく閉胸することで，術後の胸骨からの出血を減らすことができる。

（立石　烈）

▶ 動画4

送血カニューレ挿入（上行大動脈）

ここがポイント

- 術前CTとepiaortic echo（経大動脈壁エコー）で大動脈の性状を確認しておく。
- 外膜～中膜のみ拾い，全層に糸をかけない。
- Purse-string sutureは送血管よりも大きくする。
- 挿入する前に外膜を切開しておく。
- 切開口は十分大きくする。

▼ 上行大動脈の性状（石灰化や壁肥厚など）については術前CTでチェックしておく。

▼ 開胸後にもepiaortic echoを用いて粥腫などの存在を確認し，送血管挿入による脳梗塞のリスクを可能な限り下げる。

▼ 送血管はできるだけ頭側に留置する。送血管，遮断鉗子，順行性冠灌流用カニューレの配置をあらかじめ決めてから，送血管留置の作業に取りかかる。

1 糸をかける 0:00 ～

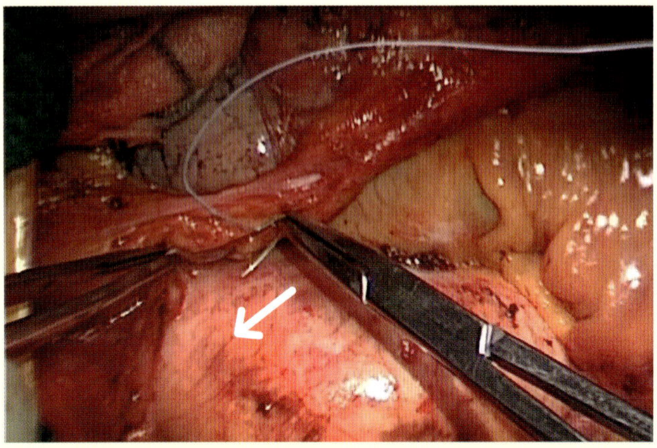

▼ 送血管挿入の糸かけはpurse-string sutureで行う。

▼ 針の先端部分と動脈壁がほぼ平行となるように刺入する（矢印）。少し刺入したら，壁内の針が常に動脈壁と平行になるよう丁寧に引き抜く。

針は外膜～中膜のみ拾い，全層にかけない。全層に掛けると出血して作業が困難となったり，解離を引き起こしたりすることがある。

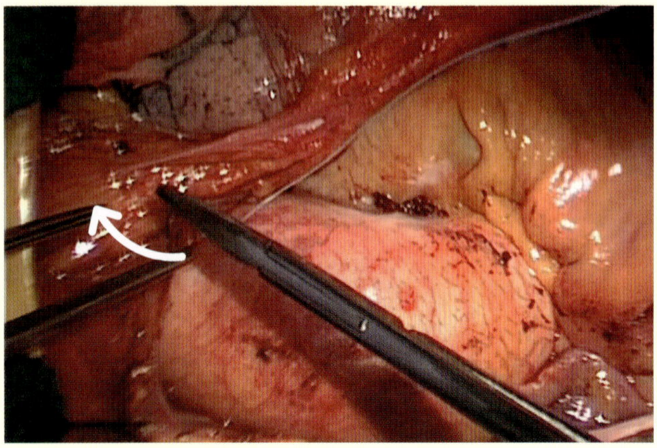

▼ 万が一血腫ができてしまった場合は，迅速に外膜を切開し開放しておく。

針先を鑷子ではなく持針器で把持しながら，針の彎曲に沿って抜くとよい（矢印）。

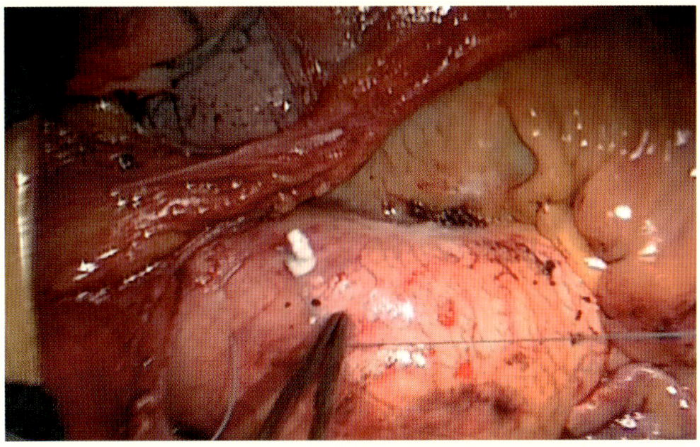

動脈壁が脆い場合には，糸を引っ張る際に糸で刺入口を広げないように，糸を鑷子で誘導し，動脈壁内の糸が動脈壁と平行になるように配慮することがある。

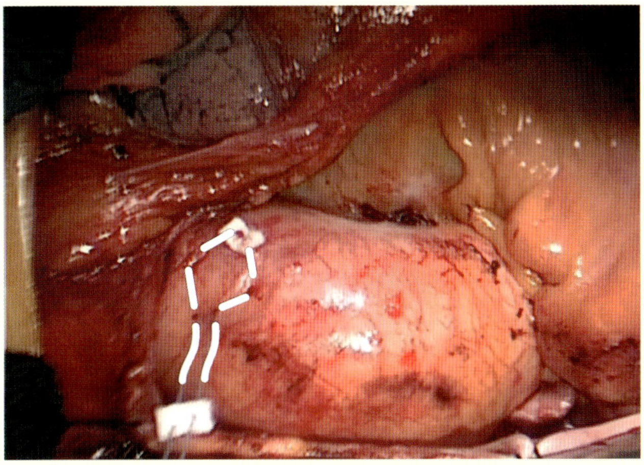

▼ 2本の針糸を用いるが，いずれもひし形となるように4針で1周する（白線）。

1周目が内周となるようにする。送血管が十分入るサイズにすることが非常に重要である。小さすぎると十分な挿入口を確保できず，挿入に難渋し，結果として解離を引き起こしてしまう可能性がある。

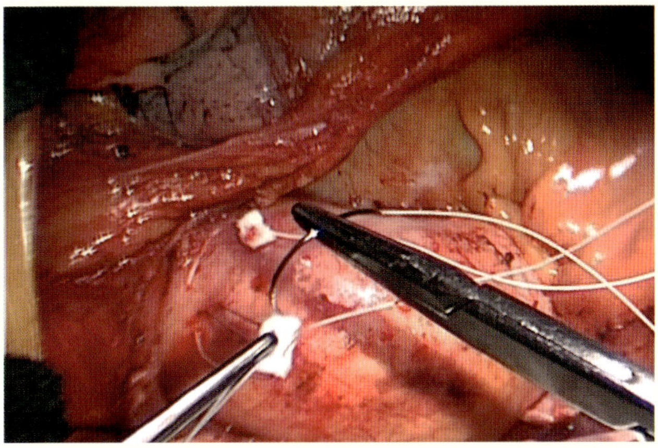

▼ 2周目は外周を形成する。1周目と同様に4針かけて反対側で刺出する。

▼ 動脈壁およびフェルトに糸をかける。

1周目の糸に引っかけないように気を付ける。Purse-string sutureがきちんと締まらなくなるので，送血管を抜去する際に大きな問題となるからである。

▼ Purse-string sutureをかけ終わったら，ターニケットに糸を通す。

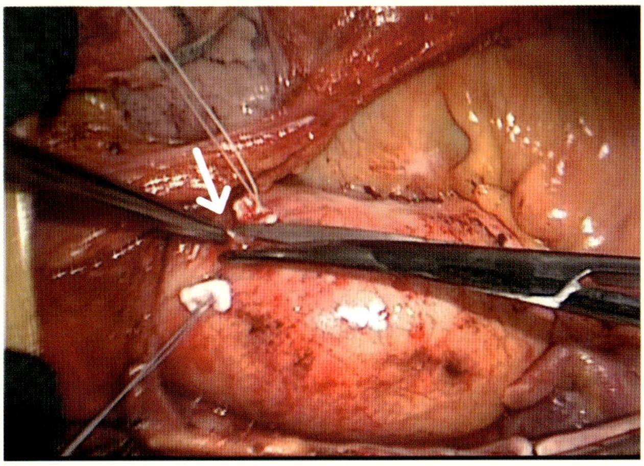

ひし形の内側の部分の外膜はしっかり切開をしておく。これが十分でないと送血管が外膜に引っかかり挿入に難渋してしまうことがある。

▼ 麻酔科医に十分に血圧を下げてもらう（80～90mmHg以下）。

▼ スピッツメスあるいは穿刺針を大動脈壁に刺入する際は，外膜（矢印）を鑷子でつかんで引っ張り，刺入部がはっきり目視できるようにする。

2 送血管を挿入する

1:27 ～

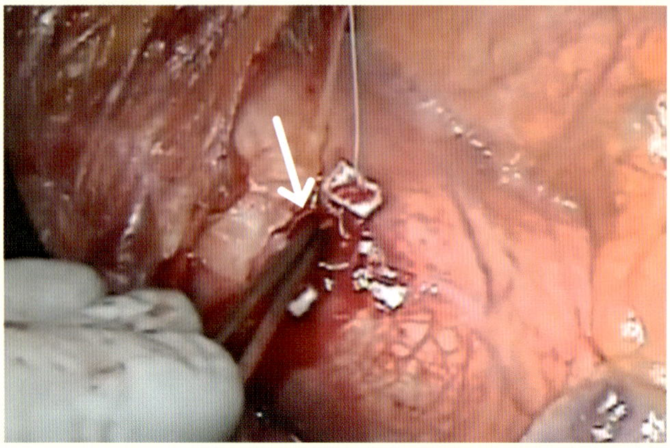

▼ 大動脈にメスで切開を加えて送血管を挿入する際は，外膜を把持して（矢印），これで切開部にふたをすることで出血をコントロールする。

切開は十分大きくし，挿入時に抵抗がないようにする。切開を小さくしすぎると，挿入に難渋したり，血腫形成あるいは解離を引き起こすことがある。

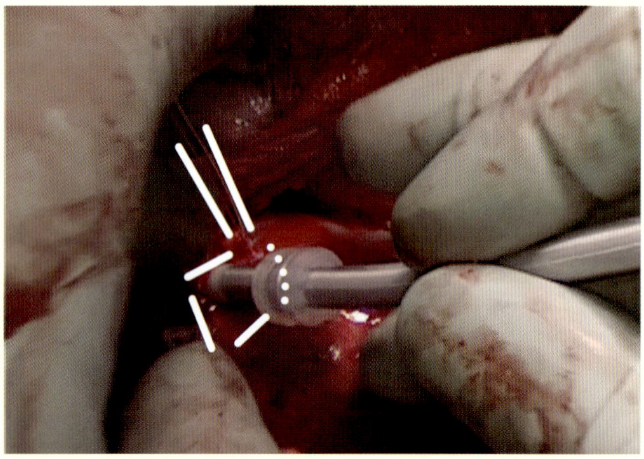

▼ Puncture 法で送血管を挿入する場合は，まずガイドワイヤーを愛護的に下行大動脈まで進める。

▼ この際，必ず麻酔科医に経食道心エコーでガイドワイヤーの位置を確認してもらう。

▼ ガイドワイヤーが下行大動脈に留置されたら，このガイドワイヤーに沿って送血管を愛護的に大動脈内に挿入する。

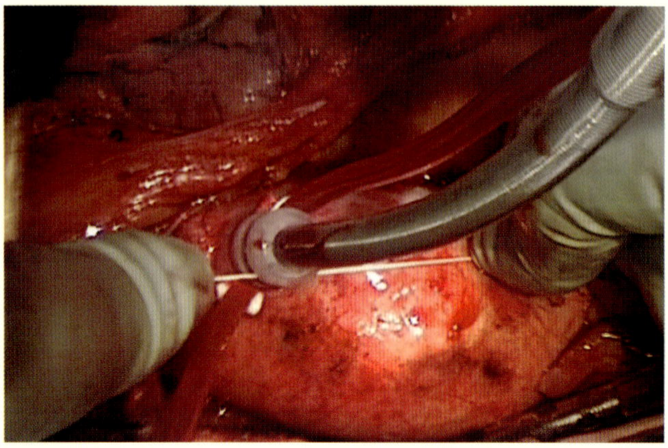

▼ ターニケットを締める際は，送血管が抜けないように術者か助手のどちらかが固定しておく。

結紮する際は，送血管を過度に引っ張って送血管が抜けたり動脈を損傷したりしないように気を付ける。

▼ 固定し終わったら内筒を抜去し，送血管から旺盛な血流が噴出することを確認しクランプする。その際，指やガーゼで送血管の末端を押さえながら血液を噴出させることでエアを除去する。

3 参考動画：直接送血管挿入

2:34 ～

上達のための アドバイス

大動脈は，ためらいなく大きめに切開することが重要である。

（大野峻哉）

動画5

脱血カニューレ挿入
（右心耳）

ここがポイント

- Two stage カニューレはサイズが大きいので，purse-string suture は十分大きくする。
- 脱血管挿入時に抵抗がある場合は焦って無理やり挿入しない。角度を変えたり，外側から脱血管を触れたりしながら丁寧に挿入すれば，適切な位置に留置することができる。

1 Purse-string suture をかける 0:00 ~

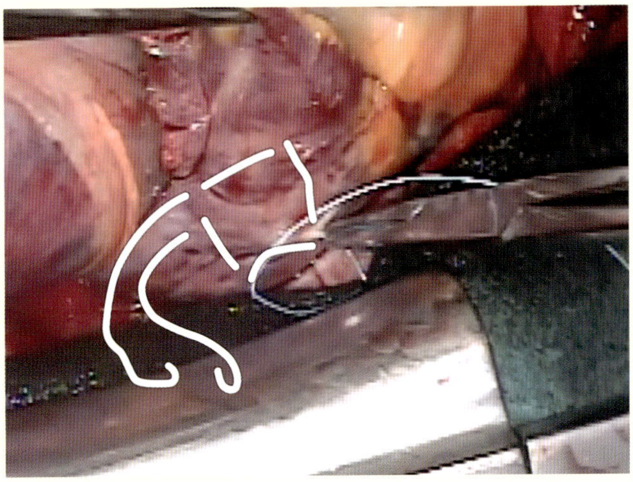

▼ Two stage カニューレを挿入する。Two stage カニューレはサイズが大きいので，purse-string suture は十分大きくする。

Purse-string suture を4針掛ける（白線）が，左手の鑷子で右心耳の先端を牽引するか，助手に右心耳を展開してもらいながら，底辺から糸かけをする。

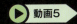

2 切開する

0:33 ~

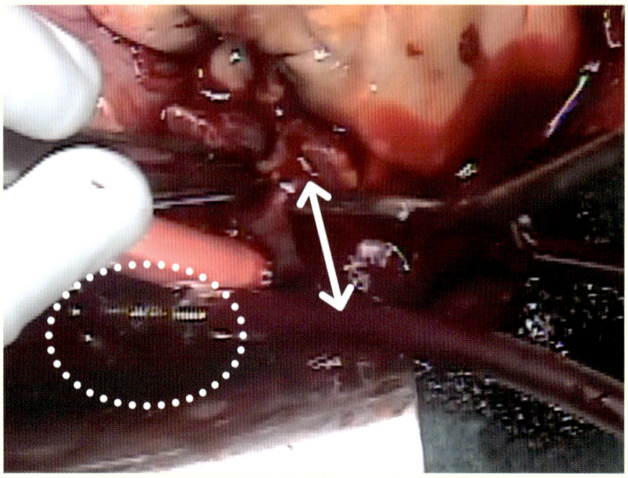

▼ Purse-string suture の内側にメスで切開を入れて，クライルでしっかりと広げる（⟷）。

▼ この際，多量の出血をきたすので，視野を確保するために吸引管を心嚢腔の底部に置いておく（点線）。

切開が深すぎると対側の右房壁などを損傷してしまうことがあるので気を付ける。
右心耳を鑷子で把持して適宜切開口を塞いだり開いたりすることにより，出血をコントロールしたり，脱血管を入れやすくしたりできる。

3 カニューレを留置する

0:41 ~

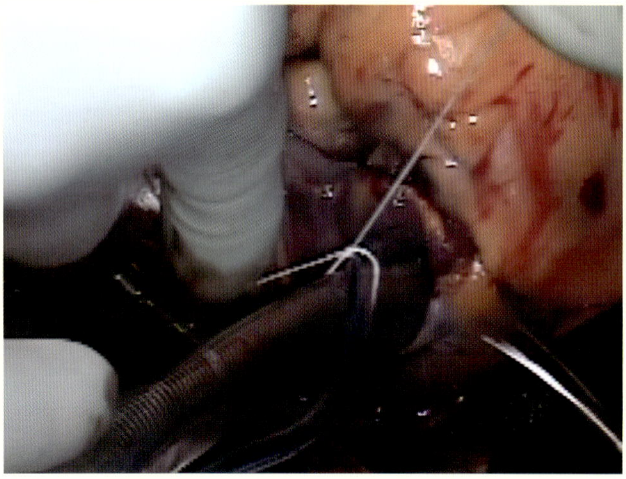

▼ 脱血管の先端が肝静脈入口部あたりにくるようにする。その際，麻酔科医に経食道心エコーで確認してもらうと確実である。

多くの場合は抵抗なく挿入できるが，抵抗がある場合は焦って無理やり挿入しない。
角度を変えたり，外側から下大静脈の位置で脱血管を触れたりしながら丁寧に挿入すれば適切な位置に留置することができる。

▼ 留置後は絹糸で固定するが，結紮時に引っ張りすぎて静脈を損傷しないように気を付ける。できるだけ脱血管挿入部に近い位置で固定する。

上達のための アドバイス

Purse-string suture を十分大きくし，クライルでしっかり広げることが重要である。

（井戸田佳史）

動画6

脱血カニューレ挿入（上・下大静脈）

ここがポイント

- 脱血管の purse-string suture は十分大きくし，切開口は脱血管が抵抗なく入るように十分広げる。
- 切開口を広げた後は出血で視野が不良になるので，指やポンプサクションで出血をコントロールすることが重要である。
- Purse-string suture をかける際は，深くかけすぎてスワンガンツカテーテルを縫ってしまわないように気を付ける。

1 上・下大静脈の準備

0:00 ～

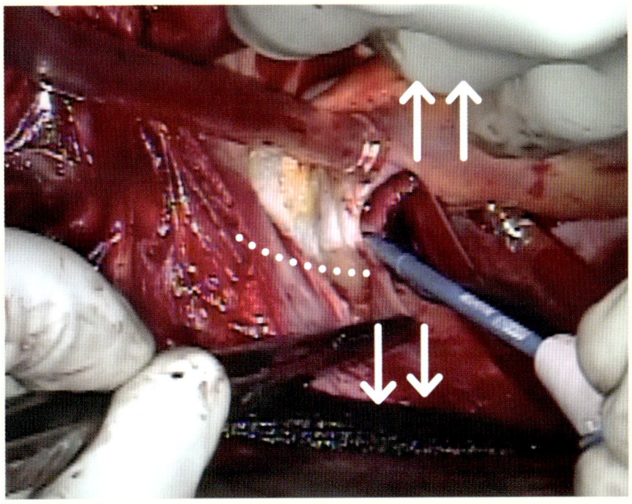

▼ 上大静脈を覆う心膜の翻転部を頭側に 2 ～ 3cm 程度切開し，さらに上大静脈側面も心膜から剥離することにより上大静脈を露出する。

▼ このとき，上大静脈を助手側に牽引してもらうと剥離が容易になる（矢印）。

心膜を剥離する際に，横隔膜に向かって走行している横隔神経（点線）を電気メスで損傷しないように気を付ける。

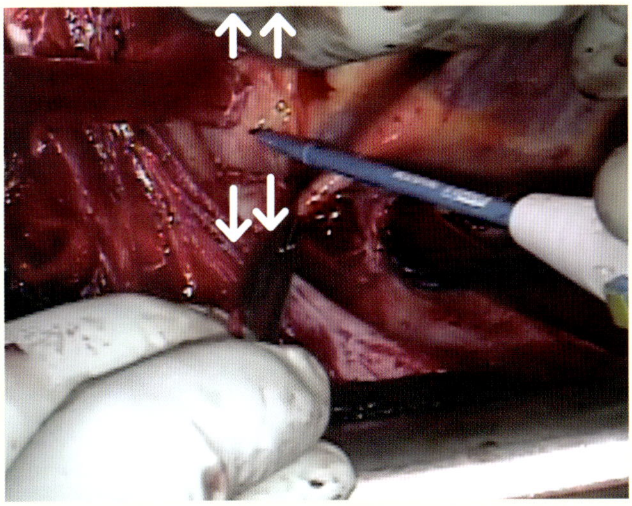

▼ 上行大動脈を助手側に，上大静脈を術者側に牽引する（矢印）と，上大静脈と右肺動脈の間にある脂肪組織が視認できる。

▼ ここに電気メスによる通電，および愛護的かつ鈍的な剥離により分け入っていく。

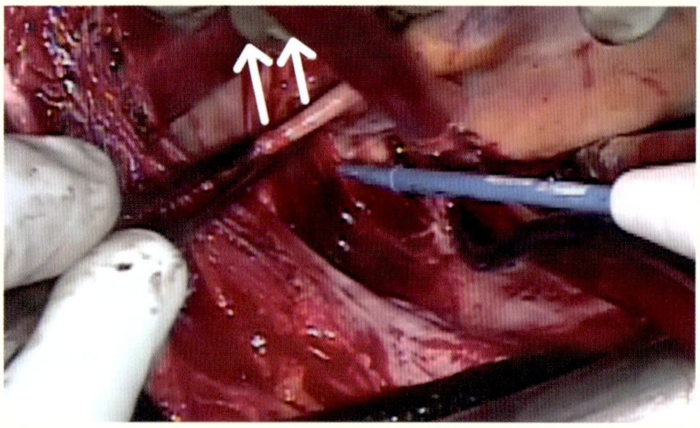

▼ 上大静脈を助手側に牽引する（矢印）と，上大静脈と右肺動脈の間の疎な組織が視認できるので，これを同様に剥離する。

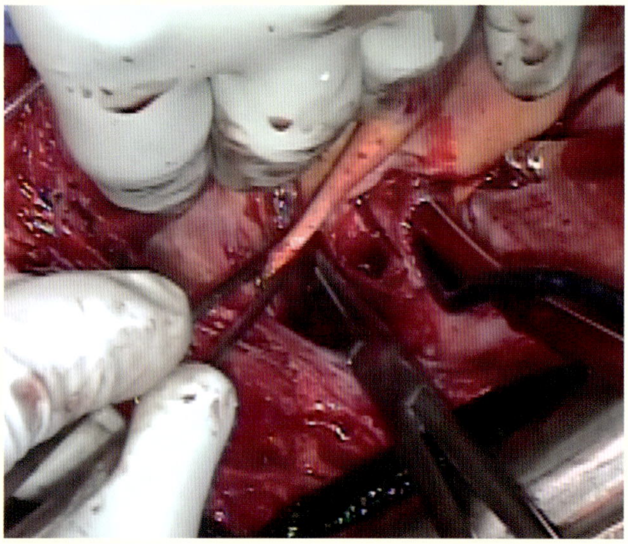

▼ 上大静脈背面の剥離した部分に直角鉗子を愛護的に滑り込ませる。

▼ 上大静脈を天井方向に軽く牽引するとよい。

綿テープを把持して誘導するが，このとき抵抗がある場合は無理に引っ張らないようにする。直角鉗子が上大静脈や右肺動脈の組織を噛んでしまっている可能性があるからである。

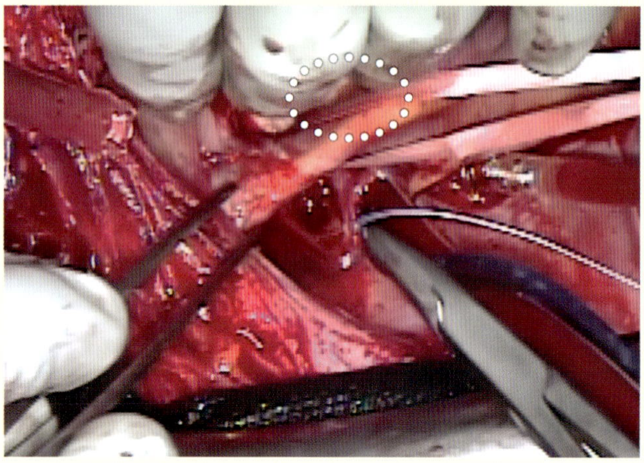

▼ 上大静脈のpurse-string sutureは洞結節（点線）よりも頭側の部分にかける。

助手に上行大動脈を愛護的に牽引してもらうと視野が確保できる。

▼ 糸かけは挿入する脱血管よりも十分大きくするが，結紮後に狭窄を起こさない程度にする。

針を深く刺入すると，上大静脈に留置されているCVやスワンガンツカテーテルを引っかけることがあるので注意する。

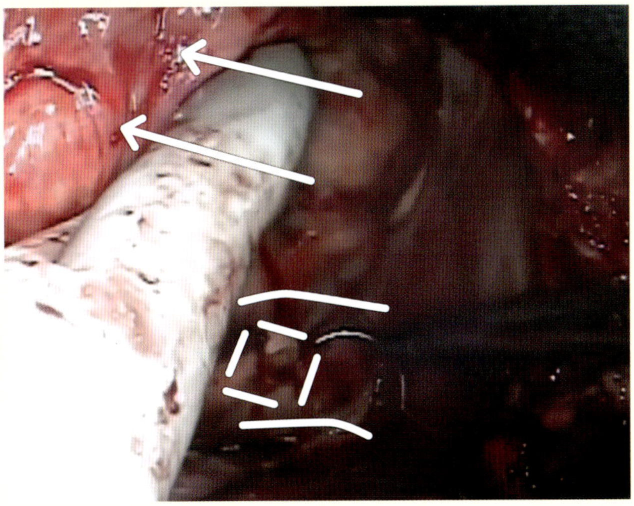

- 下大静脈に糸をかけるときは自分の左手か助手の手で愛護的に右房を押さえて視野を展開する（矢印）。
- これで血行動態が不安定になるようであれば，まず上大静脈脱血のみで人工心肺を開始してから下大静脈脱血管の挿入を行う。
- Purse-string suture の糸かけは底辺から始める（白線）。

2 脱血管の挿入

1:47 ~

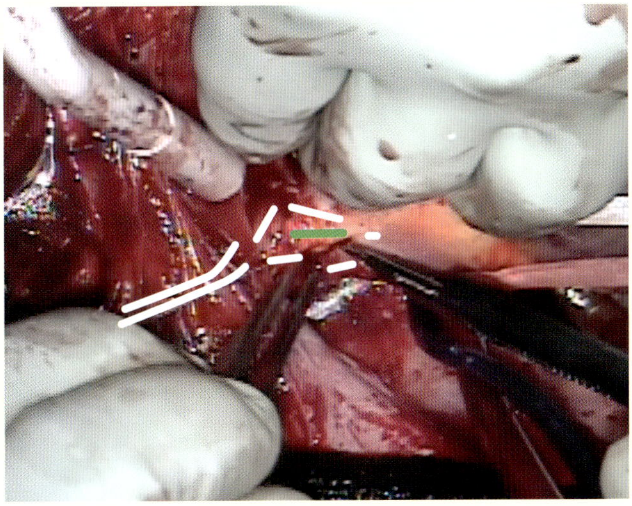

- 送血管を挿入した後，上大静脈に脱血管を挿入するが，purse-string suture（白線）の内側に切開をおく（緑線）。

メスで糸を切らないように注意する。
切開口は鈍的にしっかり大きく開ける。視野が悪い部分なので切開口を大きく開かないと脱血管の挿入に予想以上に難渋することがある。

- 脱血管を挿入した後は頭側に進める。

深く入れすぎると右腕頭静脈もしくは左腕頭静脈に選択的に留置され脱血不良となることがあるので気を付ける。

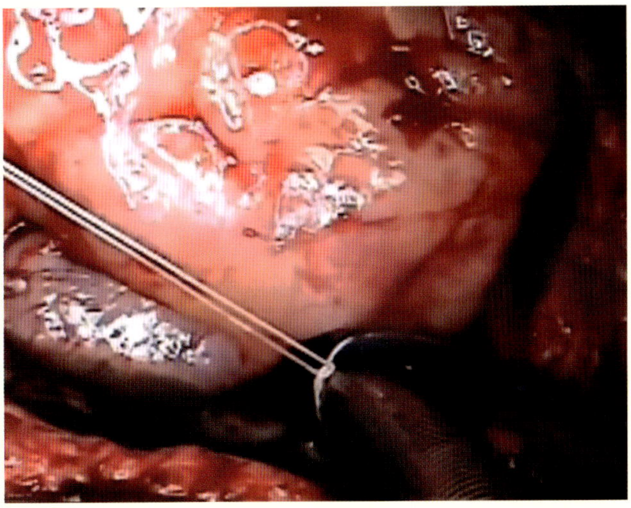

- 脱血不良となった場合は軽く引き抜くなどして調節する。この際，引き抜きすぎて脱血管からエアを引き込みエアロックとなってしまうことがあるので，慎重に行う。

挿入後はできるだけ挿入部から近い部位でターニケットと脱血管を絹糸で固定し，脱血管が抜け落ちるのを予防する。

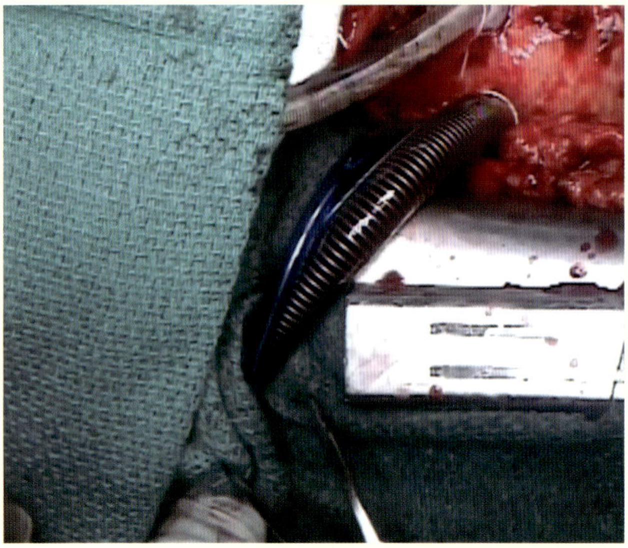

▼ 脱血管は術野外で固定しておくと視野を確保しやすい。

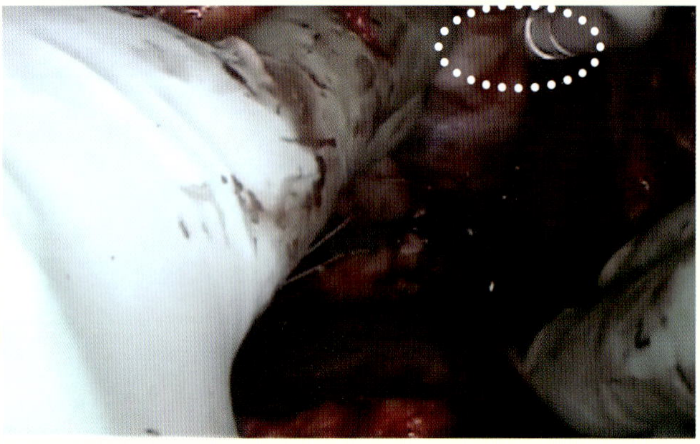

▼ 左手で下大静脈の視野展開をする。その際，ポンプサッカーを心嚢腔の一番低い位置に留置しておき（点線），大量の血液が噴出しても視野が確保できるようにする。

▼ 同時に，左手の指で切開口を軽く押さえて出血をコントロールすることにより視野が確保しやすくなる。

脱血管を挿入する際は，経食道心エコーで確実に下大静脈に留置されており，肝静脈に迷入していないことを確認する。通常，約7~8cmの深さである。

3 参考動画：上大静脈へのカニュレーション（別角度） 3:02 ~

上達のための アドバイス

成人の場合，上・下大静脈の狭窄を起こすことはほとんどないので，purse-string sture は大きめにかけるようにする。

（井戸田佳史）

動画7

順行性冠灌流用カニューレ挿入

ここがポイント

- 上行大動脈へのカニュレーション（→P.12）の際と同様に，術前CTおよびepiaortic echo（経大動脈壁エコー）によって石灰化部位や粥腫の存在を確認しておく。
- 送血管留置部位との間に遮断鉗子が無理なく入るような位置に留置する。

1　上行大動脈に糸をかける　0:00 ~

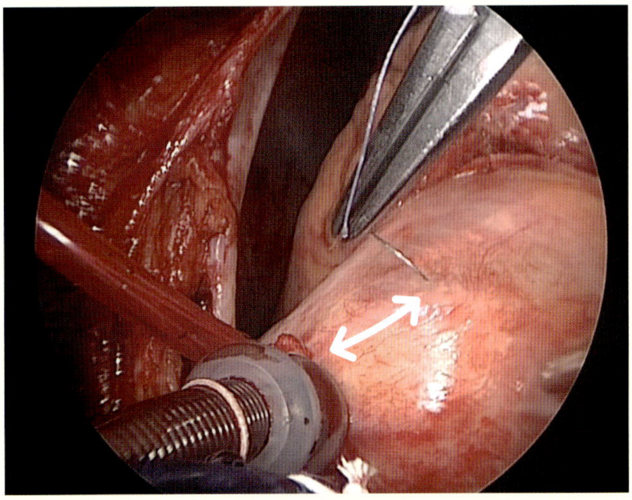

上行大動脈への糸かけでは，針が大動脈壁の全層をとらないように気を付ける。

▼ 遮断鉗子を入れるスペースを考慮して位置を決める（⟷）。

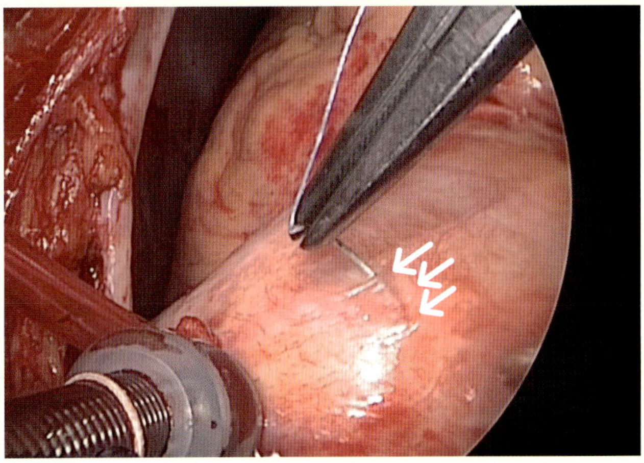

外膜と中膜まで拾うようにする（矢印）。深く刺入すると出血をきたしたり，解離を起こしたりする。

2 カニューレを挿入する

0:16～

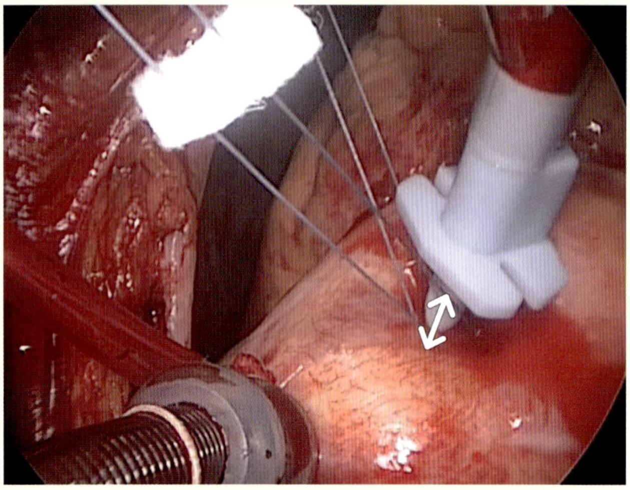

▼ カニューレを挿入する際はフェルトを持ち上げ，糸と糸の間の刺入予定部位が見えるようにする。

▼ カニューレの全長（⟷）を挿入し，カニューレ先端が大動脈内腔に確実に留置されるようにする。

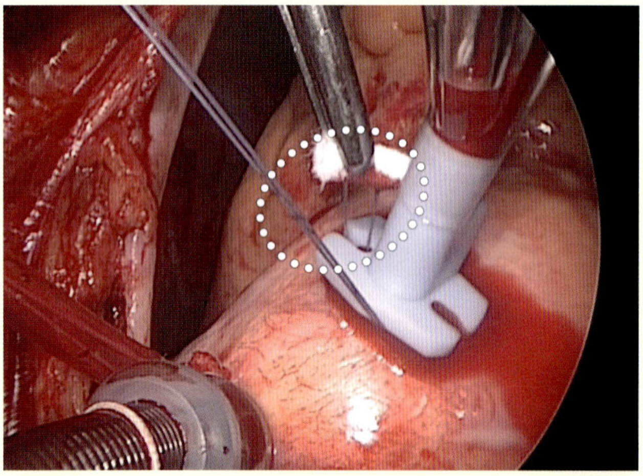

▼ 糸がよじれないようにフェルトをコントロールしながら，両サイドの糸をスーチャーフランジのくぼみに入れ（点線），フェルトを同部位に引っかける。

糸に適度なテンションをかけておくことが重要である。

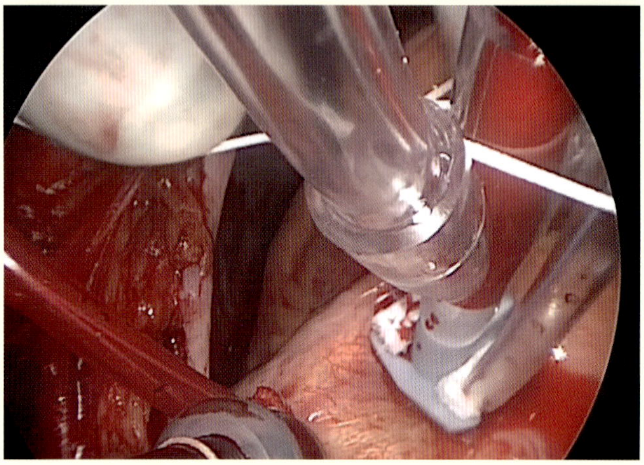

締めたターニケットを絹糸でカニューレに固定する際は，強く引っ張りすぎて動脈を損傷しないように注意を払う。

上達のためのアドバイス

- カニューレ挿入時に糸にテンションをかけることで，大動脈の損傷を防ぐことができる。

（井戸田佳史）

動画8

逆行性冠灌流用カニューレ挿入

ここがポイント

- 冠状溝に右冠動脈が走っているので，そこから十分離れた部分にpurse-string sutureをおく。
- カニューレの先端をTodaro索周辺に当てながら冠静脈洞の入口部を探る。抵抗がなくなり，先端が冠静脈洞入口部に入った感触が得られたら，先端を左心耳方向に向けて愛護的に進める。抵抗がある場合は無理して進めてはならない。
- 留置したら圧を測定するが，脱血して圧測定を行い，右室に留置していないことを確認する。十分に脱血すると右室圧波形は消失するが，冠静脈洞内の圧波形は残存する。

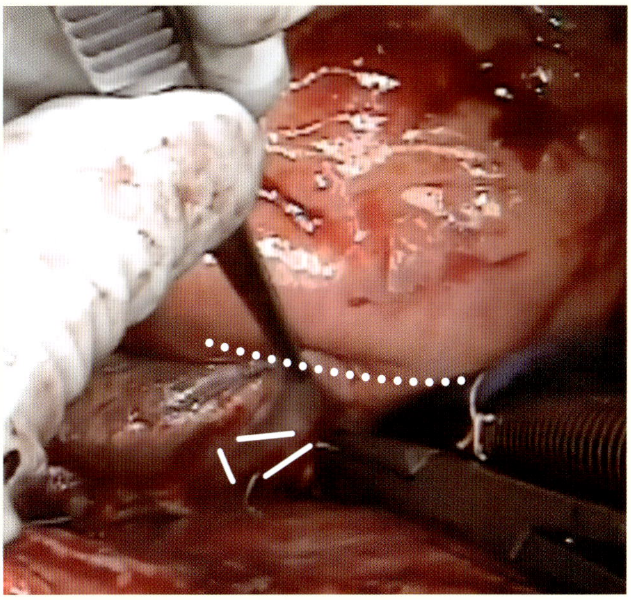

- 当院では逆行性冠灌流用カニューレはブラインドで留置することが多い。
- 右房の側壁に3針でpurse-string sutureを掛けるが（白線），その位置は動画のように比較的右心耳の先端に近く，かつ冠状溝に近い部位にする。

冠状溝には右冠動脈が走っている（点線）ので，冠動脈を狭窄させたり損傷したりしないように，1~2cm程度距離をおく。Purse-string sutureは最も低い位置からバックハンドで糸かけをする。

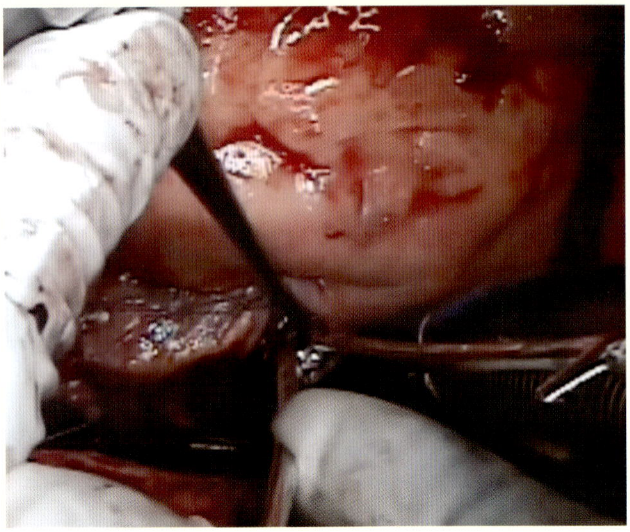

- Purse-string suture の中央に切開をおき，鈍的に拡張させる。
- カニューレを挿入し愛護的に冠静脈洞に進めていくが，臨床工学技士に血液を心腔内に戻してもらい，冠静脈洞が広がるようにする。

カニューレを深く挿入しすぎると，右室の心筋保護が不十分になるため注意する。
イメージとしては，カニューレの先端をTodaro 索周辺に当てながら冠静脈洞入口部を探り，抵抗がなくなり，先端が冠静脈洞入口部に入った感触が得られたら，先端を左心耳方向に向けて愛護的に進める。抵抗がある場合は無理して進めてはならない。

上達のための アドバイス

- 麻酔科医に経食道心エコーでカニューレ先端と冠静脈洞入口部の位置関係を描出してもらう方法や，カテーテル先端を手で感じながら留置する方法もある。適宜これらを組み合わせて行う。

（井戸田佳史）

動画9

左室ベントカニューレ挿入，挿入口の追加針のかけ方

ここがポイント

- Purse-string suture の内側にメスで切開をおき，カニューレが抵抗なく挿入できるように鈍的にしっかり広げる。
- カニューレを進める際に抵抗がある場合は，無理をせず引き抜いて少し角度を変え，再度チャレンジする。特に，高齢者など心筋の脆弱な症例では，左室を貫通しないように気を付ける。

▼ 送血管・脱血管を挿入し，人工心肺を開始したら，右上肺静脈から左室または左房にベントカニューレを挿入する。

1 Purse-string suture をおく 0:00 ~

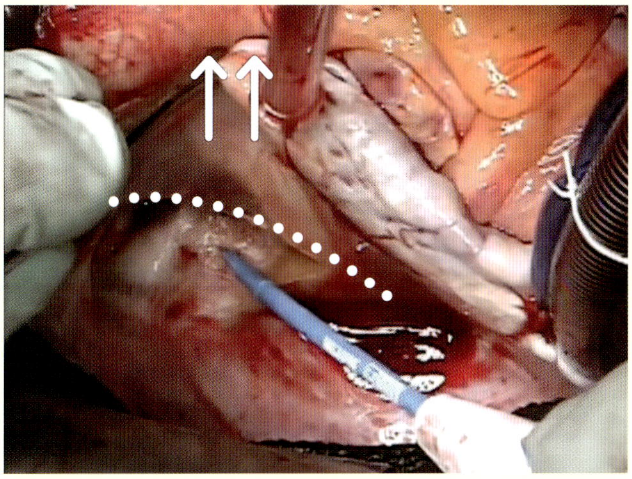

▼ まず，右房を天井方向に牽引しながら（矢印），Sondergaard's groove（Waterston's groove：点線）を頭側および足側に少し剥離する。

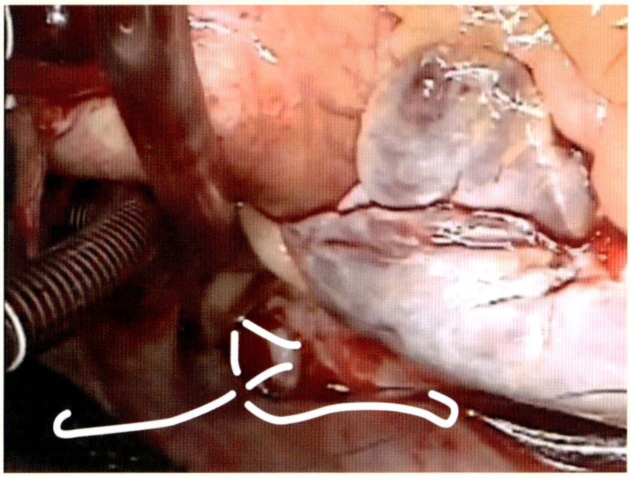

▼ 右上肺静脈が良好に露出できたら，4-0 ポリプロピレン糸を用いて 3 針で purse-string suture をおく（白線）。

肺静脈に狭窄を作らないようにするために，できるだけ左房に近い部位におく。

2 切開をおく

0:50 ~

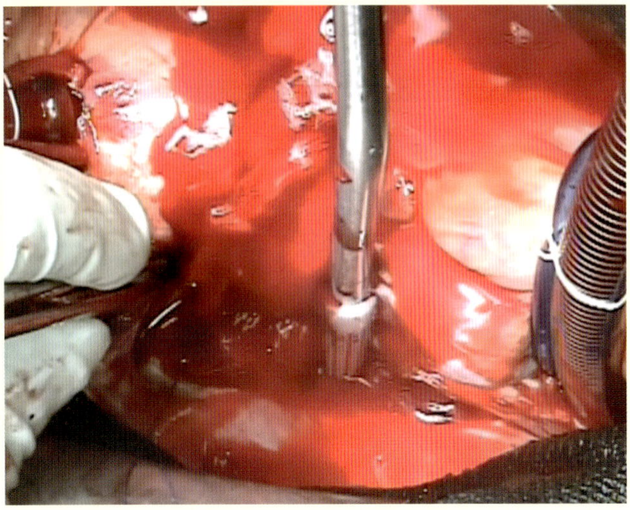

▼ Purse-string suture の内側にメスで切開をおき，鈍的にしっかり広げる。

このとき，左房内にエアが引き込まれるのを防ぐため，換気が止まっていることを確認する。また，臨床工学技士に血液を心腔に戻してもらうこと。

3 カニューレを挿入する

0:59 ~

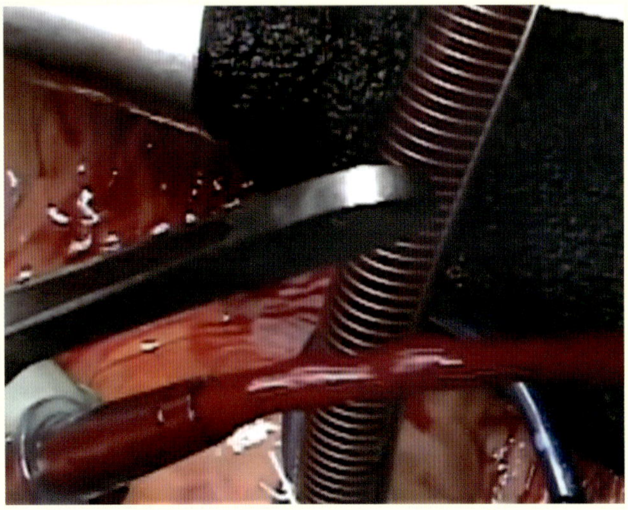

▼ カニューレをゆっくり心尖部方向に進める。

先端をやや天井方向に向けるイメージで行うとよい。

▼ ある程度進めたら，スタイレットは動かさずカニューレのみ進める。

▼ カニューレから血液が勢いよく噴出してきたら，カニューレ先端が左室内にあるというサインである。

カニューレを進める際に抵抗がある場合は，無理をせず引き抜いて少し角度を変え，再度チャレンジする。
左室の損傷を防ぐため，13cm 以上は挿入しないこと。

4 ベント挿入口に追加針をかける

1:32 ~

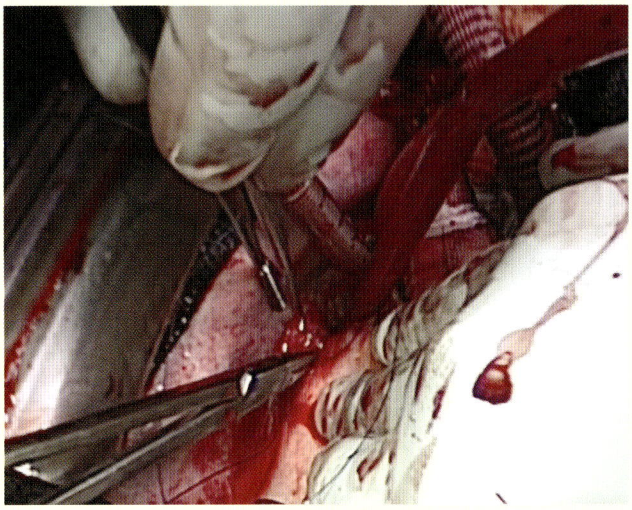

▼ 右上肺静脈にアプローチする際は，吸引管もしくは助手の手で視野を展開してもらうと操作がしやすい。

左室（左房）ベントを抜去して結紮した後に追加針をZ縫合で1針かけるが，肺静脈が狭窄しないようにするために，肺静脈の長軸方向に運針する。

上達のための アドバイス

抵抗がある場合は，カニューレを無理やり進めないことが大切である。

（井戸田佳史）

動画10

ポンプオフ

ここがポイント

- 空気塞栓を予防するために，十分にエア抜きを行う。
- エアが脳血流に行かないよう，麻酔科医に頭低位にしてもらい，遮断を解除する。この際に，指で右冠動脈入口部を押さえることにより，エアが右冠動脈に迷入するのを防ぐ。
- 遮断解除時は人工心肺のフローを下げてもらい，上行大動脈の圧を下げることにより，大動脈解離の発生リスクを下げる。
- 左室（左房）ベント抜去時は，肺静脈のベント挿入口からの空気の引き込みを防止するために，臨床工学技士に一時的に血液を心腔内に戻してもらう。
- 脱血管抜去後，プロタミンショックに備え，右房（もしくは上・下大静脈）の糸は結紮せず，ターニケットでスネアしておくにとどめる。
- 送血管抜去時は，血圧を 80~90mmHg 以下に下げてもらう。

1 エア抜き 0:00 ~

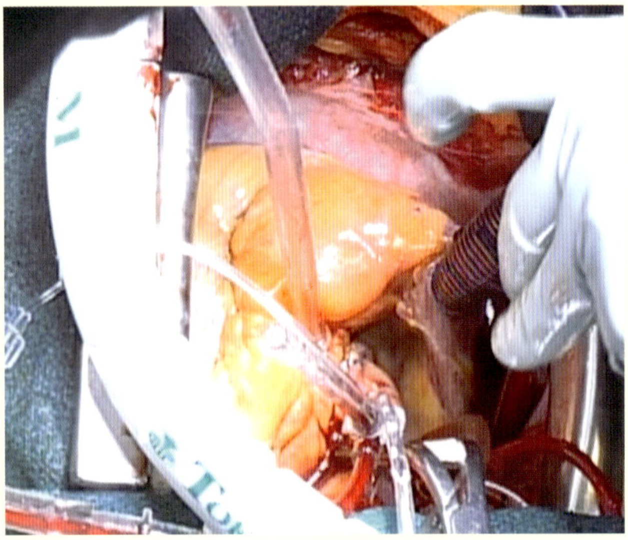

- 手術操作が終わったら，心腔内のエアを抜く。これは脳をはじめとする臓器の空気塞栓を予防するためである。
- 左房もしくは大動脈を閉鎖しているときに左室（左房）ベントを止め，心腔を血液で徐々に満たしていく。

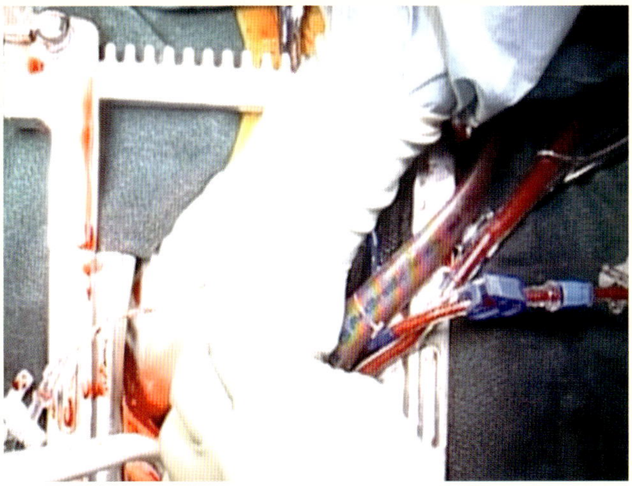

▼ 左房もしくは大動脈の閉鎖が終わったら，逆行性冠灌流用カニューレからホットショットを注入する。逆行性に冠動脈の空気を抜きつつ，ルートベントは回路との接続を外す。心臓を優しくマッサージすることにより，ルートベントから空気を抜く。

心臓を手で握るときはルートベントを解放し，手を開くときは心腔内に空気が入っていかないようにルートベントを指で塞ぐ。

▼ 心臓をマッサージする際は，麻酔科医に肺を加圧してもらい，肺血流のエア抜きに努める。

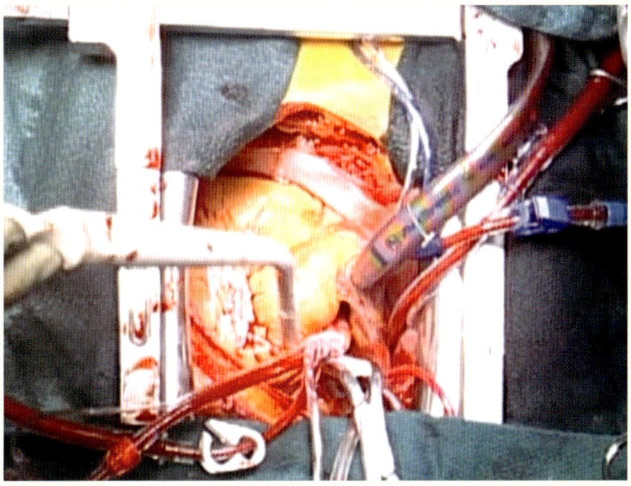

▼ 十分にエアが抜けたと判断したら，レトロからのホットショットを中断する。

▼ ルートベントを心筋保護液注入回路に接続し，順行性冠灌流用カニューレからホットショットを継続する。その際に，ルートベントに陰圧をかけてもらい，可及的にエアを除去する。

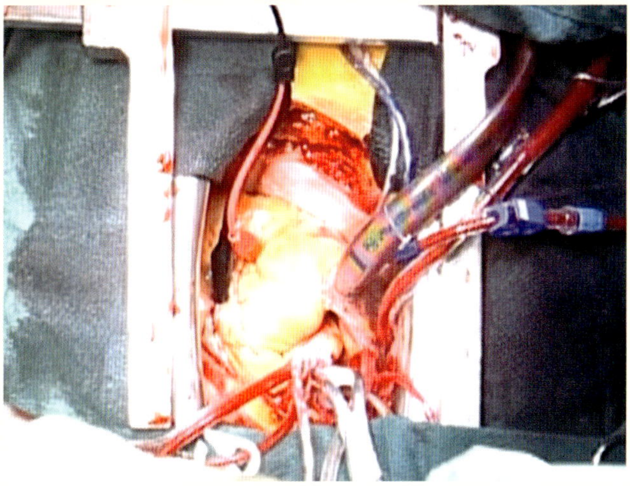

▼ 投与血が blood になったタイミングで心外膜ペーシングを開始し，心拍出によりエアが心腔内から除去されるようにする。

2 遮断解除

2:27 ~

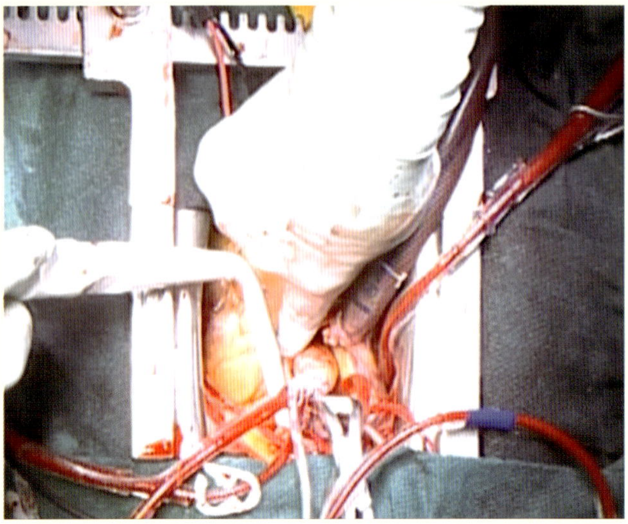

安定した心拍を認めたら遮断解除可能だが，当院では blood を 600mL 注入完了するまで待つことが多い。

- 脳血流にエアが入らないよう，麻酔科医に頭低位にしてもらい，遮断を解除する。この際に，指で右冠動脈入口部を押さえることにより，エアが右冠動脈に迷入するのを防ぐ。
- また，遮断解除時は人工心肺のフローを下げてもらい，上行大動脈の圧を下げることにより，大動脈解離の発生リスクを下げる。
- 遮断解除後は臨床工学技士と連携をとり，速やかに人工心肺のフローを再開する。

3 カニューレ抜去

3:07 ~

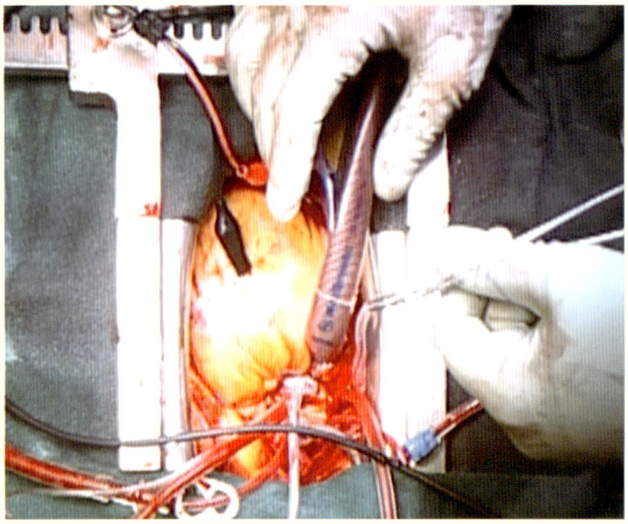

- 遮断解除からまもなく，逆行性冠灌流用カニューレを抜去する。
- 弁膜症手術の場合，経食道心エコーで弁膜症の評価をしてもらう（僧帽弁逸脱症の場合は，ある程度心腔内のエアが抜けた後に，左室ベントを左房まで引き抜いて評価をもらう）。
- 問題がなければ，人工心肺の離脱を開始する。人工心肺の流量を徐々に下げていく。

肺静脈に残っていたエアが左室（左房）に出てくることが多いため，引き続きルートベントおよび左室（左房）ベントを用いて心腔内の空気を可及的に除去する。
また，用手的に軽く心臓をマッサージすることにより，心腔内に引っかかっていたエアを動かして除去されるのを助ける。

- 麻酔科医に経食道心エコーを見せてもらい，心腔内のエアがある程度なくなったと判断したら，左室（左房）ベントを抜去する。
- この際，肺静脈のベント挿入口からのエアの引き込みを防止するために，臨床工学技士に一時的に血液を心腔内に戻してもらう。

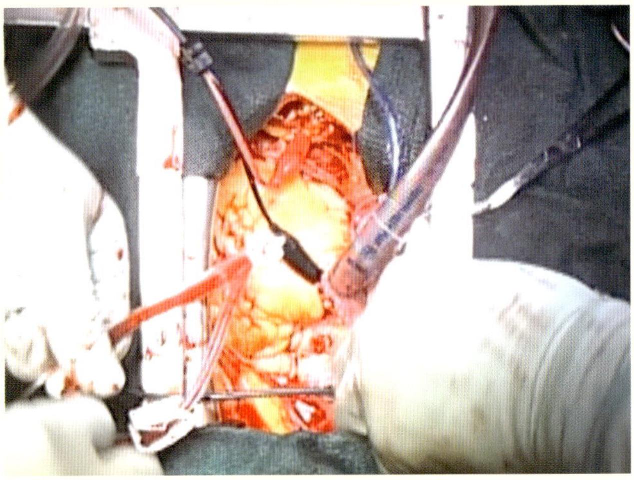

▼ 左室や上行大動脈内にエアがないことを確認してから，ルートベントも抜去し結紮する。

この際，人工心肺の流量を十分下げることにより，動脈損傷の発生リスクを下げる。当院では1,000mL/minまで下げることが多い。

▼ 結紮し終わったら,同部位に補強の糸をかける。外膜にpurse-string sutureをかけるか，Z縫合を行うことが多い。

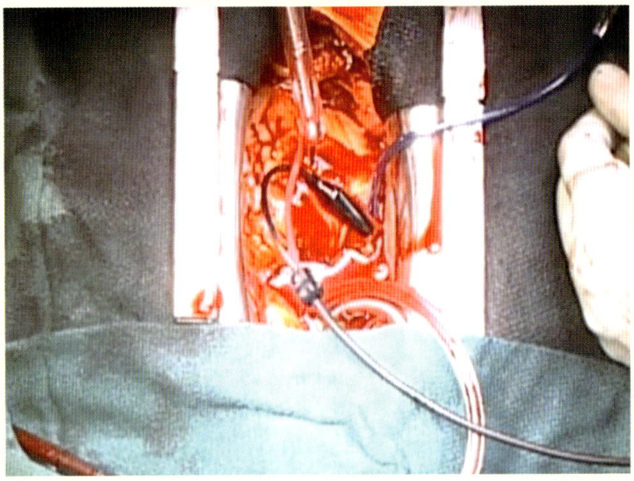

▼ 徐々に人工心肺の流量を下げていき,血行動態・データ・止血に問題がなければ，人工心肺を止め，脱血管を抜去する。

この際，右房（もしくは上・下大静脈）の糸は結紮せず，ターニケットでスネアしておくにとどめる。
これは，後に起こりうるプロタミンショック時に，速やかにカニュレーションをして人工心肺を再開できるようにするためである。

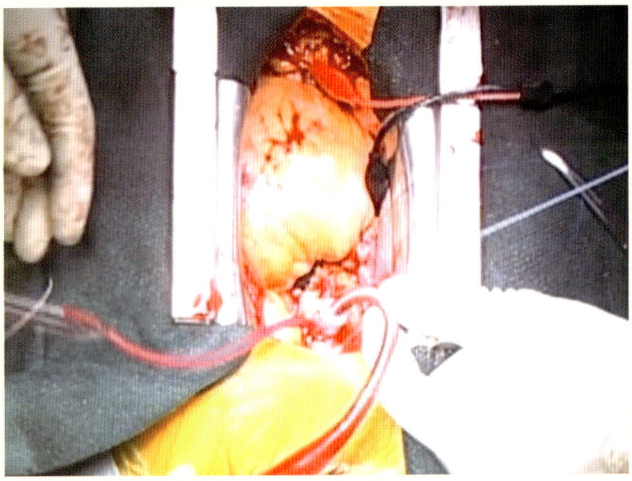

▼ このタイミングで人工心肺リザーバーの血液残量を確認し，血圧・中心静脈圧・心臓の張り具合などを踏まえ送血管から血液を送ってもらう。
▼ 問題がなければ，麻酔科医にプロタミンをゆっくり投与してもらう。

この時点で，人工心肺の吸引管は使用してはならない。人工心肺回路内に血栓ができてしまう可能性があるからである。
プロタミン投与中は，心室の動き・血行動態パラメータに十分注意を払い，プロタミンショックが起きたら直ちに対応できるように準備しておく。

▼ プロタミン投与後も問題がなければ送血管を抜去するが，血圧は80～90mmHg以下に下げてもらい動脈損傷を予防する。

必ず術者か助手のどちらかが送血管を把持し，意図せず抜け落ちるのを防ぐ。息を合わせて抜去し，交互に結紮する。
結紮の順番やタイミングに関しては各施設のプロトコルを十分確認しておく。粗暴な結紮操作などにより動脈損傷をきたす可能性があるので，丁寧な操作を心がける。

▼ 結紮後はルートベントのとき（前頁）と同様に，追加針をかける。

上達のための アドバイス

- 左心耳にエアがたまっていることが多いため，左心耳を揉むことで効率的にエア抜きを行うことができる。

（立石　烈）

動画11

出血再開胸

ここがポイント

- 可能な限り手術室にて再開胸を行う。急激な出血により血行動態が保てないようなときは病棟で開胸操作を行うこともあるが，止血が得られたら手術室へ移動し，よく洗浄した後に閉胸する必要がある。
- 急激に血行動態が不安定になった場合に大腿動静脈にアクセスできるように，両鼠径部も消毒・ドレーピングを行っておく。
- 血腫を丁寧に取り除く。固まってこびりついているものは水をかけて柔らかくして取り除く。決して無理に引っ張ったりしない。
- 見逃しをなくすために，システマチックに出血点を検索することが重要である。

▼ ドレーン排液量が多い場合や心タンポナーデを疑わせる所見がある場合は，再開胸血腫除去もしくは止血術を行う必要がある。

1 消毒・ドレーピング 0:00 ~

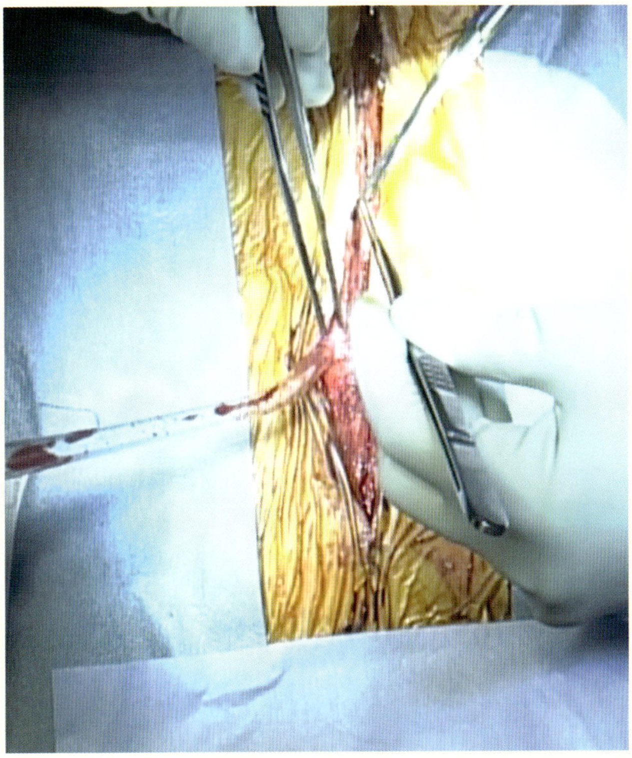

▼ 急激に血行動態が不安定になった場合に大腿動静脈にアクセスできるように，両鼠径部も消毒・ドレーピングを行っておく。

▼ ドレーピングが終わったら，正中創を開創する。

皮膚を損傷しないように注意しながら丁寧に糸を切って取り除く。

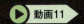

2 ワイヤー抜去

0:55 ~

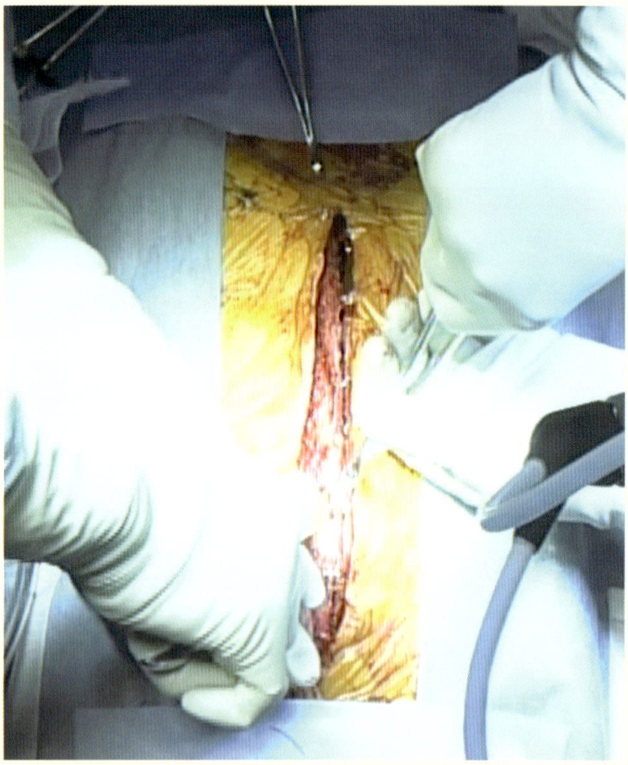

▼ ワイヤーは先端を把持して少し上に引き上げ，ループの助手側をワイヤーカッターで切ってもらう。これを引っ張り上げることでワイヤーを抜去できる。

助手や器械出し看護師の手を傷つけないように気を付ける。

3 血腫除去

1:20 ~

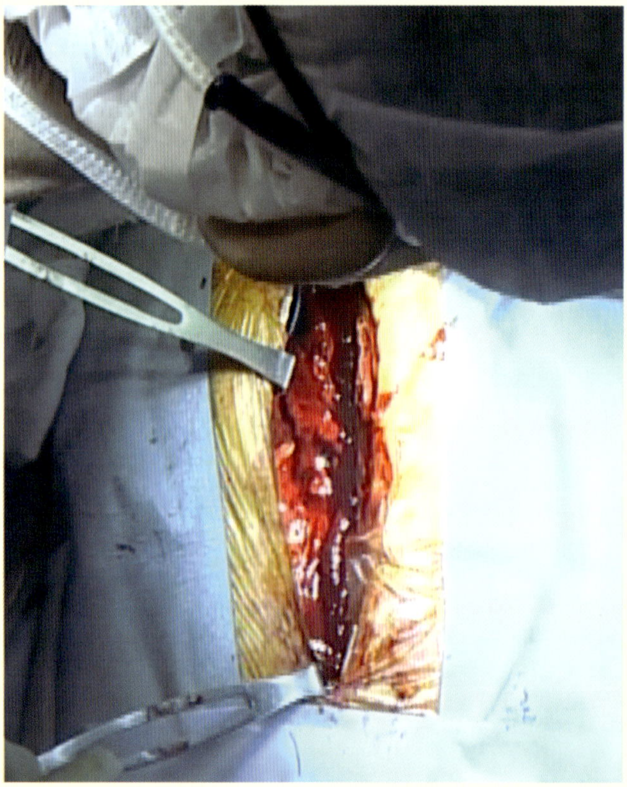

▼ ワイヤーを抜去したら徐々に胸骨を広げる。

グラフト・上行大動脈・心臓前面を損傷しないように気を付ける必要がある。

▼ ある程度胸骨を開いたら，充満している血腫を丁寧に取り除く。

固まってこびりついているものは水をかけて柔らかくして取り除く。決して無理に引っ張ったりしない。

4　胸骨周囲の止血　1:45 ~

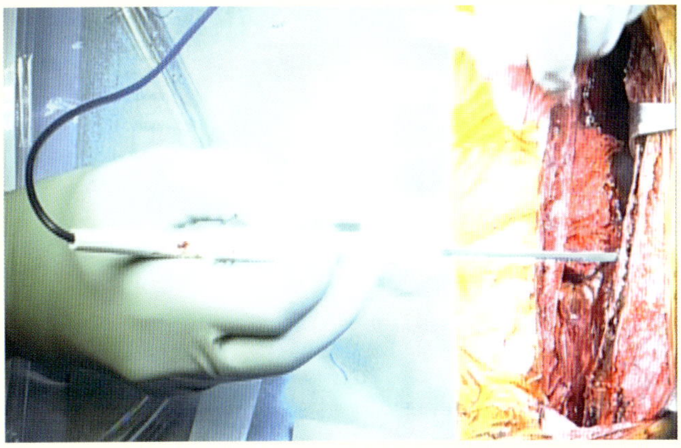

▼ ある程度血腫を除去できたら，胸骨周囲からの出血を確認する。

5　縦隔内血腫の除去　2:07 ~

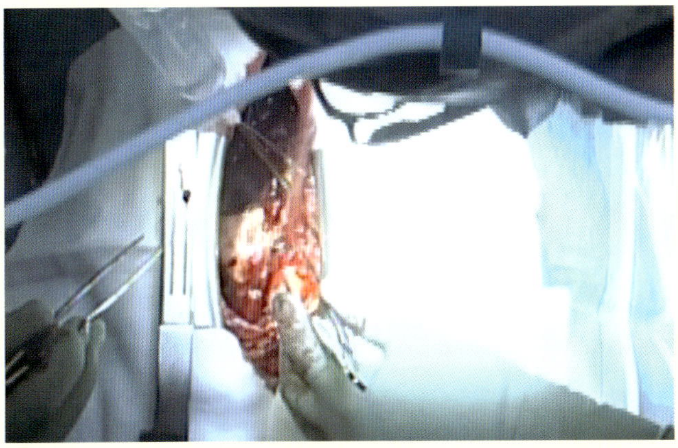

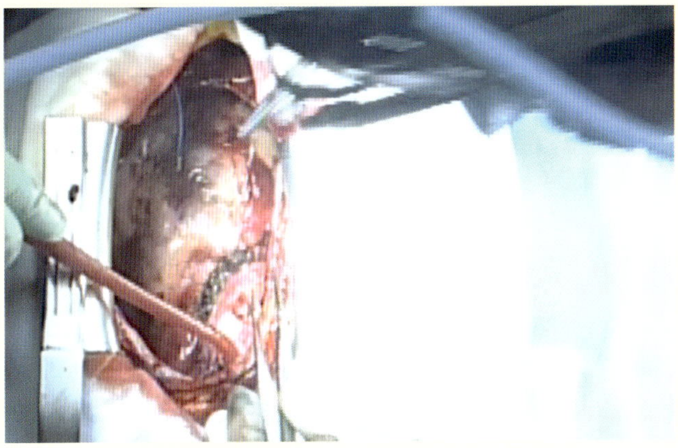

▼ 胸骨周囲から活動性の出血がなければ，縦隔内の検索に移るために開胸器をかける。

グラフト等を損傷しないように注意する。

▼ 閉鎖された心膜は開放する。

▼ 縦隔内の血腫も丁寧に除去する。こびりついている血腫や止血剤は水をかけて柔らかくしてから愛護的に除去する。

心膜をつり上げるなどして視野を確保することが重要である。

▼ 血腫を取り除き，視野も確保できたら出血点を検索し，出血点に応じた止血を行う。

もれをなくすためにシステマチックに検索することが重要である。

上達のための アドバイス

どのような手術が行われ，どのあたりから出血しているかシミュレーションしておくことが重要である。

（井戸田佳史）

II　冠動脈バイパス術

動画12

グラフト採取（大伏在静脈）

ここがポイント

- 静脈瘤や深部静脈血栓がある場合は大伏在静脈を採取しない。
- あらかじめ術前にエコーで評価しておくことが非常に重要である。慣れないうちは，体位をとってからエコーを行い，マーキングをしておくと時間短縮になる。

1 準備

- 下腿もしくは大腿から大伏在静脈を採取する。
- 静脈瘤や深部静脈血栓がある場合は大伏在静脈を採取しない。また，閉塞性動脈硬化症や糖尿病がある症例では，創部治癒遅延をきたす可能性があるので，採取するか否か慎重に判断する。
- 静脈径は2～3mm程度が適切である。一般的には，大腿静脈のほうが，径が大きく枝も多い。
- あらかじめ術前にエコーで評価しておくことが非常に重要である。慣れないうちは，体位をとってからエコーを行い，マーキングをしておくと時間短縮になる。

2 切開

0:21～

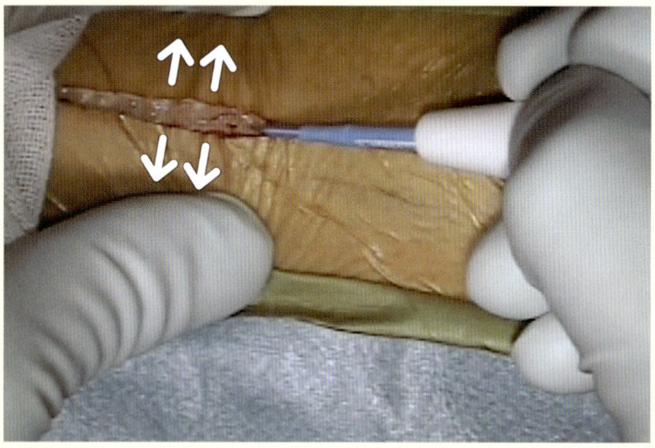

- 静脈直上の皮膚をメスで切開する（脛骨内側1横指の部分を脛骨に沿って行う）。

静脈直上で切開しないと，削ぎ切りになってしまい創部治癒遅延をきたすことがある。

- 真皮を電気メスのカットモードで切開する。これは切開部分のやけどを防止する意図がある。

左手で切開部分の両端を引っ張ることにより電気メスを入れるスペースができる（矢印）。

- 真皮を切開した後，皮下組織を凝固で切開していく。

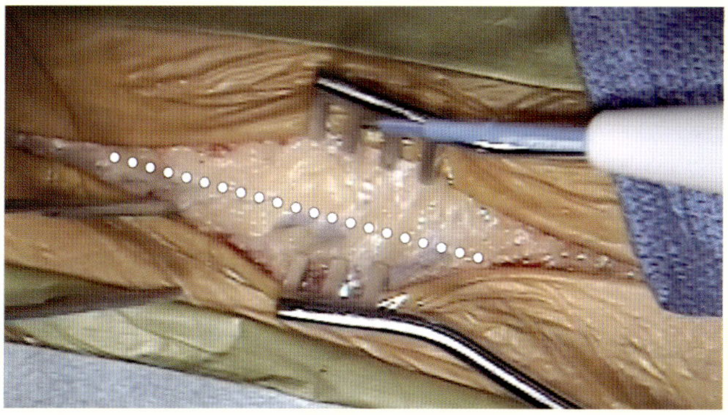

▼ まんべんなく5cm程度の距離を切開したら，皮下組織の奥に紫色の静脈が透見できるようになる（点線）。

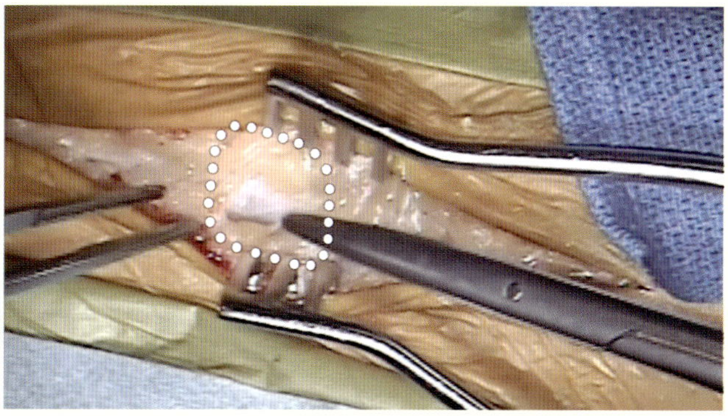

▼ 静脈の直上をメッツェンで鈍的に剥離し，静脈まで到達する（点線）。

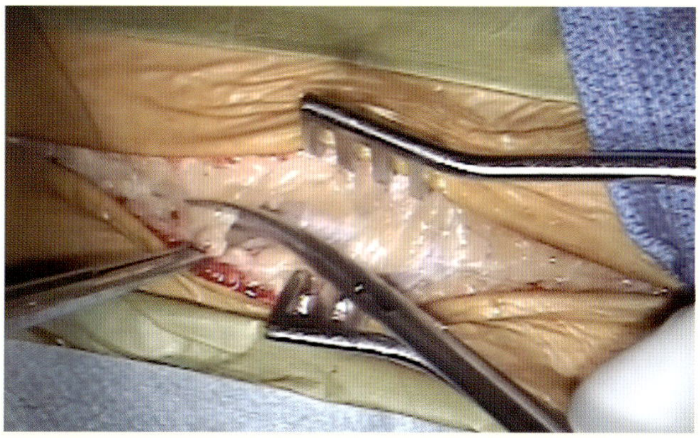

▼ 切開部分にメッツェンの先端を挿入し，静脈直上を切開していく。

この作業が最も重要なパートである。
静脈前面に枝が出ていることはほとんどない。
静脈の前面を覆っている組織は，静脈とは強固に癒着していないので，その層にメッツェンをすっと入れてスペースを作ってから切開する。

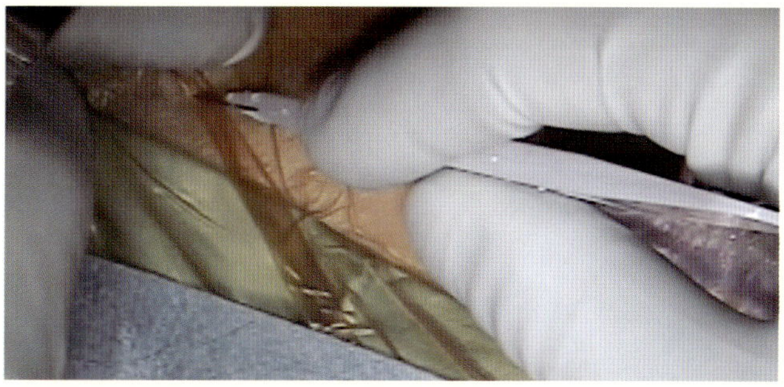

▼ 静脈前面の剥離が終了したら，さらに皮膚切開を進める。

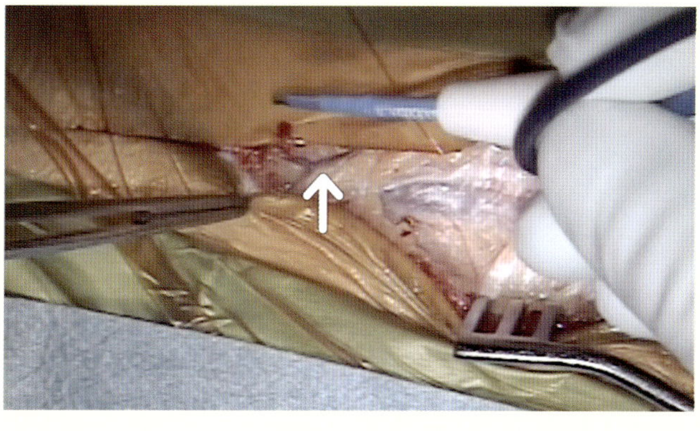

皮膚近くの浅い層を走っている細い静脈（矢印）を丁寧に止血しながら皮膚切開を進めることが，時間短縮へのコツである。
クリップ・電気メス（凝固）・結紮を用いる。

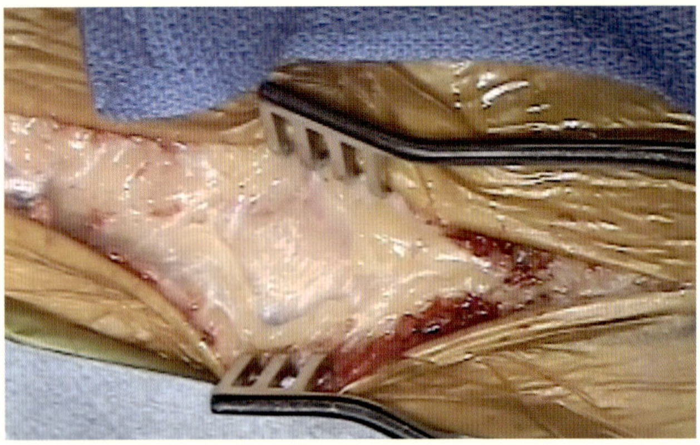

▼ ある程度切開が進んだら開創器で創を開き，視野を確保する。

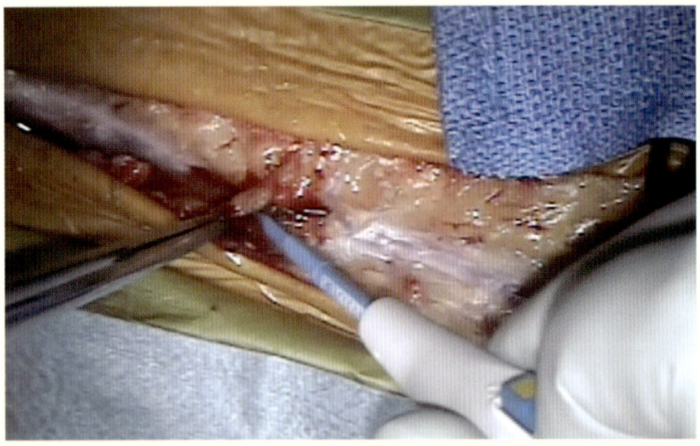

▼ 大伏在静脈から前方に枝が出てくることはほとんどないが，大伏在静脈の前面を横切る細い静脈はあるので，これを丁寧に処理する。

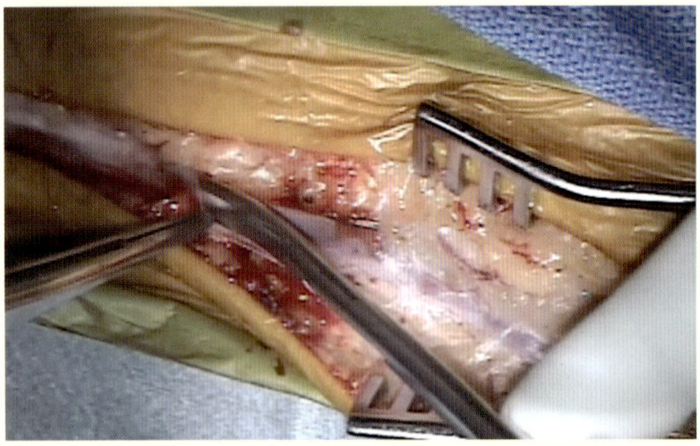

▼ 静脈前面を薄い膜が覆っているので，その膜と静脈の間のスペースに入ると，剥離がよりスムーズになる。

全長にわたってこの剥離を行った後に枝処理にかかると，時間が短縮できる。
静脈の前面をきれいに剥離すると，左右に出ている枝を視認しやすくなる。

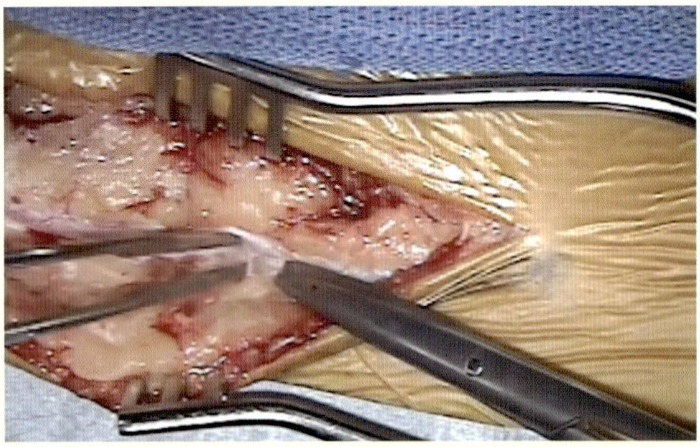

▼ 静脈の両サイドを剥離していく。

3 枝の処理

5:43 ~

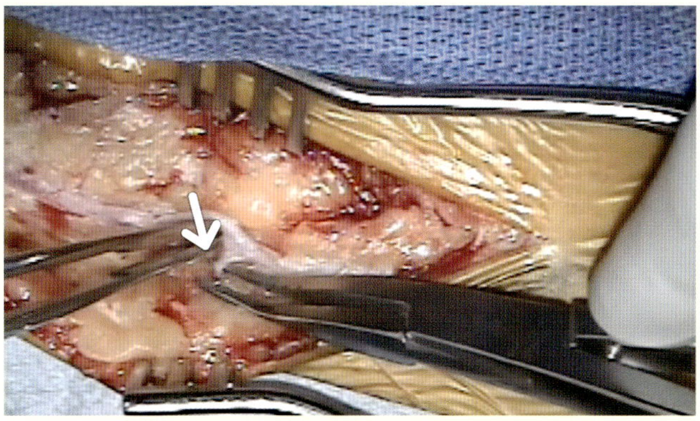

▼ 枝（矢印）は両サイドをきれいに剥離し，確実にクリップや絹糸で処理していく。

枝の周囲組織を剥離しておかないと，のちのちクリップが外れたり，結紮がほどけたりする可能性がある。

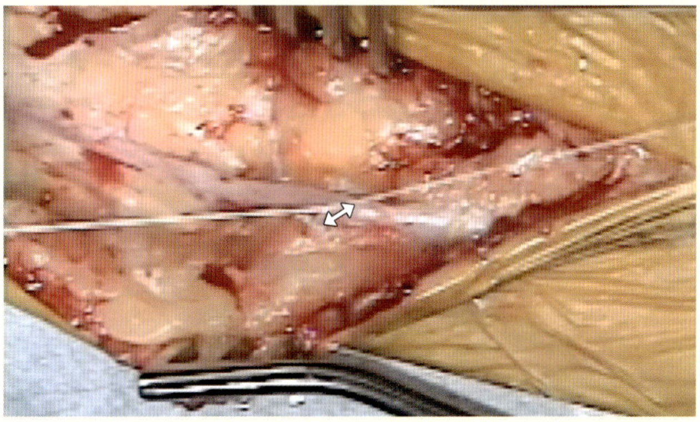

▼ 枝を結紮処理する場合は，静脈本幹から少し（1～2mm：⟷）離して結紮する。本幹に近すぎると，グラフトにくびれができて狭窄を起こすことがある。

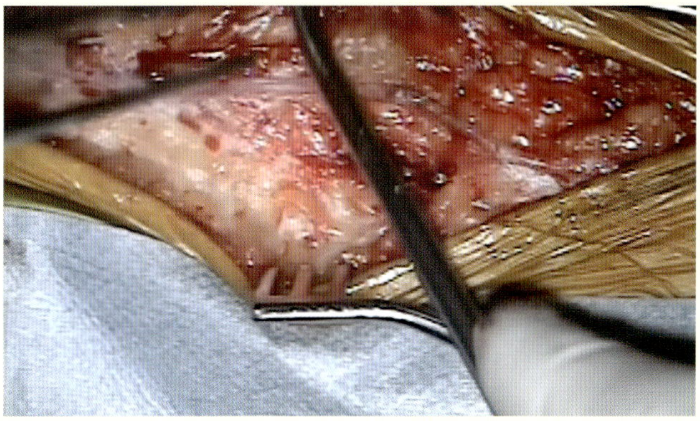

▼ 適宜，静脈の外膜を軽く把持して牽引しつつ，疎な結合組織を鈍的に剥離することにより静脈を採取する。

4 神経の温存

8:56 ~

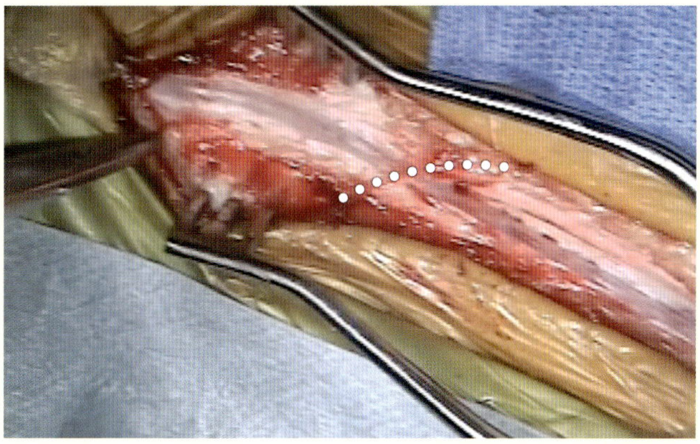

▼ 下腿の内果から3～4cm中枢の大伏在静脈を横切るように，大伏在神経（内側下腿皮枝：点線）が走行する。

▼ これを損傷すると，ビリビリとした感覚障害が下腿内側に生じることがあるので，できるだけ温存する。

5 離断

10:14 ~

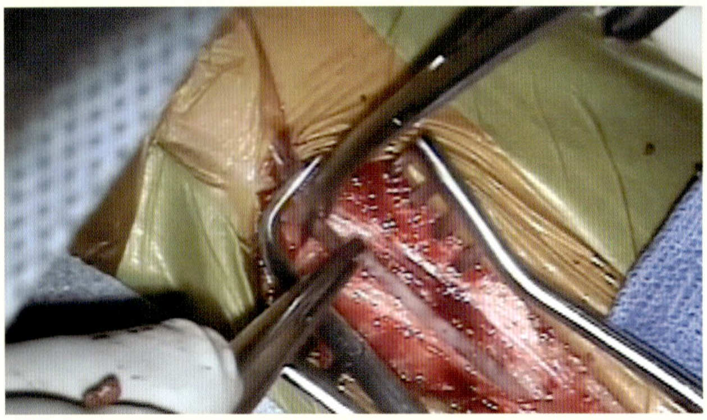

▼ 全長にわたって静脈周囲を剥離したら，できるだけ末梢を遮断し，切離する。

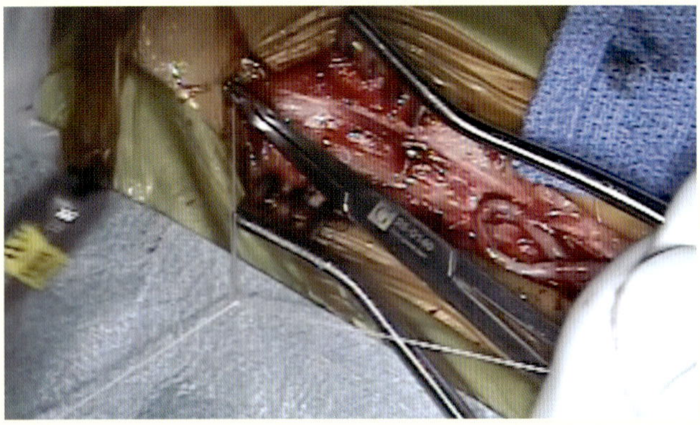

▼ 絹糸で結紮し止血を得る。

6 計測

11:07 ~

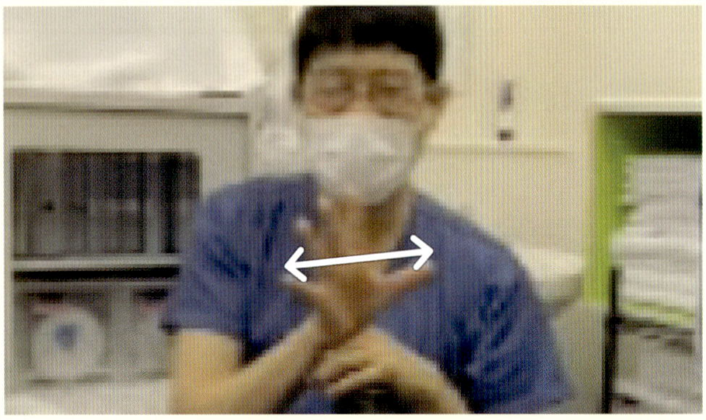

自分の手の大きさ（⟷）を把握しておき，採取するグラフトの長さをおおよそ計測できるようにしておくと便利である。

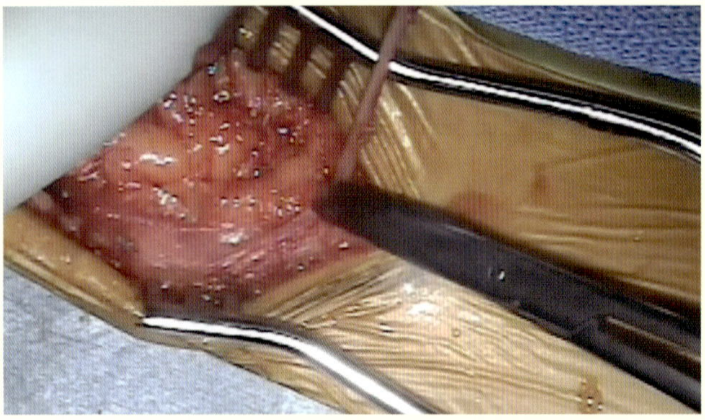

▼ どれくらいの長さのグラフトを採取するか，切離する前に必ず術者と相談する。

▼ 膝の近傍では枝が多くなるので，損傷したり枝抜けをしたりしないよう，慎重に剥離を行う。

7 カニュレーション

12:06 ~

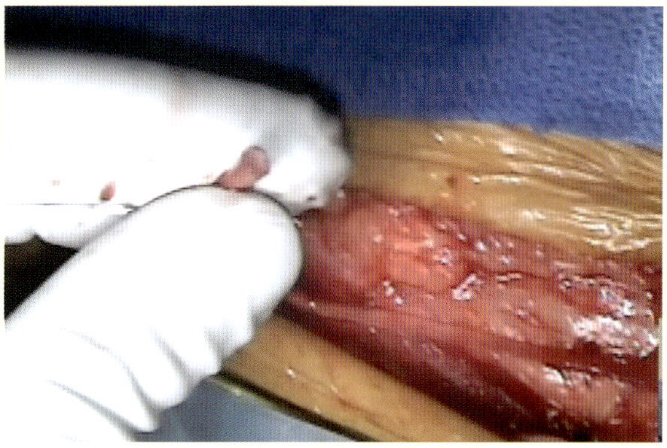

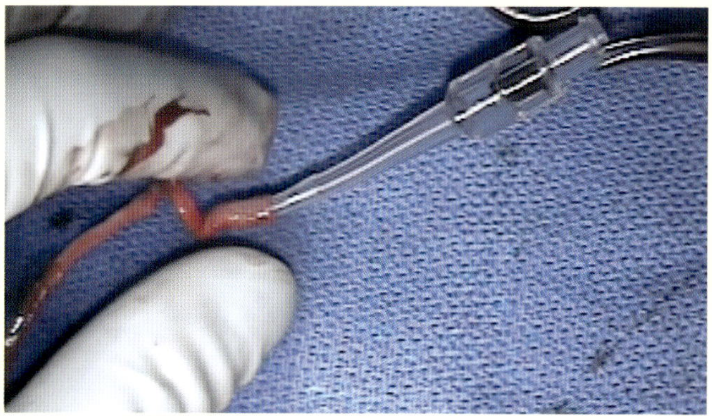

▼ 静脈の末梢側にモスキート鉗子の先を入れて軽く拡張させてから，静脈グラフト用のカニューレを挿入し，絹糸で固定する。

できるだけ末梢で結紮を行う。

上達のための アドバイス

最初に静脈前面のスペースをきれいに剥離すると大幅に時間を短縮できる。

（羽場文哉）

動画13

グラフト採取（橈骨動脈）

ここがポイント

- 術前に血管エコーで，橈骨動脈の性状や径をあらかじめチェックしておく。
- 橈骨動脈の中枢部分がグラフトとして使用できるかどうかをチェックする。
- 橈骨動脈はスパズムを起こしやすいので，極力直接触らないように気を付ける。
- 動・静脈の枝は，クリップや電気メスで確実に止血する。

▼ 患者が右利きの場合は，左前腕から橈骨動脈を採取する。術前に血管エコーで橈骨動脈の性状や径をあらかじめチェックしておく必要がある。

▼ 患者は仰臥位とし，左腕を90°外転して手台の上に載せる。

▼ 手首は少し背屈するようにして固定する。

1 皮膚を切開する　0:00～

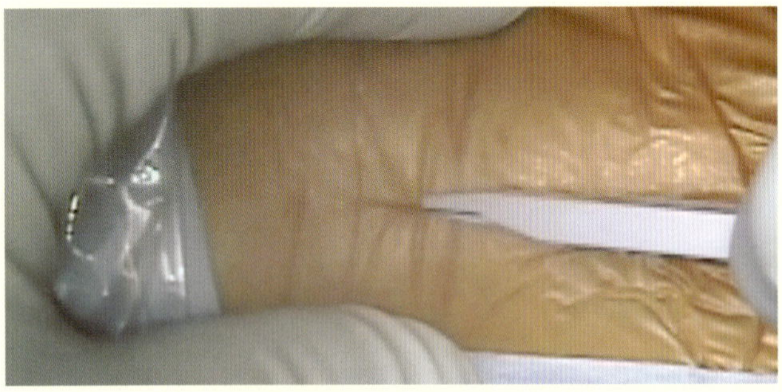

▼ 皮膚切開は，前肘部の真ん中のくぼんだ所（腕橈骨筋と円回内筋の間のくぼみ）から数cm末梢に向かって行う。

いきなり全長にわたって切開しないのは，まず橈骨動脈の中枢部分がグラフトとして使用できるかどうかをチェックするためである。石灰化が強いなどの異常があれば，早めに術者に報告する。

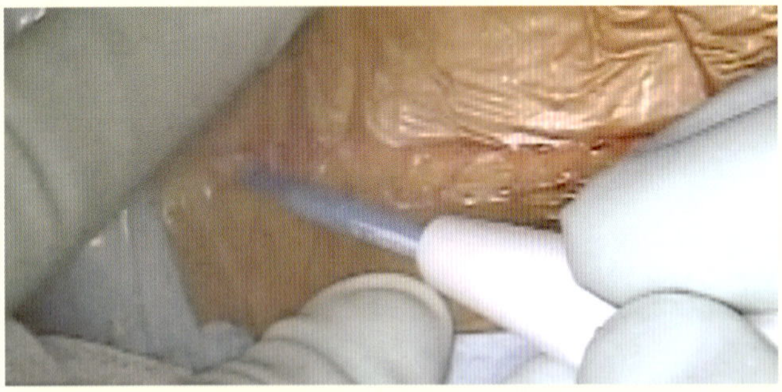

▼ 細い静脈は，電気メスで丁寧に止血しておく。

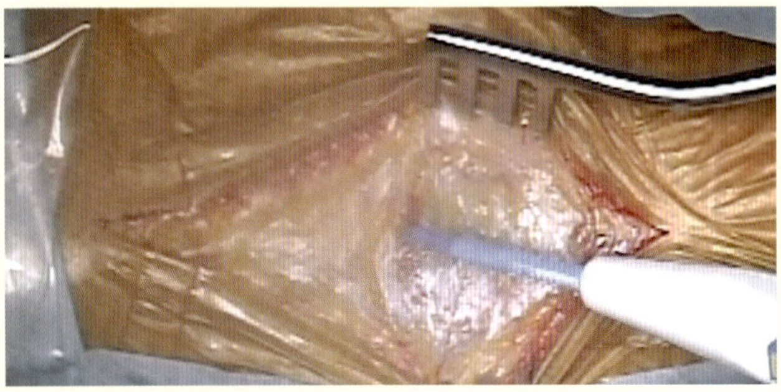

▼ 皮下の脂肪層をまんべんなく剥離し，筋層に到達した後に開創器をかける。

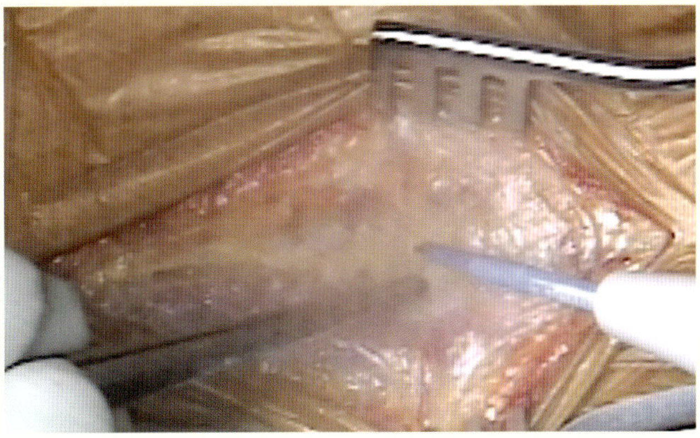

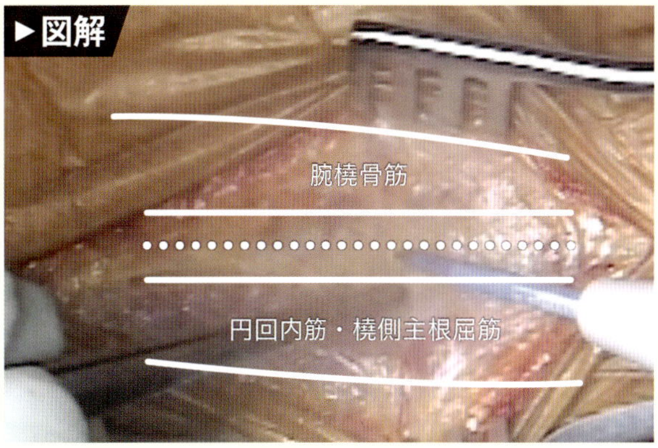

▼ 腕橈骨筋と円回内筋･橈側主根屈筋の筋間（点線）を視認する。筋間の直上で前腕筋膜を切開する。

2 剥離する

0:47 ~

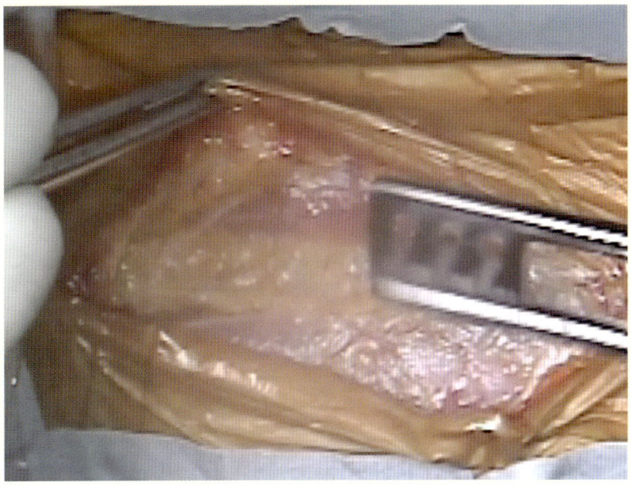

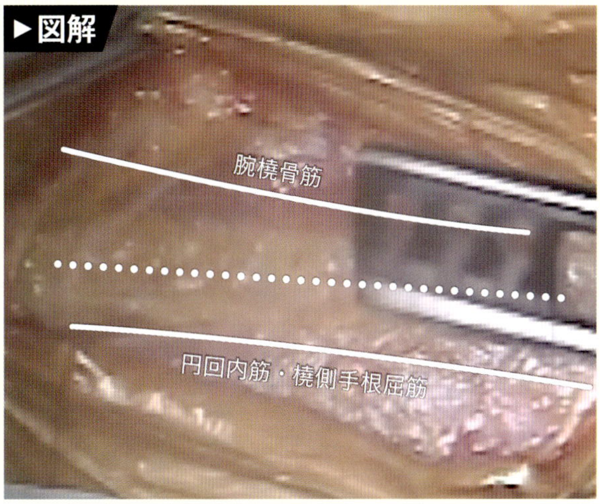

▼ 腕橈骨筋と円回内筋・橈側手根屈筋の筋間の奥に，橈骨動脈（点線）が走行している。

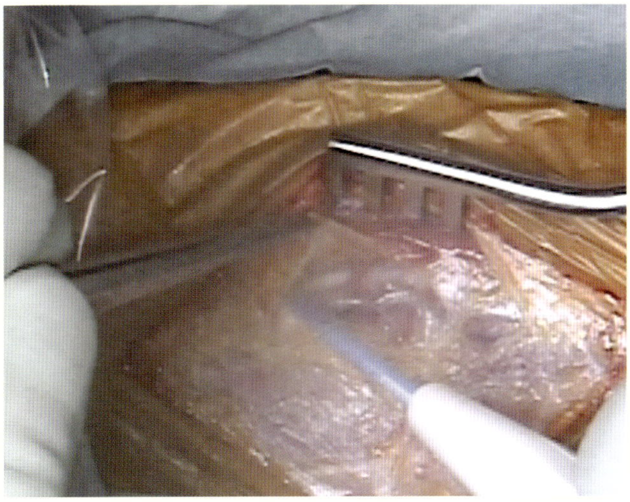

▼ 前腕の中枢側 1/3 の橈骨動脈は，腕橈骨筋に覆われている。

腕橈骨筋が被さるように橈骨動脈を覆っていることがあり，腕橈骨筋を外側にめくるように探すと橈骨動脈を視認できることが多い。

▼ 筋肉と筋肉の間を分け入るように剥離する。

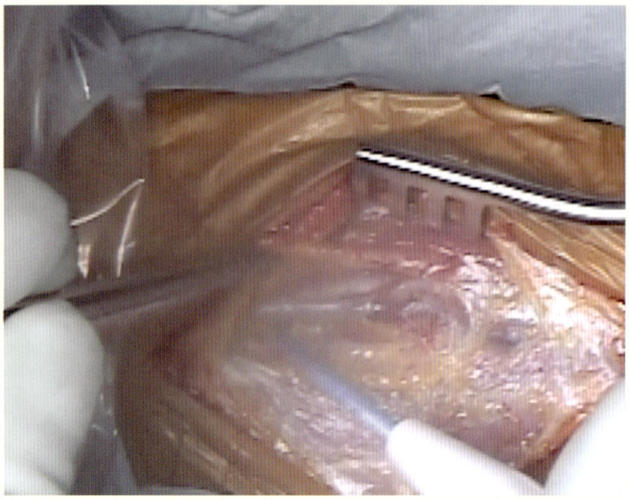

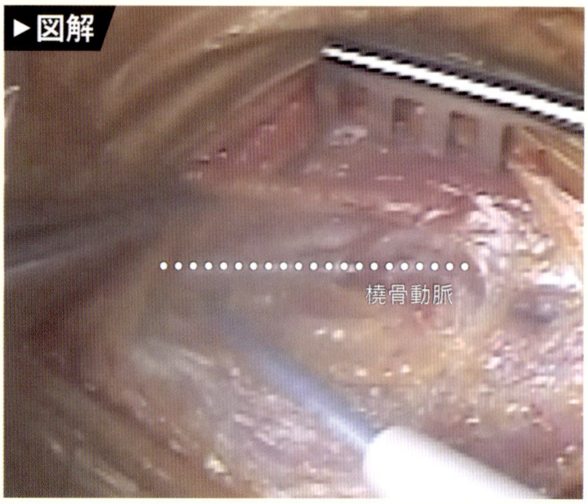

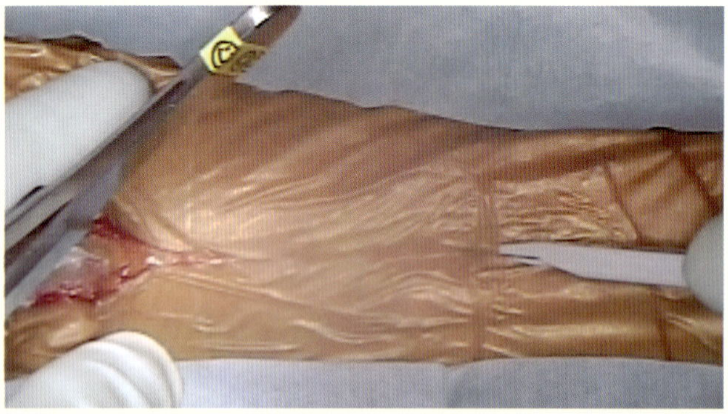

▼ 橈骨動脈の中枢側の性状を触診で確認する。

▼ 性状がよいことを確認したら，末梢方向に皮膚切開を追加する。

▼ 手首近傍の，橈骨動脈の拍動を触知する部分に向かって皮膚切開を追加する。

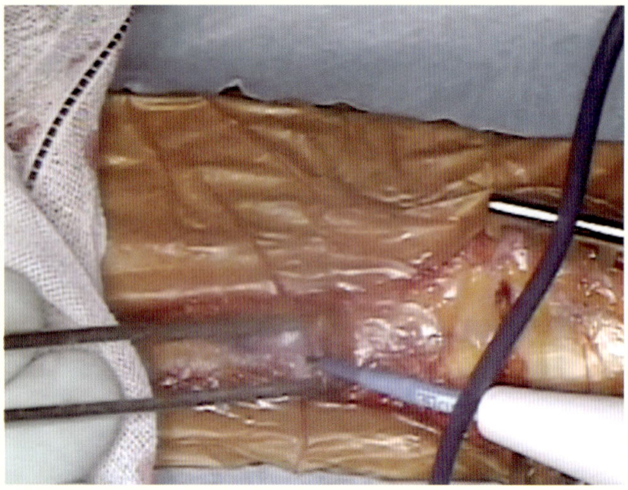

▼ 皮下組織の細い静脈は電気メスで丁寧に止血しておく。

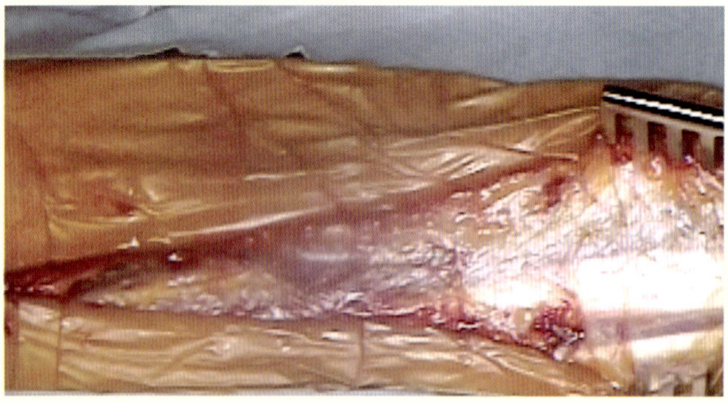

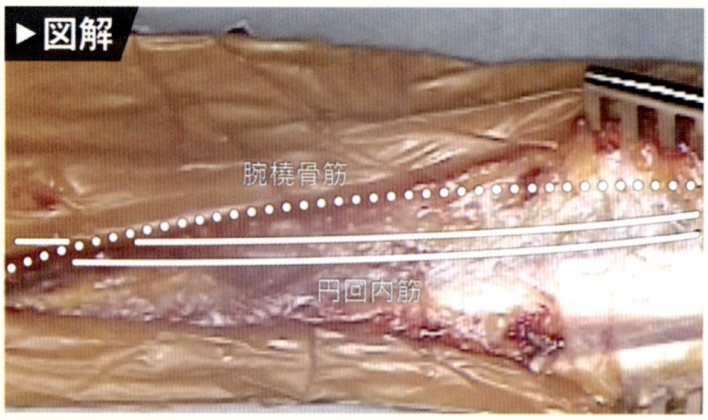

▼ 腕橈骨筋と円回内筋の間を分け入るように筋膜を切開する（点線）。

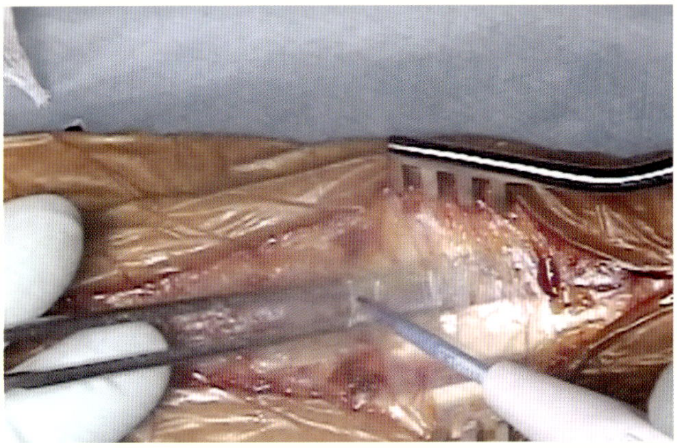

▼ 橈骨動脈の前面を薄い膜が覆っているので，これも電気メスで剥離する。

橈骨動脈を損傷しないように十分距離をとって行う必要がある。

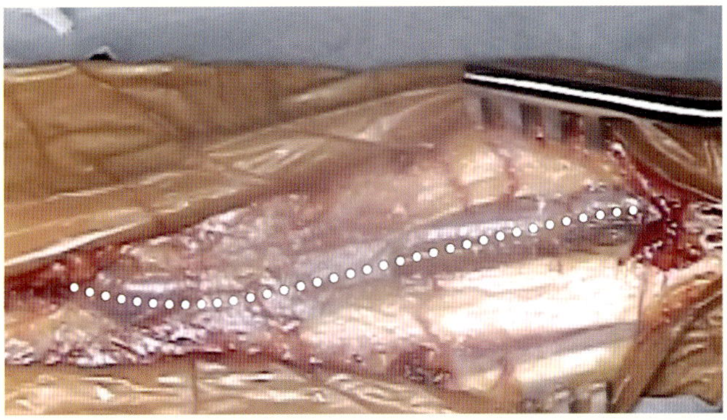

鑷子を腕橈骨筋と円回内筋の間に挿入し，広げて筋膜を持ち上げると橈骨動脈（点線）からスペースを確保できる。これにより電気メスで安全に剥離を行うことができる。

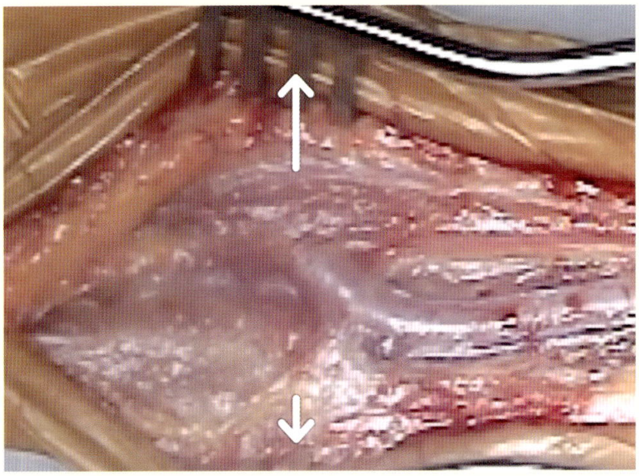

▼ 適宜，開創器で視野を確保することにより，効率的に剥離を行うことができる。

橈骨動脈の両側面の組織に軽くテンションがかかる程度に開創する（矢印）。

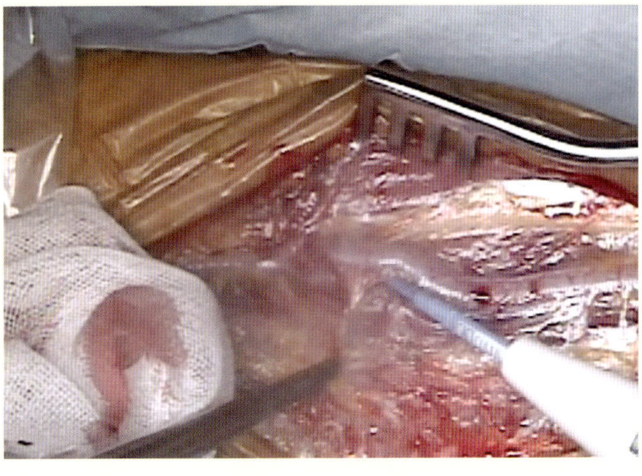

▼ 橈骨動脈の側面は粗い組織なので，電気メスで通電してとっかかりを作った後は，軽く鈍的に剥離することができる。

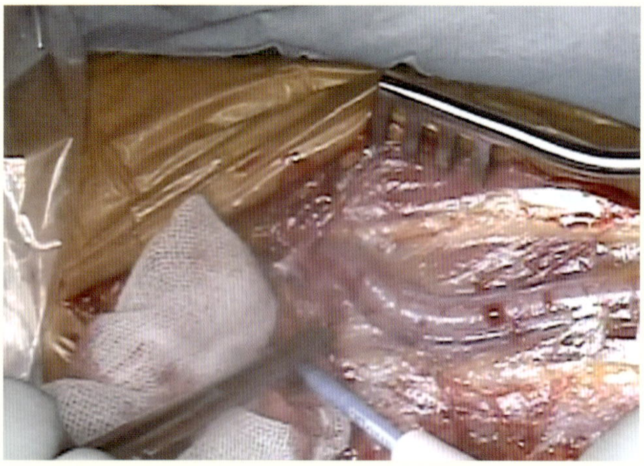

- 橈骨動脈から両側および背側に枝が出ているので，これを電気メスやクリップで止血する。

電気メスで処理をする場合は，できるだけ本幹から離れた位置でつまんで焼灼する。

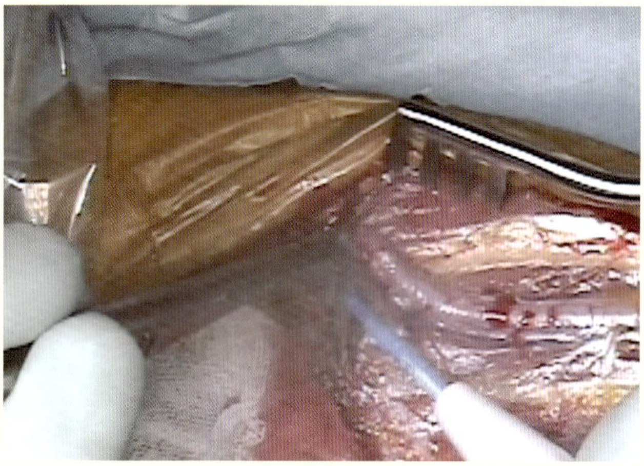

橈骨動脈はスパズムを起こしやすいので，極力触れないようにする。

- 橈骨動脈を牽引したい場合には，周囲組織や伴走静脈を把持して牽引するようにする。
- 末梢側1/3に，手関節から2横指中枢側まで皮膚切開をおく。
- この位置では，橈骨動脈が腕橈骨筋に覆われておらず，腕橈骨筋腱と橈側手根屈筋腱の間の浅い所を走行している。また，冠動脈造影検査やAラインの穿刺の既往により，周囲組織との癒着が強い場合がある。

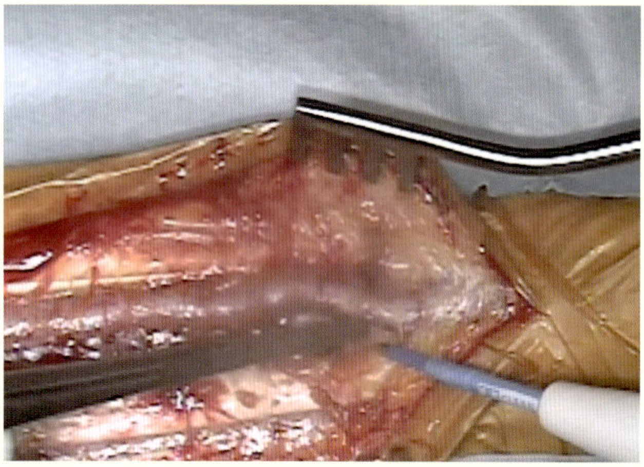

皮膚切開が深すぎたり，その後の剥離が雑な場合は，容易に橈骨動脈を損傷しうるので慎重に剥離を行う。

- 開創器で周囲組織と橈骨動脈の距離を十分空けるようにして剥離を行うことが重要である。

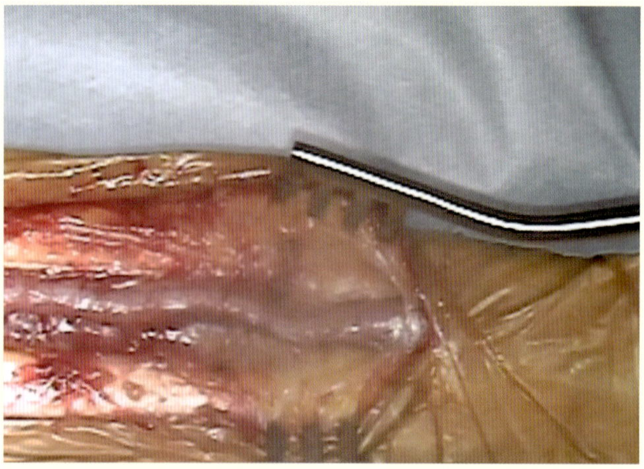

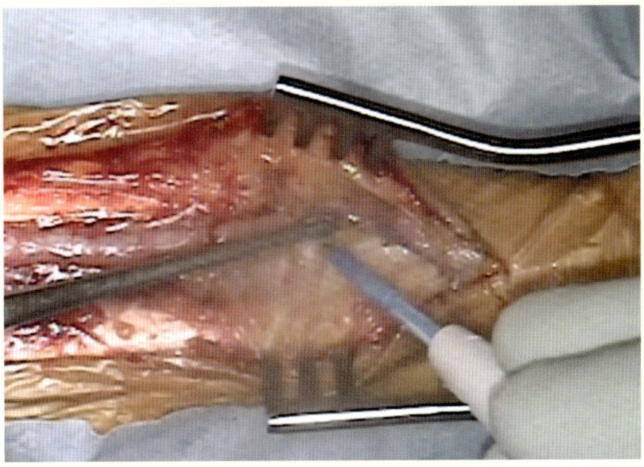

橈骨動脈の両側および背側は疎な組織なので，軽く鈍的に剥離を行うことができるが，背側に向かう枝もあるので損傷しないように気を付ける。

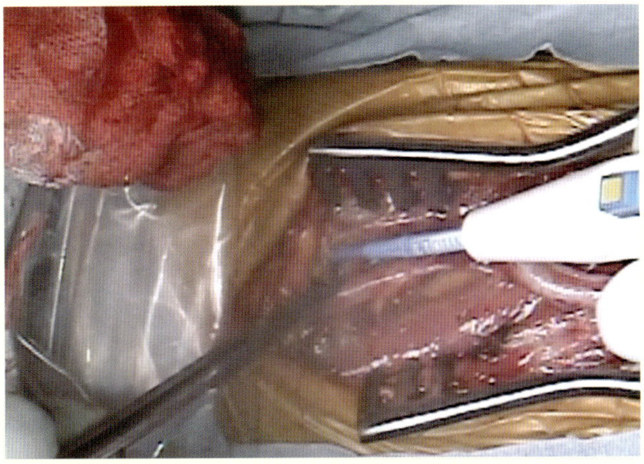

▼ 外側には橈骨神経浅枝（親指から薬指の半分までの手背側と，その下の手の甲の感覚支配）が走っているので，開創器で十分スペースを確保してから剥離を行う。

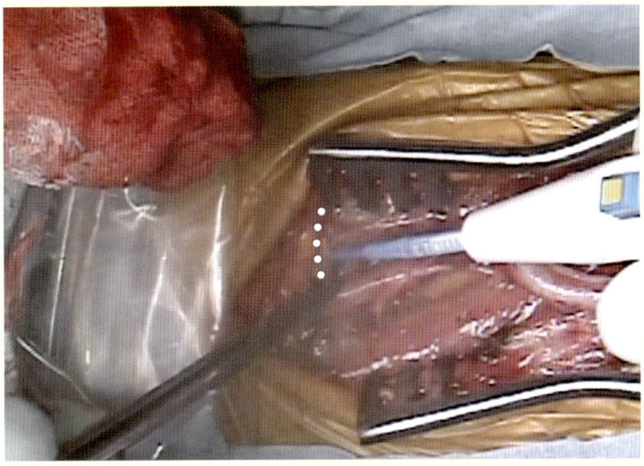

▼ 中枢に向かうと橈側反回動脈（点線）があり，それよりも1～2cm中枢に尺骨動脈が起始している（尺側方向に深く潜るように出ている）。

尺骨動脈を損傷しないように気を付ける。術者にどれくらいの長さのグラフトが必要かを確認し，必要な長さだけ採取する。

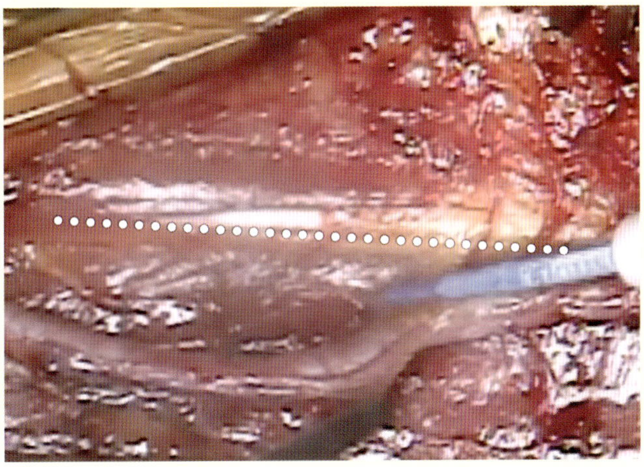

▼ 点線のように橈骨神経浅枝は走行している。

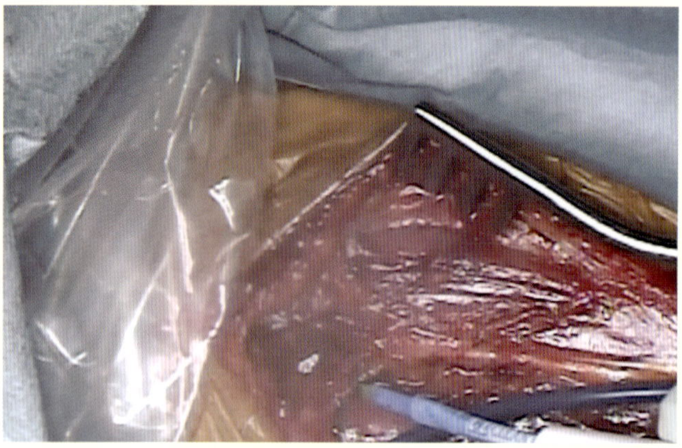

▼ 中枢側は静脈の枝が多いのでこれを処理する。クリップで処理をしたほうが止血を得やすい。

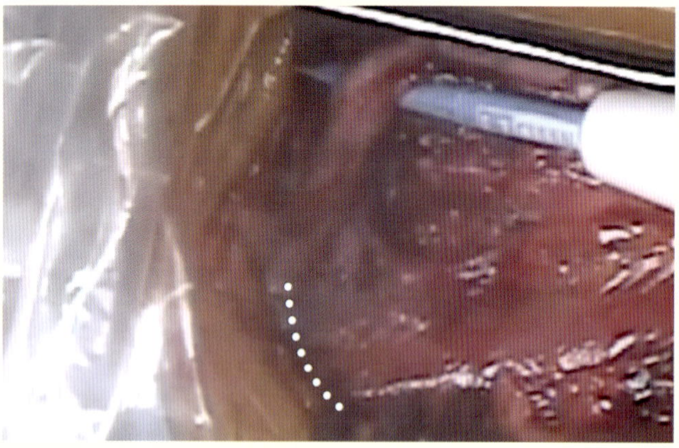

▼ 尺骨動脈を点線で示す。

3 切離する

14:26 ~

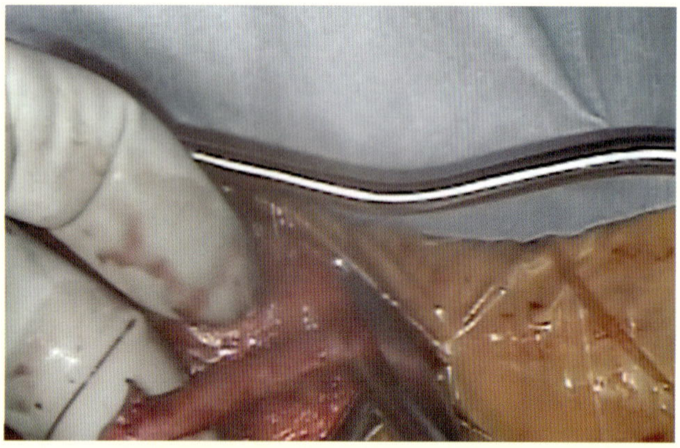

▼ 橈骨動脈の末梢ギリギリのところで遮断し，切離する。

▼ このとき拍動性の血流を確認する。そうでない場合は，グラフトとして使用できない可能性があるので必ず術者に報告する（解離・石灰化・狭窄などの原因が考えられる）。

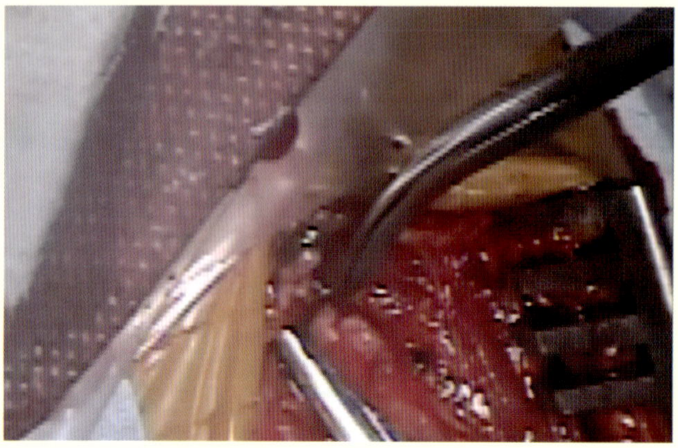

▼ 血流がよければ中枢側も遮断して切離する。

- 橈骨動脈走行部位周囲を中心に止血を確認する。
- 手術中（特にヘパリン使用中）に出血する場合があるため，皮下ドレーンを留置する。
- 閉創は，3-0 バイクリル®の皮下 1 層の連続縫合と，5-0PDS®の真皮連続縫合で行う。

上達のための アドバイス

- 最初に橈骨動脈を全長にわたり露出しておくと，安全に素早く剥離できる。

（羽場文哉）

動画14

グラフト採取（左内胸動脈）

ここがポイント

- 胸骨正中切開は，胸骨の真ん中で行うことが重要である。
- 骨髄や骨膜からの出血が内胸動脈採取の術野を妨げるので，確実に止血しておくことが重要である。
- 心膜については，最初から切開をしておく場合とそうでない場合の２通りある。前者では冠動脈の走行や性状をチェックし，ターゲットとグラフトデザインを確認できるというメリットがある。後者では内胸動脈採取時に展開しやすいというメリットがある。
- 当院では内胸動脈採取の全工程を電気メスで行っている。

1 開胸器をかける

▼ 内胸動脈採取用の開胸器をかける際は，左側の胸壁を天井方向に持ち上げ，できるだけ内胸動脈を正面視できるようにする。持ち上げすぎると内胸動脈，特に第２肋間動脈分岐部付近を損傷してしまう可能性があるので慎重に行う。

2 胸内筋膜を開ける

0:00 ~

こうイメージする

▼ 胸壁に付着する疎な組織を剥離し，内胸動静脈が透見できるようにする。
▼ 内胸静脈は内胸動脈の両側を伴走している。

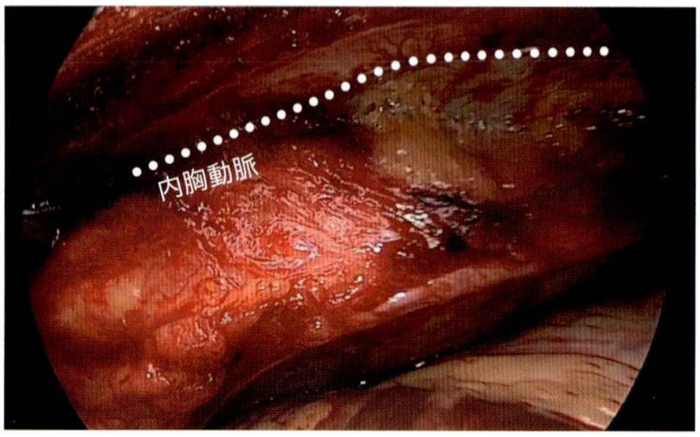

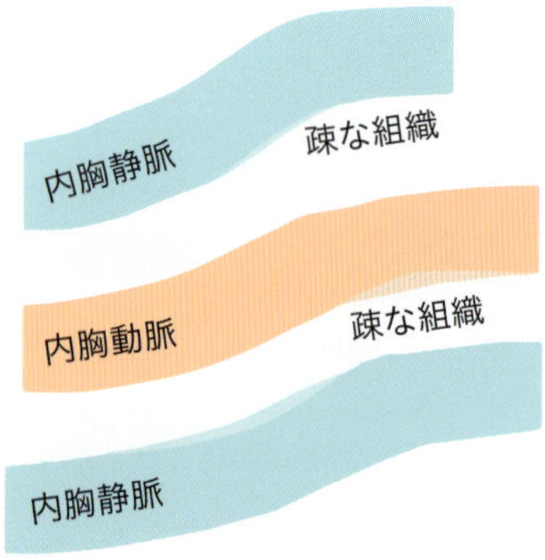

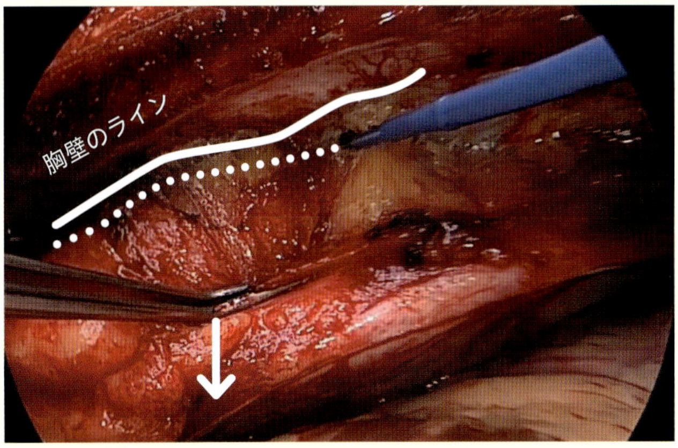

▼ できるだけ胸壁ギリギリで剥離し（点線），胸壁に余剰な組織を残さないことが大切である。

▼ 鑷子で疎な組織を下方向に引っ張る（矢印）と剥離しやすくする。

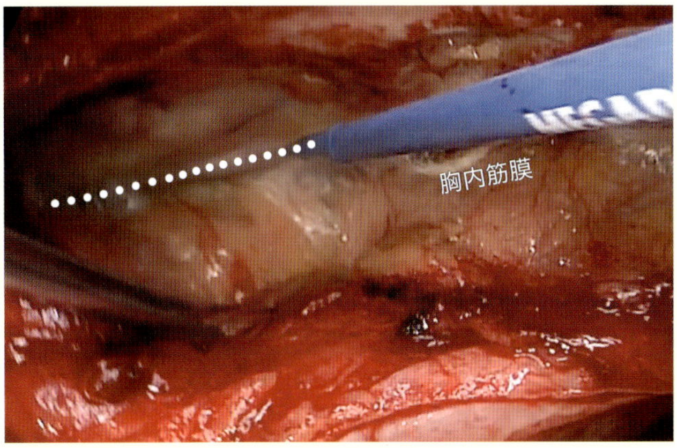

▼ 内胸動・静脈を少し越えたところまで剥離を進める。

▼ 胸内筋膜（endothoracic fascia）を開けるが，当院では手前の内胸静脈と内胸動脈の間の筋膜を開けている（点線）。

3　末梢側への剥離　1:25 ~

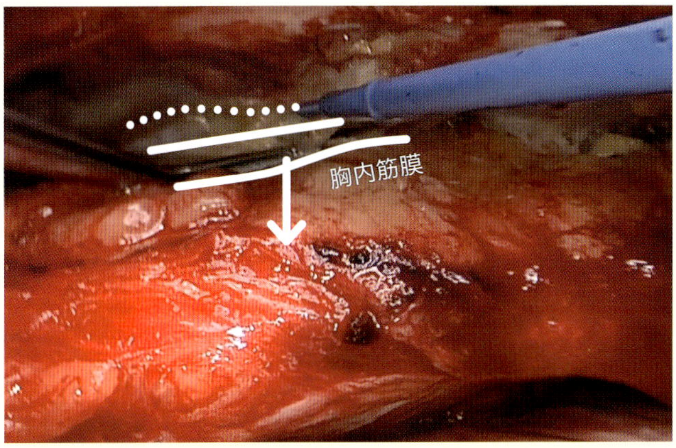

▼ とっかかりをつけたら，筋膜を矢印方向に引っ張り切開を進める。内胸動脈（白線）と切開線（点線）が平行になるように気を付ける。

▼ また，動脈に直接通電してはならない。

電気メスの出力設定は凝固の 15 にする。

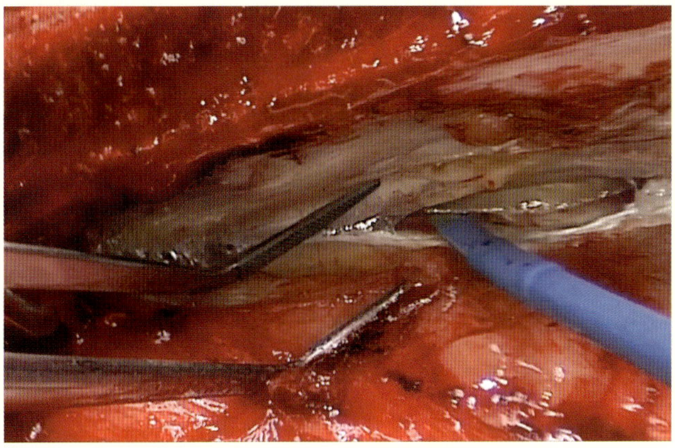

▼ ある程度筋膜を切開し，内胸動脈と手前の内胸静脈の間に入り込むように剥離を開始する。

▼ 多くの場合は第 3 ~ 4 肋間から開始すると剥離しやすい。

縫合しにくくなるので，末梢側ではできるだけクリップを使わない。

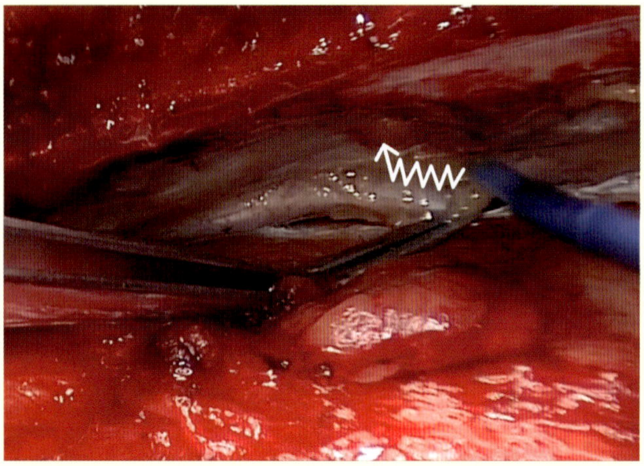

▼ 動脈と静脈の間に疎な組織や脂肪が存在する。
▼ 電気メス先端をヘラのように使い（白線），静脈と疎な組織を跳ね上げる。

動脈硬化が進んだ症例は脂肪組織が硬いことがある。その場合は焼灼しながら剥離する。

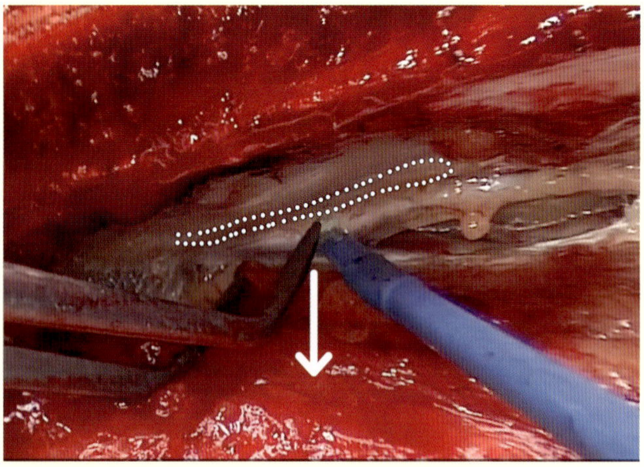

▼ 内胸動脈を軽く下方向に牽引する（矢印）ことにより，胸壁と内胸動脈の間にスペース（点線）ができるので，この間を剥離する。

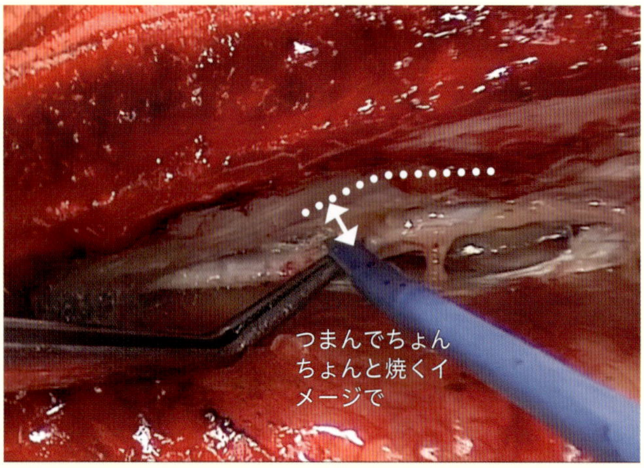

▼ 枝が現れたら，鑷子の先でつまんで枝を焼き切る。このとき，できるだけ本幹（点線）から離して焼灼すること（⟷）。
▼ 焼き切ったら，本幹に残っている枝を軽く焼灼する。

鑷子でスペースを作って剥がす。内胸動脈は把持しない。

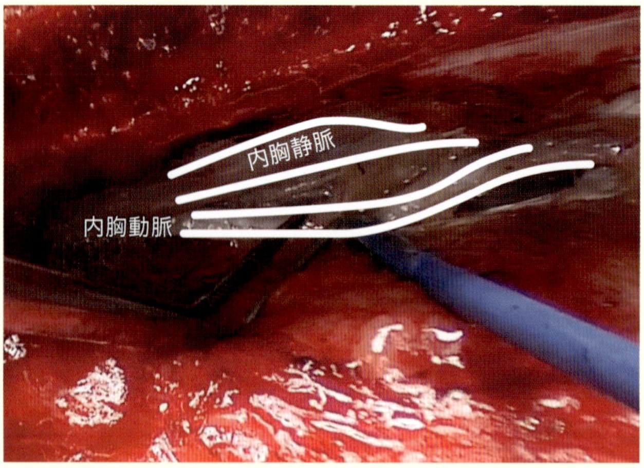

▼ 内胸動脈と胸壁の間のスペースを剥離すると，奥側にもう１本の内胸静脈が見えてくる。

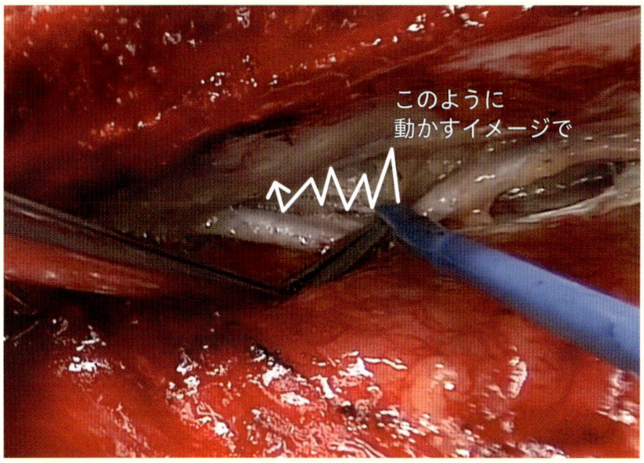

▼ この内胸静脈と内胸動脈の間のスペースをさらに剥離する。

▼ 静脈を損傷しないように気を付ける。

明らかに疎な組織については，電気メスを通電せず先端で跳ね上げるようにすると安全に剥離できる。

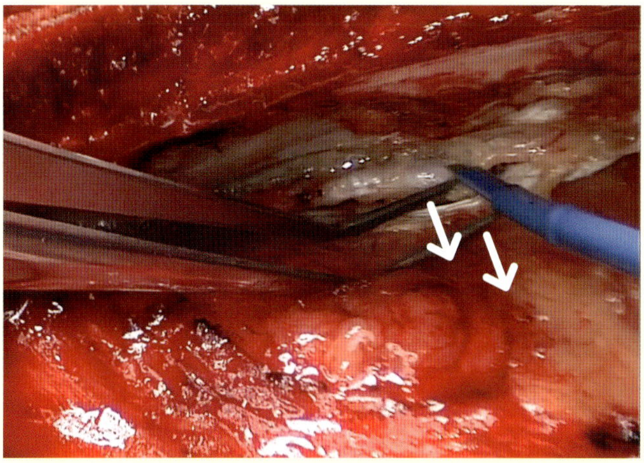

▼ 鑷子の先端を使って，内胸動脈やその周囲の組織を軽く牽引する（矢印）ことが非常に大切である。

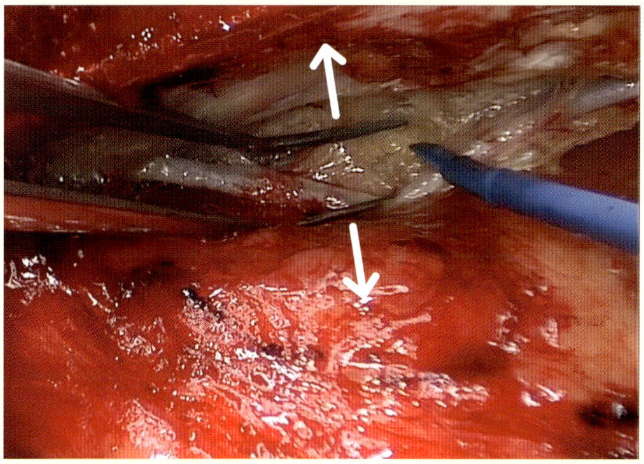

▼ 鑷子の両先端で組織を両サイドに引っ張る（矢印）ことにより，剥離しやすくする。

▼ 動脈に付着した組織はできるだけ残さないようにして採取する。

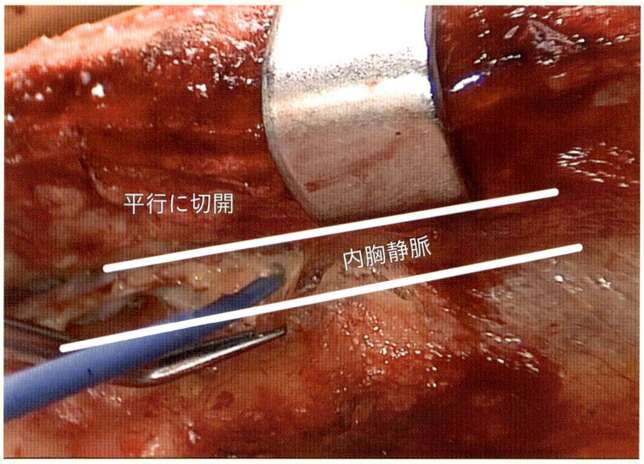

▼ 末梢方向に剥離を進める。先ほどと同様に筋膜を切開し，内胸動・静脈に平行に切開を進める。

静脈が透けて見えるので，それをメルクマールにして剥離する。
確実に枝を同定して進める。

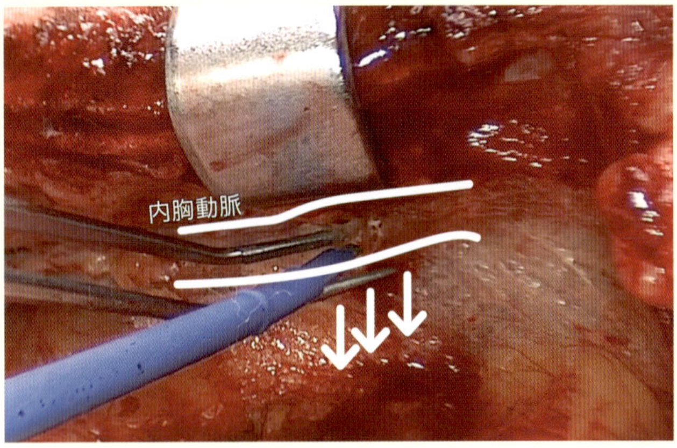

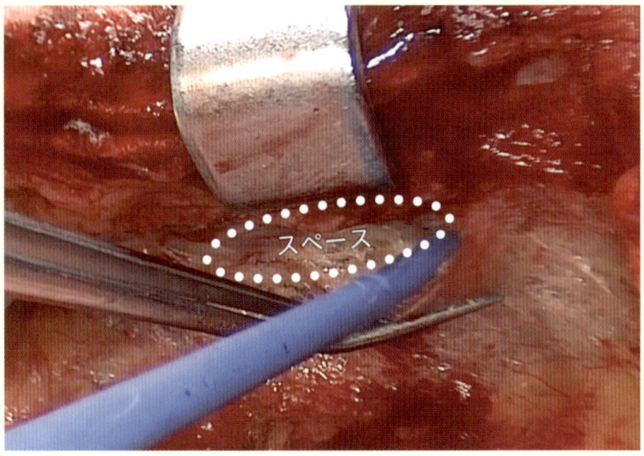

- 末梢に進むに従い筋肉で覆われてくるので，内胸動脈が視認しづらくなる。
- 見えている部分の内胸動脈と筋肉の間に鑷子の先を入れ，下方向に牽引（矢印）しスペースを作り，電気メスで剥離を進める。

見えにくくなるが，開胸器は動かさないこと。

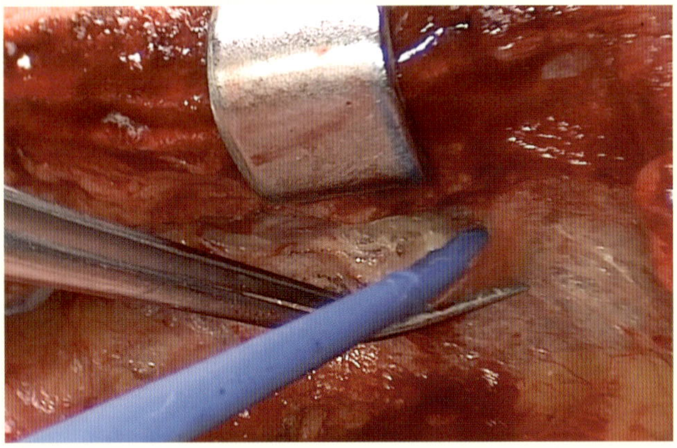

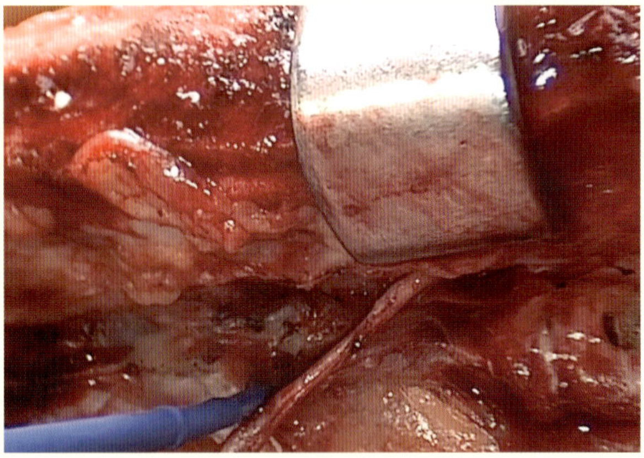

- 末梢側は，大きく二股に分かれる部分（上腹壁動脈と筋横隔動脈）まで必ず剥離する（第6肋間辺り）。

4 中枢側への剥離 9:45～

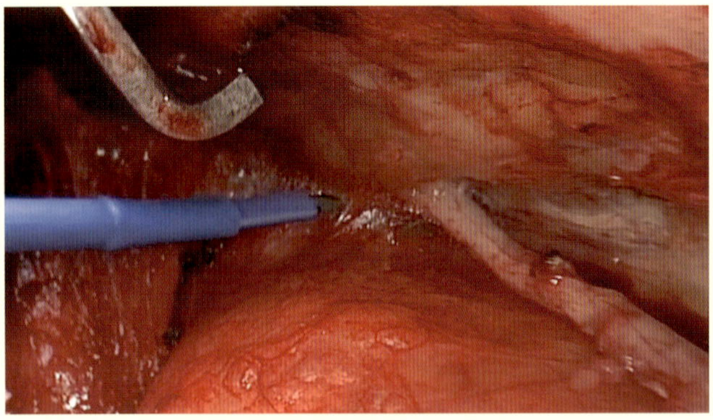

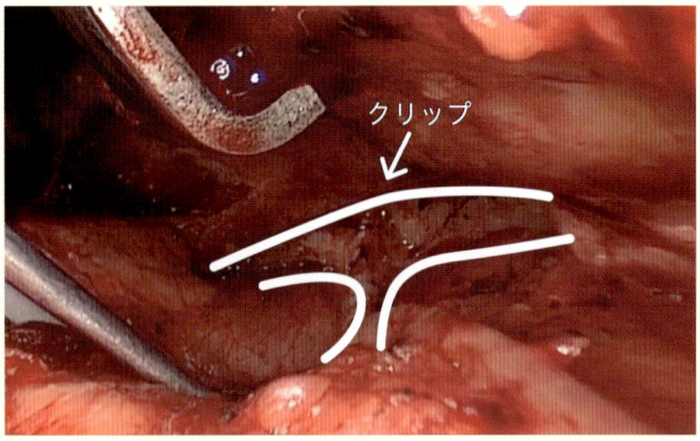

- 中枢側に向かって同様に剥離を進める。
- 第2肋間よりも中枢は，脂肪や疎な組織が豊富なため剥離は比較的容易である。

- 第2肋間近傍には太い枝が胸壁に向かって出ているので，これを確実に処理する。太い枝はクリップを用いて処理してもよい。

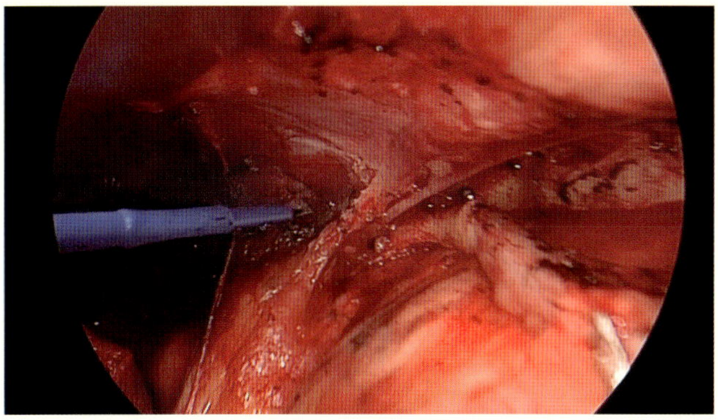

▼ 内胸動脈の前を横切るように内胸静脈が走行する。これを当院ではできるだけ温存している。

こうイメージする

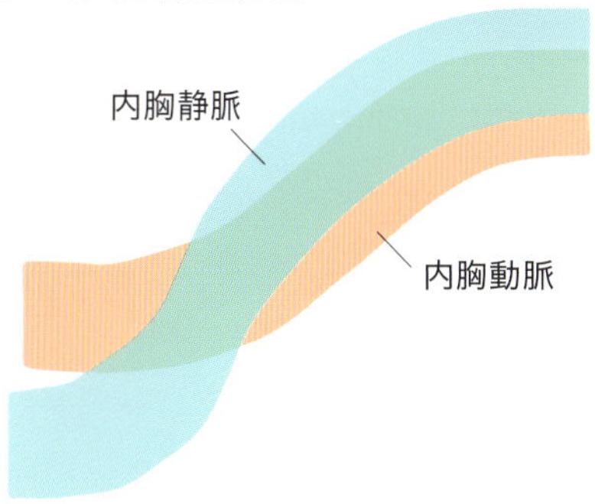

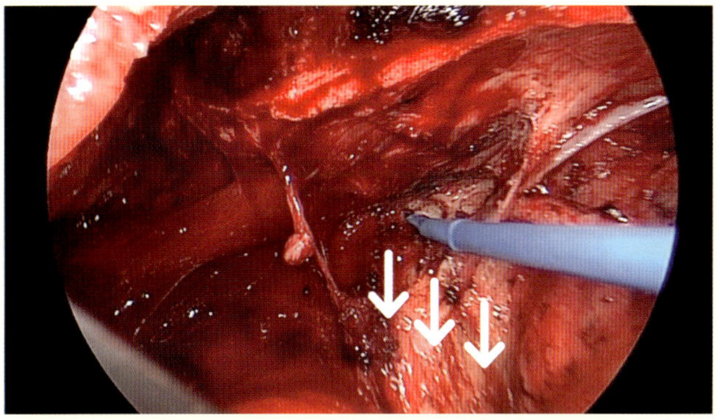

▼ 中枢側では組織がせり出してくるので，スタビライザーなどを用いて下方に牽引する（矢印）。これにより視野が改善する。

胸線動脈を処理した後は，ほとんど枝はないことが多いが，静脈の裏にときおり枝があるので，ブラインドで突っ込まないこと。

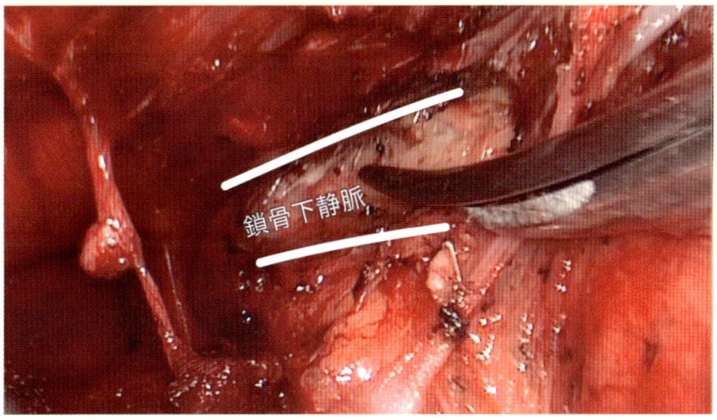

▼ 中枢側には太い枝が数本存在することが多いので，確実に処理する。

▼ 中枢の操作を行うときは，患者の体を右側にローテートしてもらうと視野を得やすい。

▼ 鎖骨下静脈の近傍まで剥離を行い，内胸動脈から第1肋間に出ている枝を確実に処理する。

鎖骨下静脈から2cmほど進むイメージで剥離する。

上達のための アドバイス

枝は肋間にあるので，肋骨のあるところには枝は出ていないため躊躇する必要はない。枝抜けが怖く手が遅くなる場合もあると思うが，枝がない場所は決まっている。それを押さえることが時間を早くするコツである。

（金村賦之）

動画15

右内胸動脈－左前下行枝吻合

ここがポイント

- 内胸動脈（ITA）は解離しやすいので愛護的に扱う。
- 針は血管壁にできるだけ垂直に刺入，刺出する。
- 場面に応じてシャントチューブや外膜を牽引することで視野を確保する。
- 焦らず落ち着いて吻合を行う。

1 固定

0:00 ～

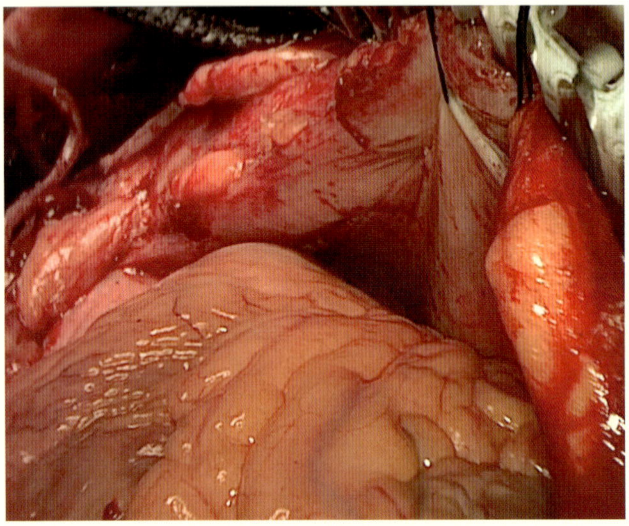

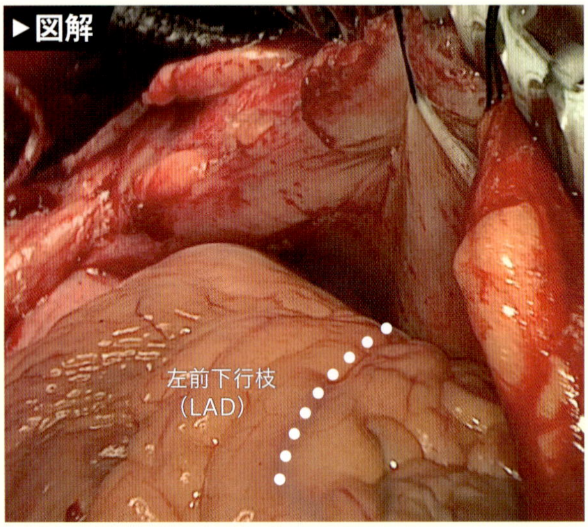

- 左前下行枝（LAD）に吻合する際は心膜を2カ所でつり上げる。
- 心膜の最も浅い部分をつり上げて固定し，そこよりも5cmほど深い部分の心膜（横隔神経よりも天井側）をつり上げる。
- このつり上げの糸を引っ張り上げることで，LADがこちら側に寄ってくる。
- 心膜をつり上げた際に血行動態が不安定にならないかどうか確認する。

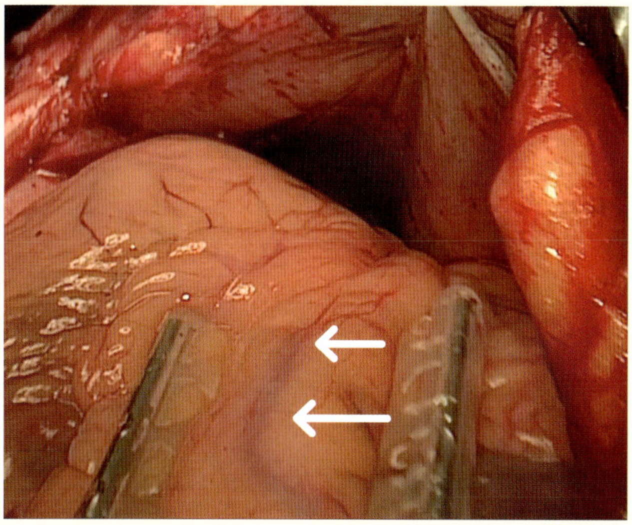

- スタビライザーをターゲットのLAD（矢印）付近に当てて固定する。
- 圧迫時に血行動態が変化しないか確認する。

心筋の形状，起伏に合わせてアームの形を微調整することで，よりよい圧着を得られる。

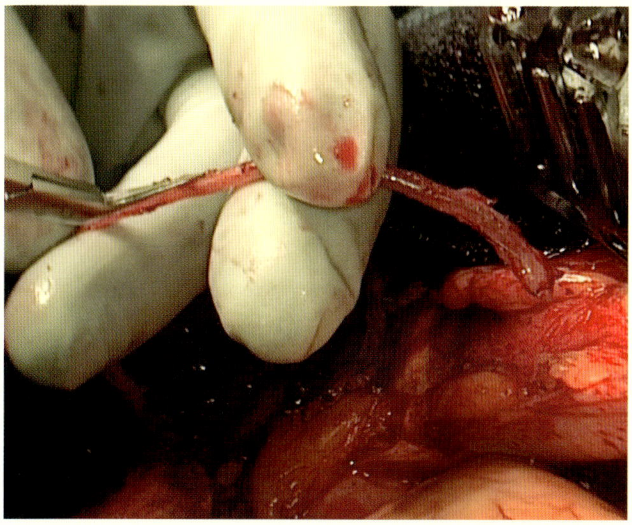

- ITAは周囲組織を丁寧に剥離すると径が拡大し，長さも延長する。しかしながら，損傷してしまうと元も子もないので無理には行わない。

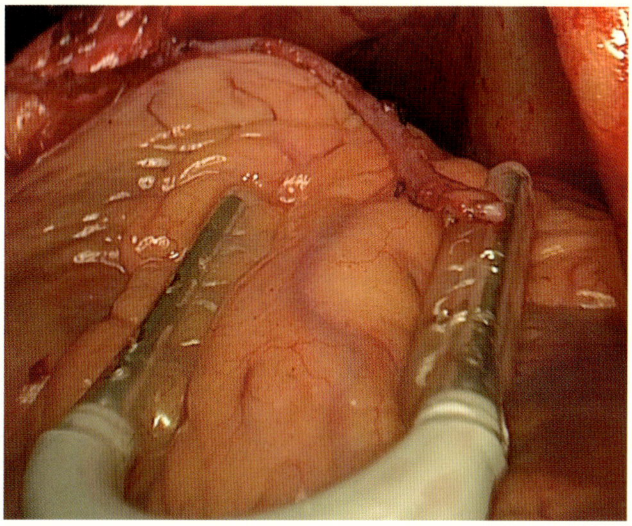

- ITAグラフトがLADのターゲットに十分届くことを確認する。

グラフト長は，ITAを心臓の表面に沿わせたとき，ターゲットの吻合部にちょうど届く長さとする。こうすることで，心膜つり上げによる脱転を解除しても，短くなることも余ることもなく，ちょうどよい長さとなる。

2 LAD の剥離

1:04 ~

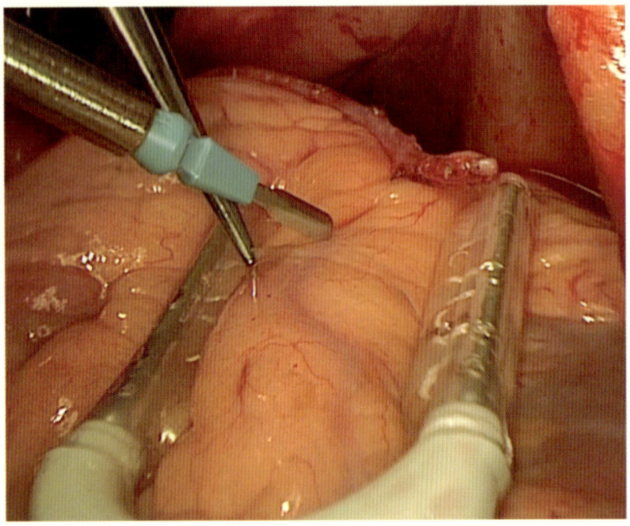

▼ 固定できたら，ターゲット近傍の性状を指で触って確認する。予想外の動脈硬化や石灰化部分が存在することがある。できるだけ性状の良い部分に吻合すること。

▼ LAD の直上をビーバーメスで剥離する。

鑷子で心外膜を把持しテンションをかけると剥離しやすい。
メスの先端で優しくなでるように行う。

▼ LAD の両サイドを剥離しすぎると，周囲の組織から独立してしまい，その組織を引いて血管の内腔を広げることができなくなる。

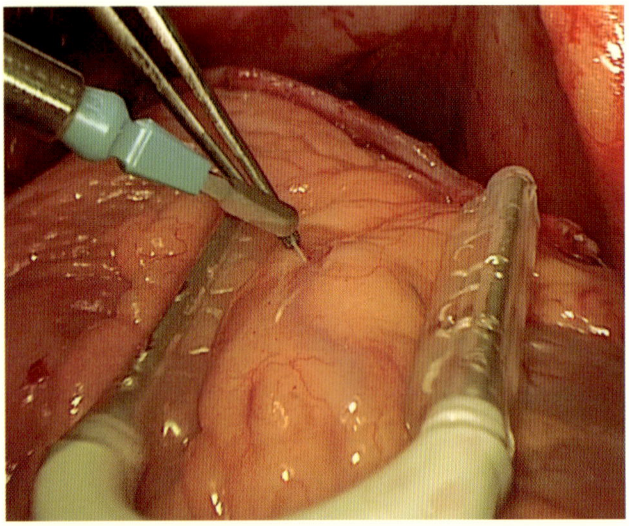

▼ とっかかりができたらその部分を把持し直して，さらに LAD に沿って吻合予定部位の前後に剥離を進める。

▼ 出血で視野が悪くならないようにブロワーで吹いてもらう。

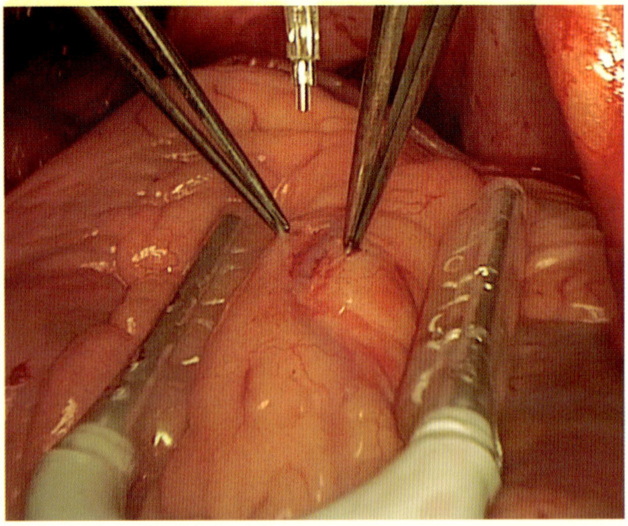

▼ 助手に逆サイドの心外膜も把持してもらいターゲットを安定させる。

3 切開

1:33 ～

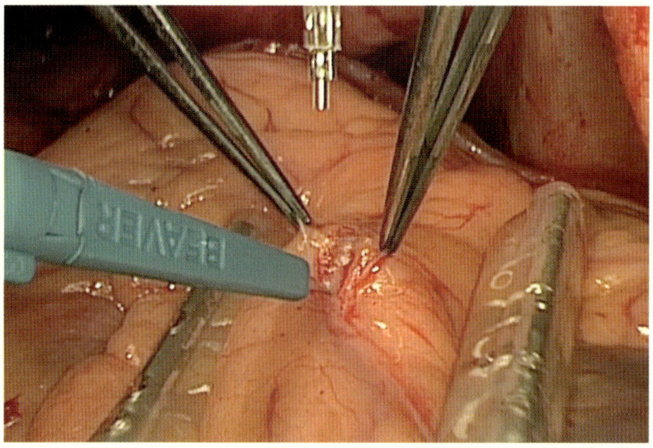

▼ 次に小尖刃刀で切開をおくが，あらかじめ器械出し看護師にシャントチューブの径を伝えて準備してもらっておく。切開後すぐにシャントチューブを挿入できるようにするためである。

小尖刃刀は冠動脈に対して約45°傾ける。垂直に刺入すると冠動脈の後壁を損傷する可能性がある。小尖刃刀の先端を刺入し，はね上げるイメージで行う。

▼ 深く刺入しないことも重要である。切開を広げるために用いるマイクロシザーズの先端が挿入できる程度の切開で十分である。

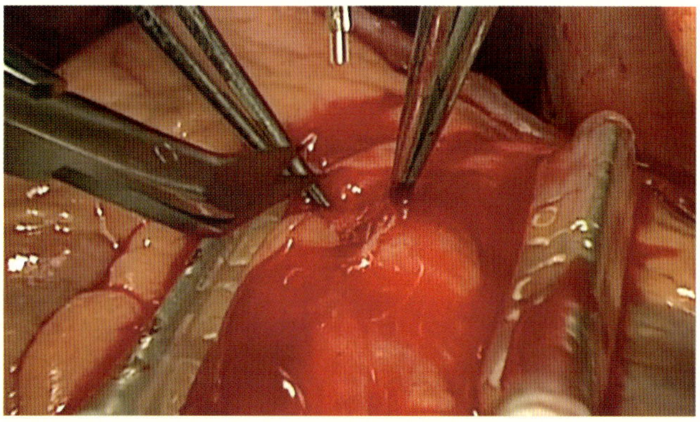

▼ マイクロシザーズで切開口を開大する際は，ブロワーで視野を確保することが大切だが，切開口を操作していないときはできるだけブロワーを当てない。心臓が冷却されて不整脈を惹起したり，冠動脈に多量の空気が迷入したりする可能性がある。

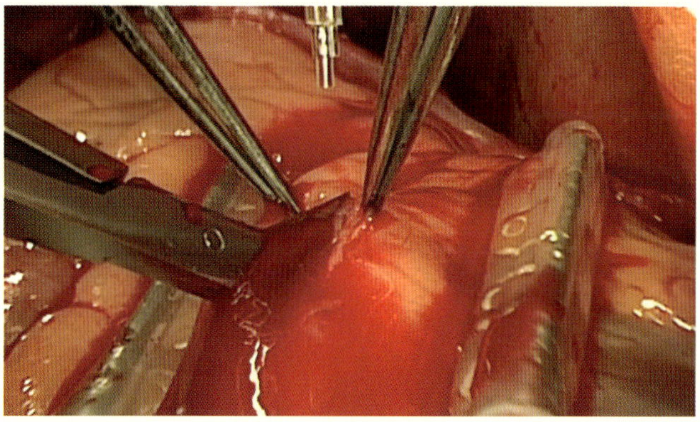

▼ まず中枢に向かって切開口を広げる。

▼ ブロワーを当てて視野を確保したうえで，冠動脈の中心線を外さないことが大切である。

マイクロシザーズを天井方向に浮かせるようにすると，中心線を外しにくくなる。

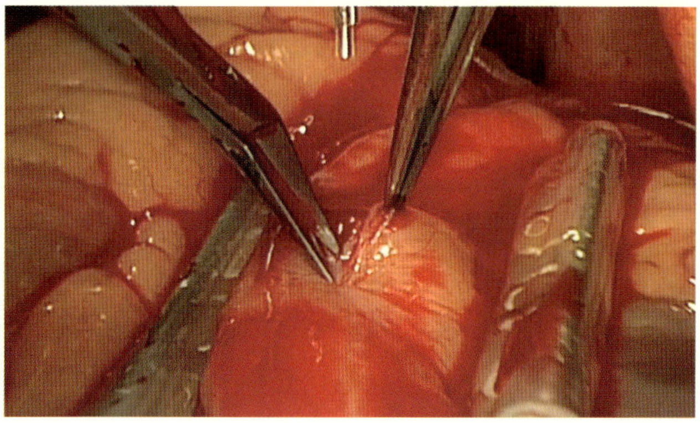

▼ 同様に末梢方向にも切開を広げるが，中心線を外れないことが大切である。

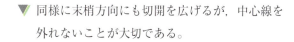

4 シャントチューブ挿入 1:57 ~

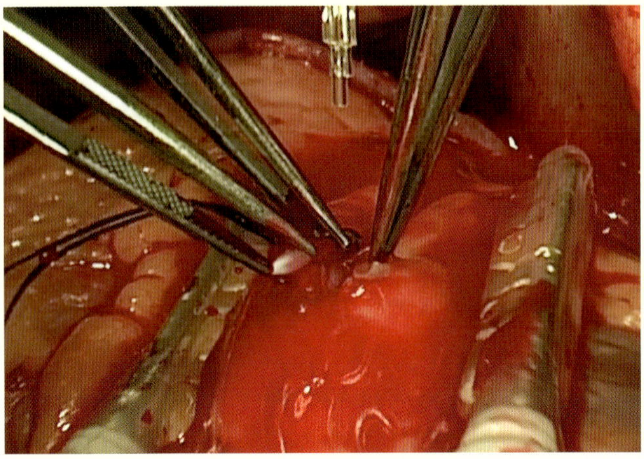

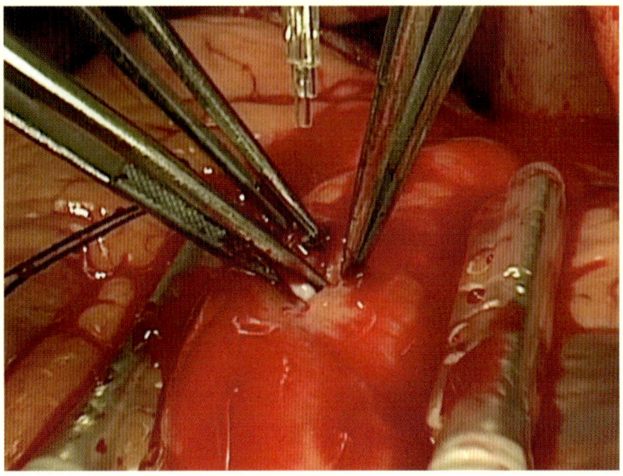

- 2本の鑷子を用いて可及的速やかにシャントチューブを挿入する。焦って冠動脈を損傷しないよう丁寧に行う。
- 抵抗があって進まない場合は，小さいサイズのチューブに切り替える。
- この操作の最中は心電図のST変化や血行動態の変化にも注意を払う必要がある。

チューブの片方を挿入できたら，できるだけ奥に進めることで，反対側が挿入しやすくなる。

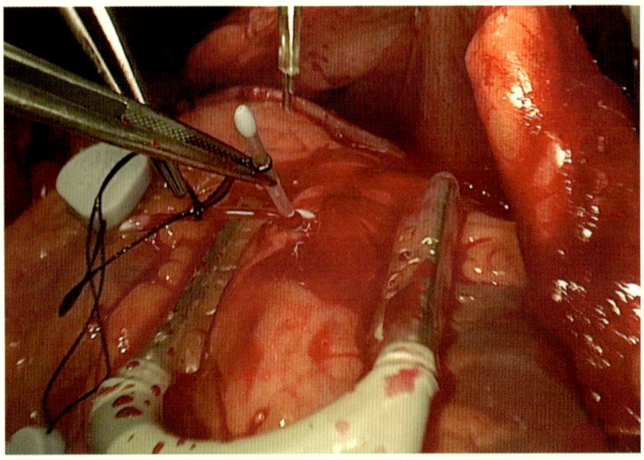

- 脇漏れが多い場合は大きいサイズのチューブに切り替える。

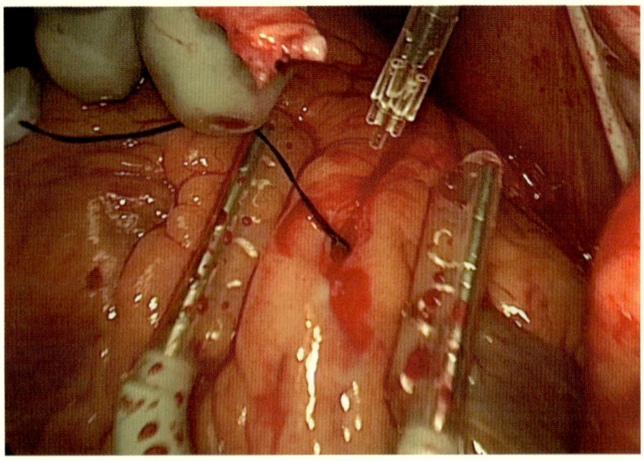

- シャントチューブ挿入後は切開口の性状や大きさを確認する。

5 グラフトのトリミング，カットバック　2:54 ~

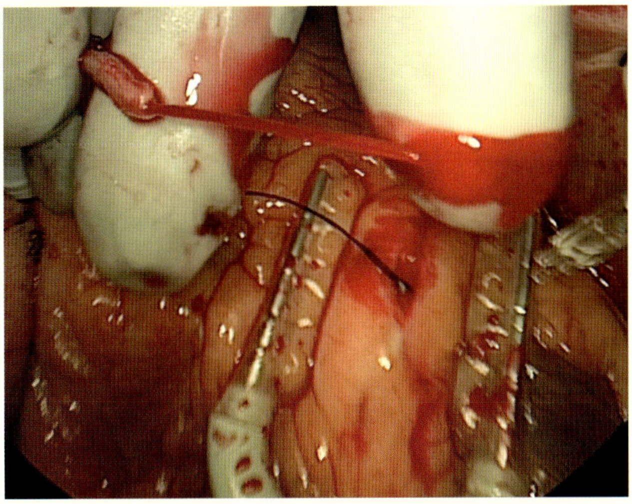

▼ ターゲットの準備ができたらグラフトのトリミングを行う。性状がよく長さが足りる部分で離断し，良好な血流があることを確認する。

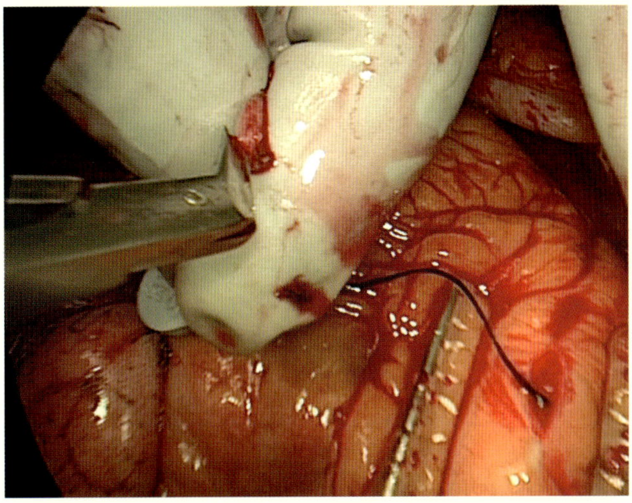

▼ ITAの血流を制御した状態でカットバックを加えるが，これも中心線から外れないように気を付ける。

▼ ITAがねじれないようにあらかじめ全長にわたって色を着けておくことも重要である。

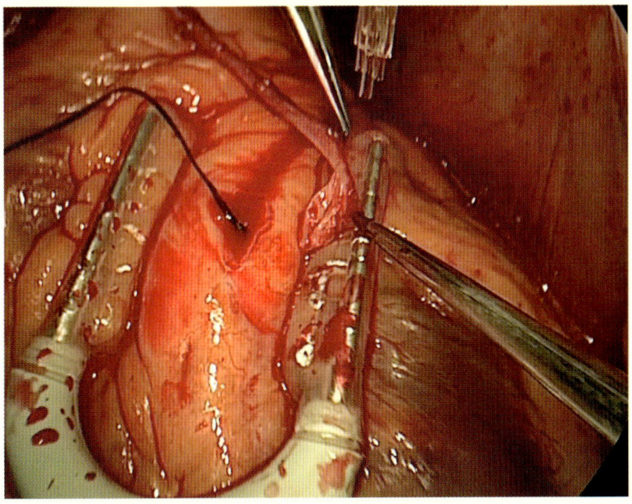

▼ ITAブルドックで遮断するが，クリップの付いている部分は遮断しない。クリップでITAを損傷する可能性がある。

グラフトのカットバックは十分に長く行う。LADの吻合部の1.2倍程度の長さにすることが多い。

▼ グラフトの吻合口をLADの切開口より大きくすることで，いわゆる「コブラヘッド」の吻合形態となる。

▼ また，グラフトが短い場合は調整できないが，グラフトが長すぎる場合は，LADの切開口を広げることで調整できる。

6 吻合①

3:50 ~

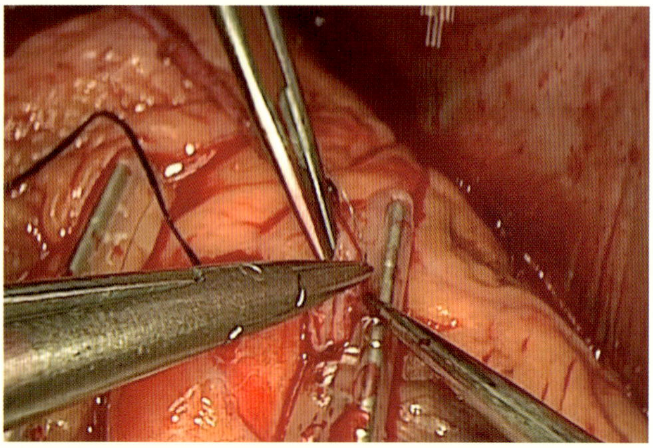

▼ ITA は8-0ポリプロピレン糸を用い連続吻合を行う。

▼ 助手にITA の余剰組織を把持，固定してもらい，ヒール近くのグラフトに内→外で開始する（3 針程度でヒールに到達する）。

刺入，刺出はできるだけ壁に垂直に行う。ITA は脆弱で解離しやすいので，無理な角度から力ずくで運針しないこと。

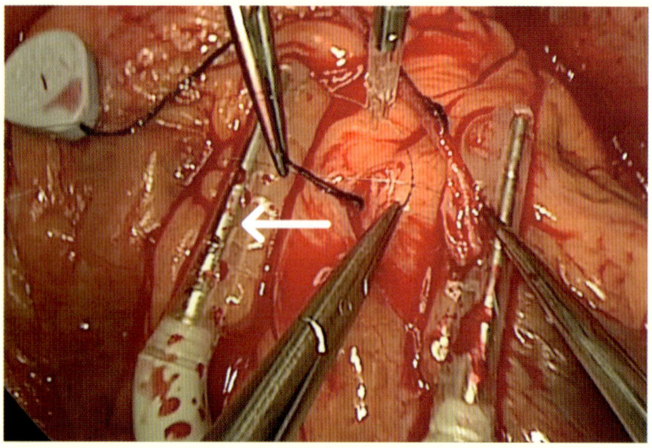

▼ ターゲットは対側のヒールを外→内で運針する。

シャントチューブを術者側に軽く牽引してスペースを作る（矢印）と刺出しやすい。

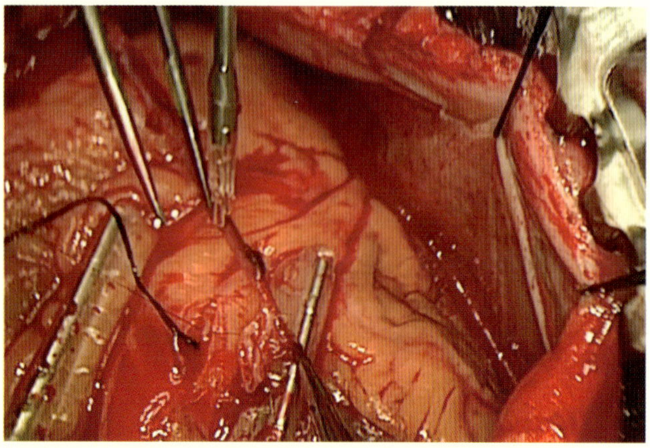

▼ 糸が絡まないよう 1 針ごとに糸を引くこと。

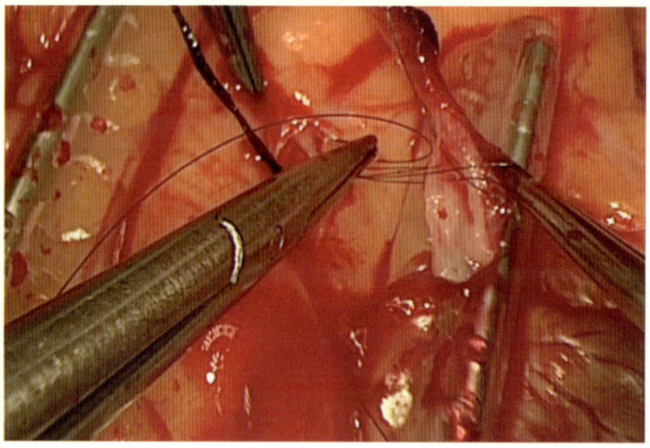

▼ ヒールに近づくにつれ針の持ち方を微調整する。

当院では鎌のように把持し運針することが多い。手の動きが制限される術野でも運針しやすくなる。

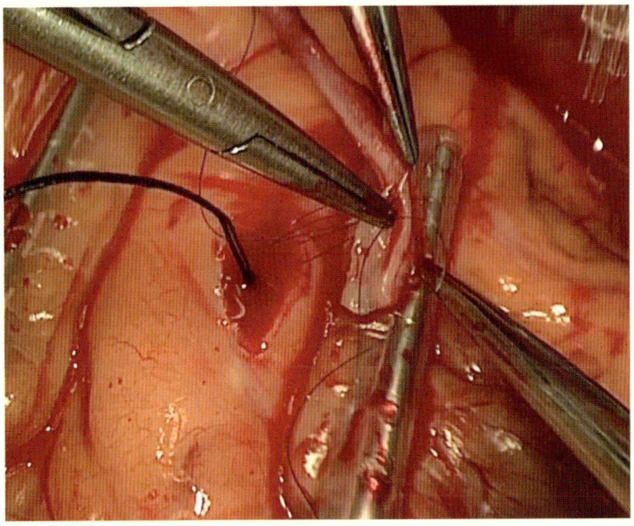

▼ ITA にブロワーを当てすぎると解離することがあるので，必要な場合だけにする。

▼ グラフトのヒールを内→外で運針するが，対側を拾わないように気を付ける。

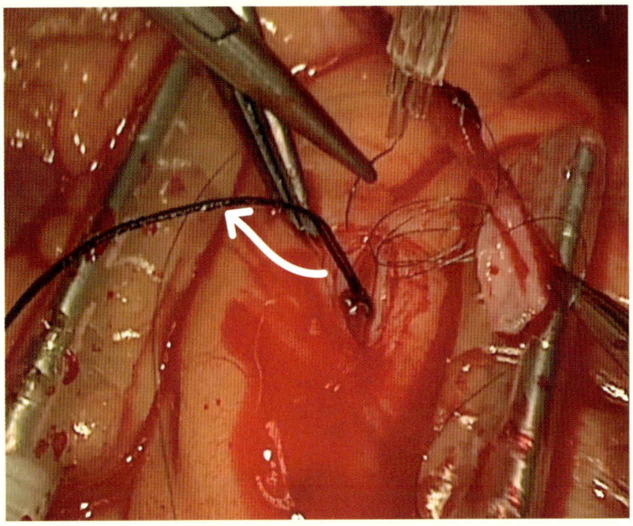

▼ 必ずしもヒールに針をかける必要はない。

▼ ヒールを越えて最初の運針はバックで行うことが多い。

心外膜を軽く牽引する（矢印）と，ターゲットの血管壁が立ち上がるので垂直に刺入しやすい。

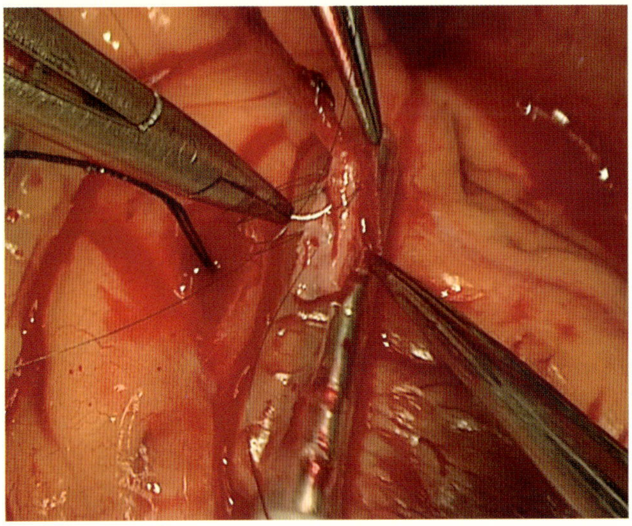

▼ グラフトに刺入する際は針を持つ角度を微調節し，内膜に対して垂直に刺入する。

7　グラフトを下ろす　7:05～

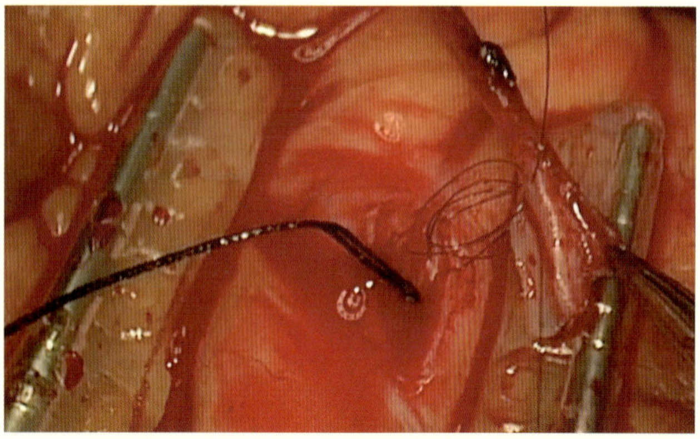

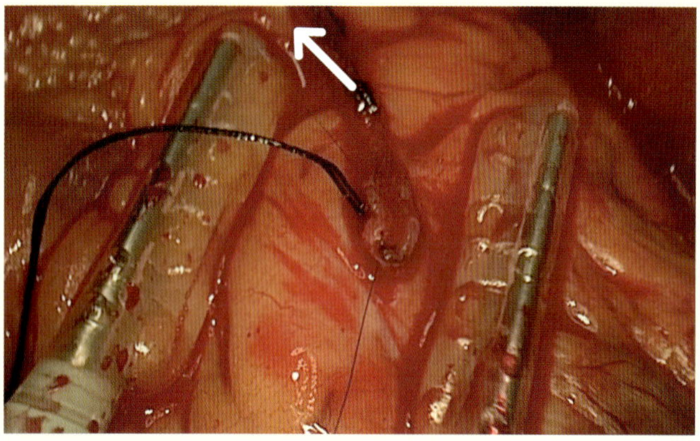

- ヒールを越えて2～3針進んだら，パラシュート法でグラフトを下ろす。
- グラフトや冠動脈が乾燥しているとカッティングをきたすことがあるので，水をかけて抵抗を減らす。

両端の糸を同じタイミングで徐々に引っ張ることが大切である。糸を引いたタイミングで少しずつグラフトを冠動脈に近づける。

- グラフトを下ろしたら，術者側に軽くテンションをかけた状態で（矢印），針を持針器ごと置いておく。

8　吻合②　7:16～

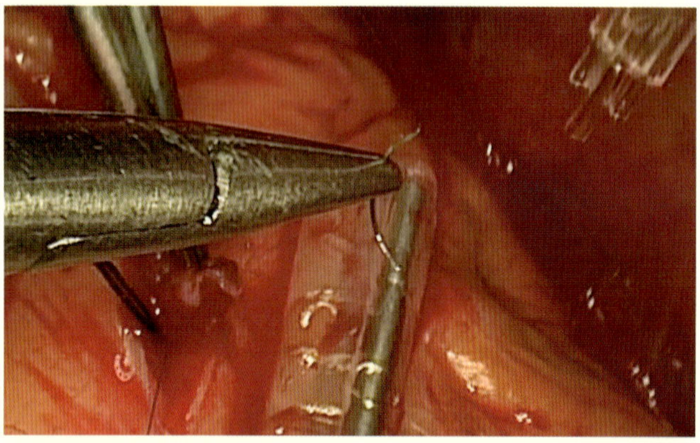

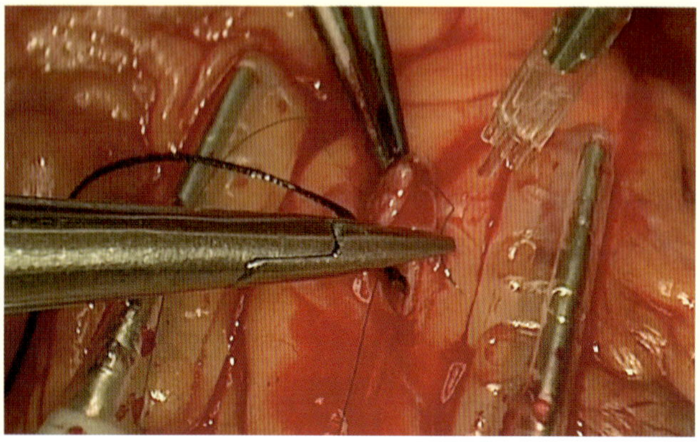

- 反対側の針でfar sideを縫い始める。このときはバックハンドで行う。
- 鑷子でグラフトを軽くめくり上げてブロワーを当て，冠動脈の内膜を確認する。

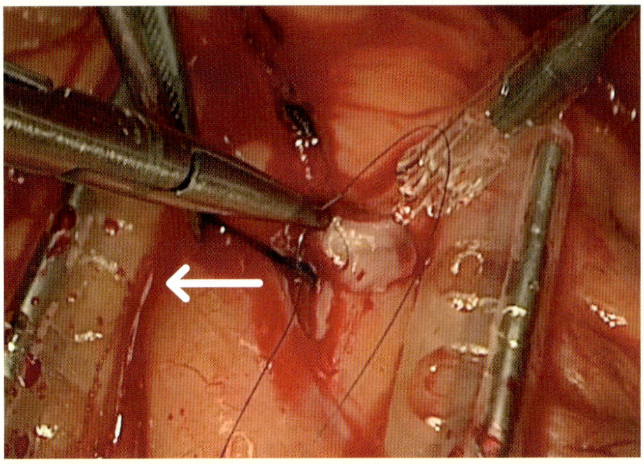

▼ シャントチューブの紐を術者側に引っ張り（矢印），内膜とシャントチューブの間のスペースを確保する。

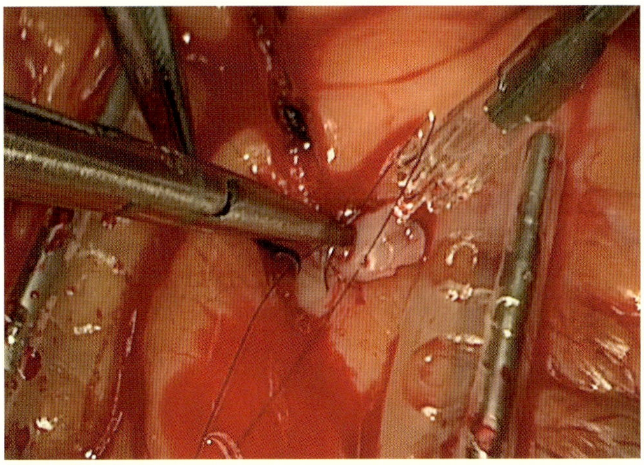

▼ 冠動脈内膜に針を垂直に刺入する。
▼ 糸が絡まないよう，運針ごとに糸を引っ張る。

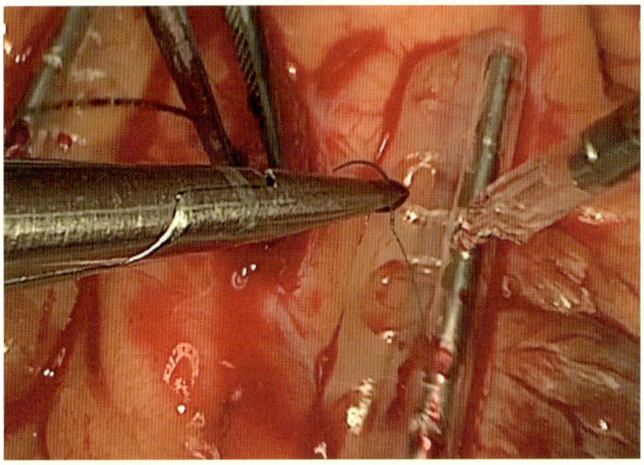

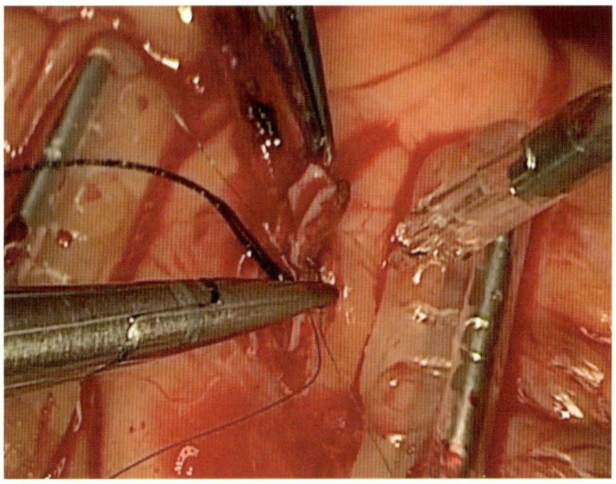

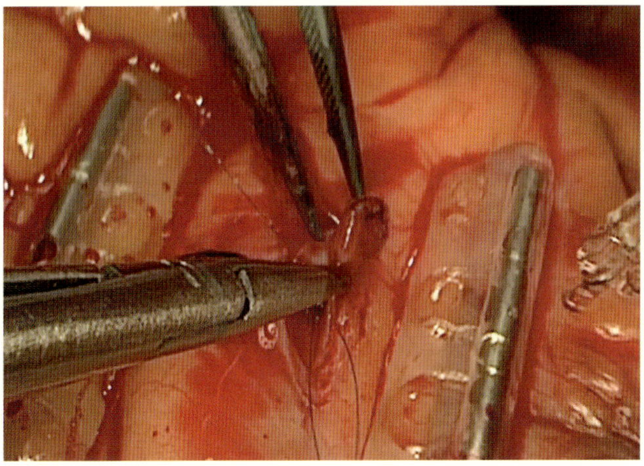

▼ 次はグラフトが切開口を覆うようにし，バックハンドでグラフトを外→内に運針する。
▼ 少し刺入したらグラフトをめくり返し，さらに深く刺入する。

▼ 針先が確認できるので，これを鑷子で把持し優しく引き抜く。
▼ 無理な角度で引き抜くと解離することがあるので丁寧に行う。

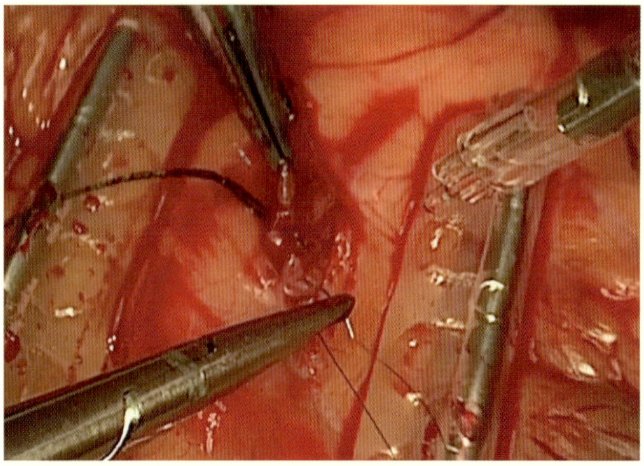

▼ 冠動脈の toe の 1 針手前でグラフトの角の辺りにくるようにする。

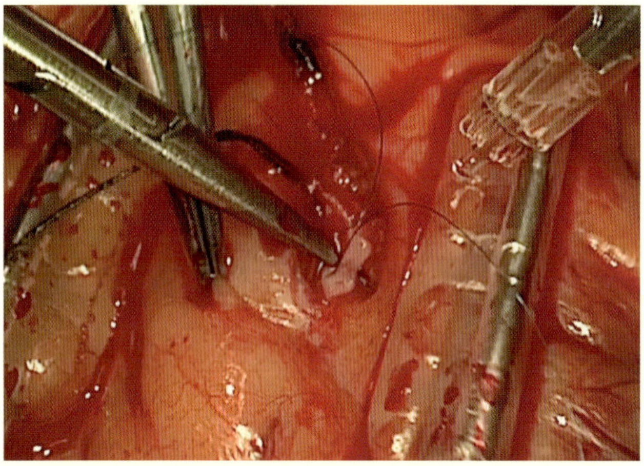

▼ グラフトの先端中央と冠動脈の toe が合うように運針する。

シャントチューブと冠動脈の間に針を滑り込ませるようなイメージで行う。

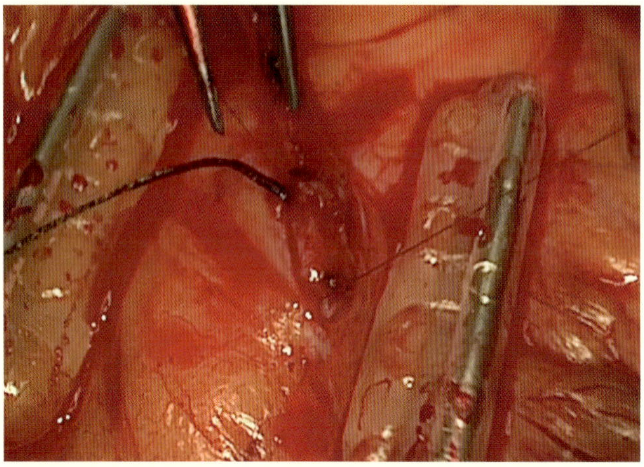

▼ 冠動脈の toe を 1 針進んだら，グラフトの角に運針する。

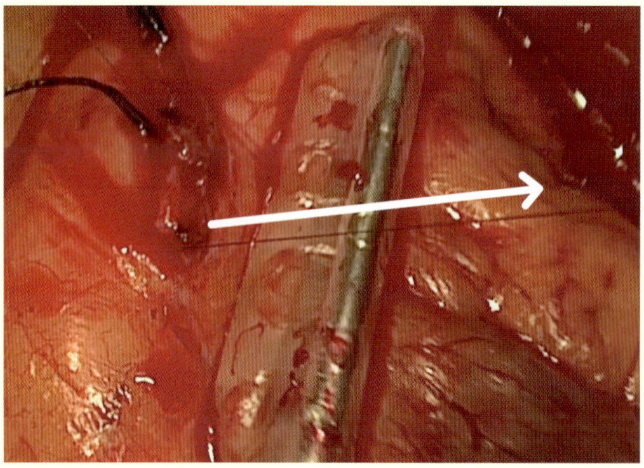

▼ 冠動脈の toe の次に 1 針進んだら，助手に糸を持ってもらう（矢印）。

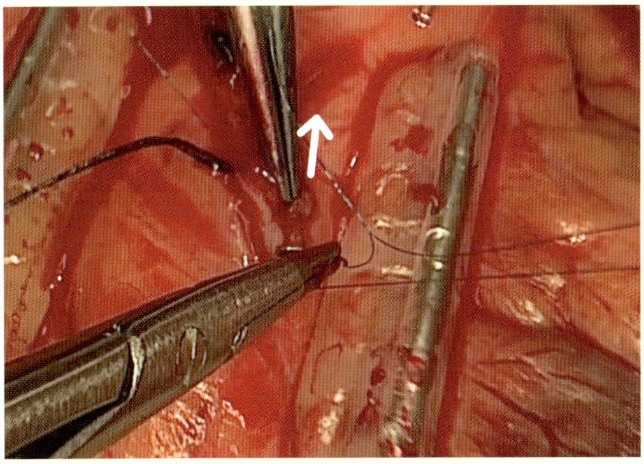

▼ 必ず外膜を軽く引っ張り（矢印），めくり上げるようにしてグラフトを外→内に刺入する。このとき助手に糸を引っ張ってもらう。
▼ 針を鎌のように把持すると刺入しやすい。

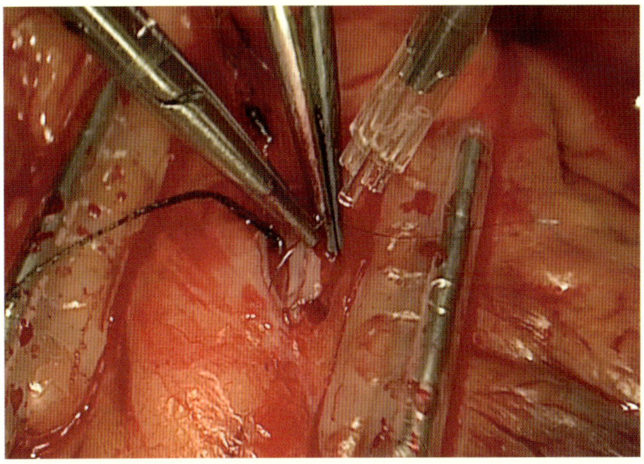

▼ 冠動脈に刺入するときは糸を緩めてもらい，内腔が確認できるようにする。

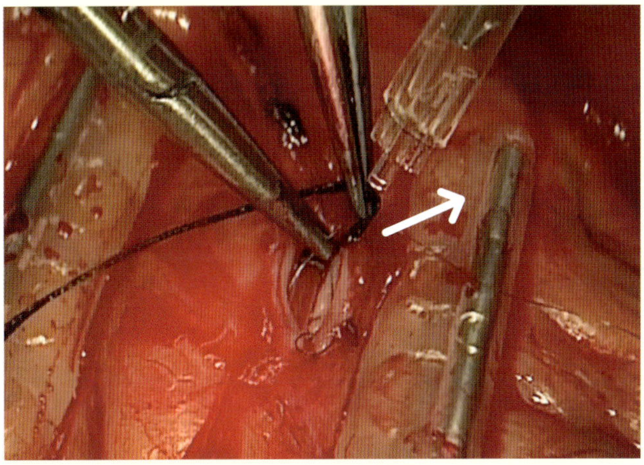

▼ スペースが得られないときは，シャントチューブを助手側に牽引する（矢印）と良好な視野を得られることがある。

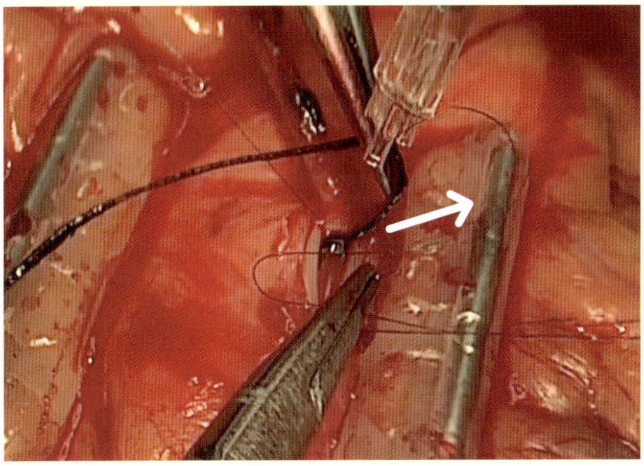

▼ Near side の冠動脈内膜に刺入する際は，シャントチューブを助手側に牽引する（矢印）と内膜が視認できる。

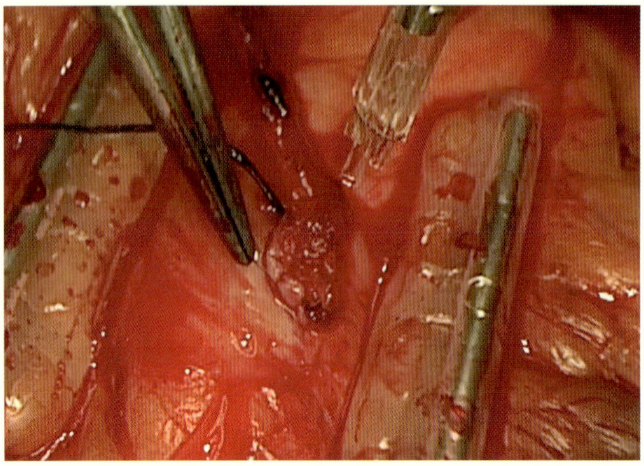

▼ 糸が適切な位置に均等に配置されるよう，丁寧にさばく。

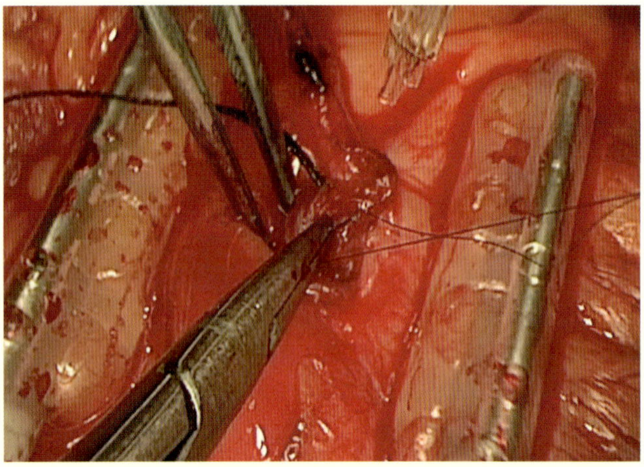

▼ Near side の中央付近にきたら，糸を牽引してもらったまま，グラフトと冠動脈にワンアクションで刺入する。

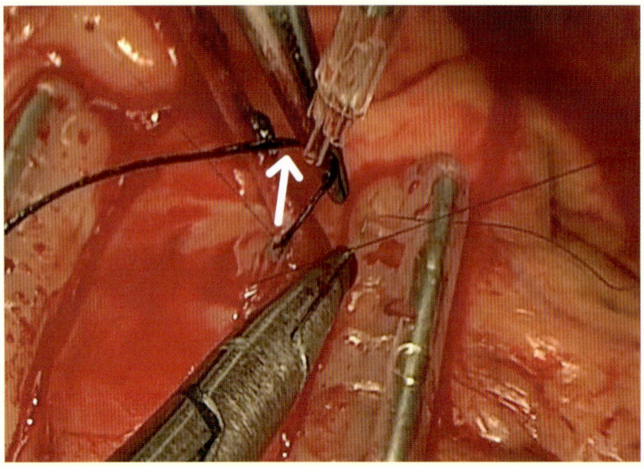

▼ シャントチューブの紐を助手側に引っ張る（矢印）と刺入部を視認しやすくなる。

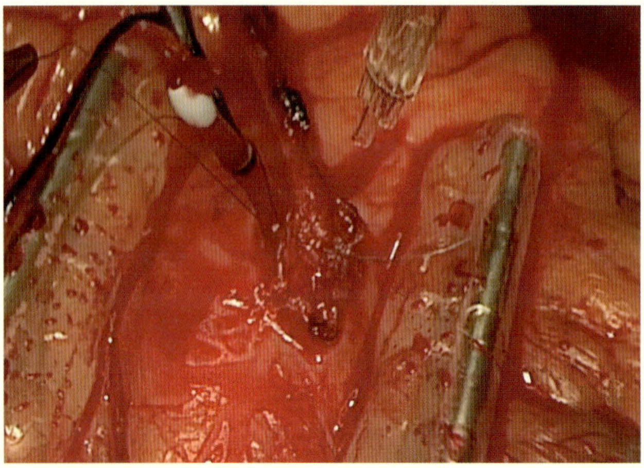

▼ 対側の糸まであと 2 針くらいのところでシャントチューブを抜去し，器械出し看護師に渡す。

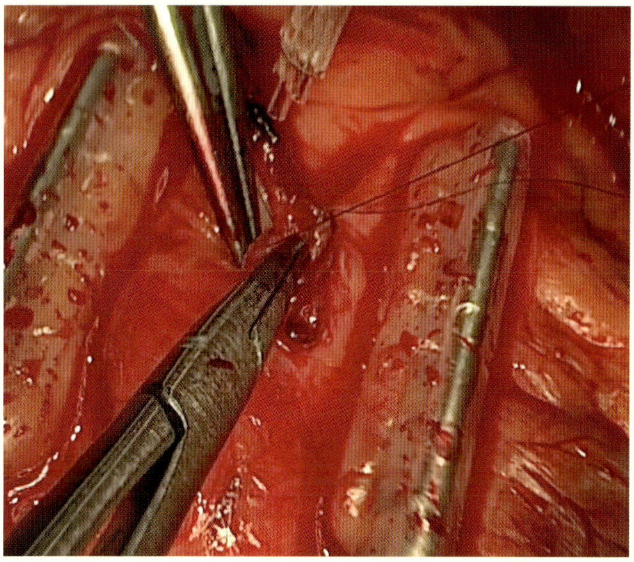

▼ 助手に牽引してもらった状態で，ワンアクションでグラフトと冠動脈に刺入する。

9 結紮

13:12～

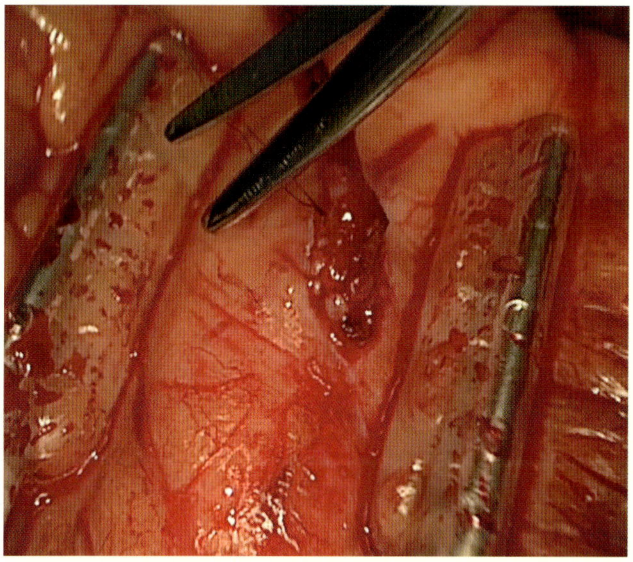

▼ 対側の糸の刺出点近傍にきたらITAブルドックを外し，結紮する。きつく結紮すると巾着効果で吻合口が小さくなるので，軽く結紮する。

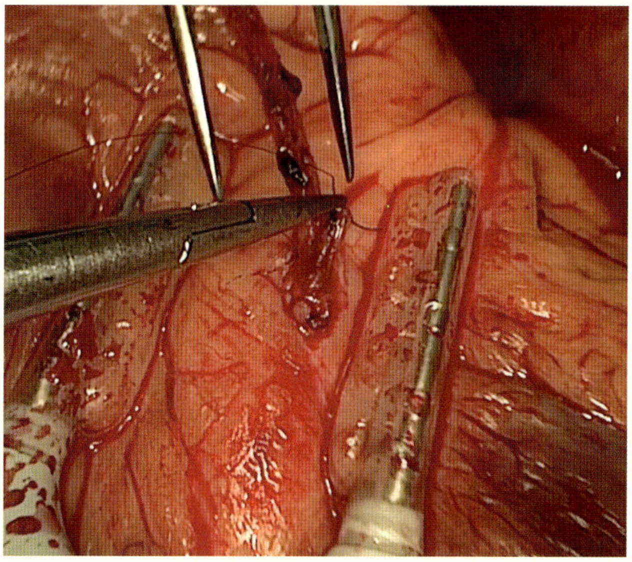

▼ 吻合が終わったらグラフトがねじれないように，グラフトの外膜を心臓表面に固定する。

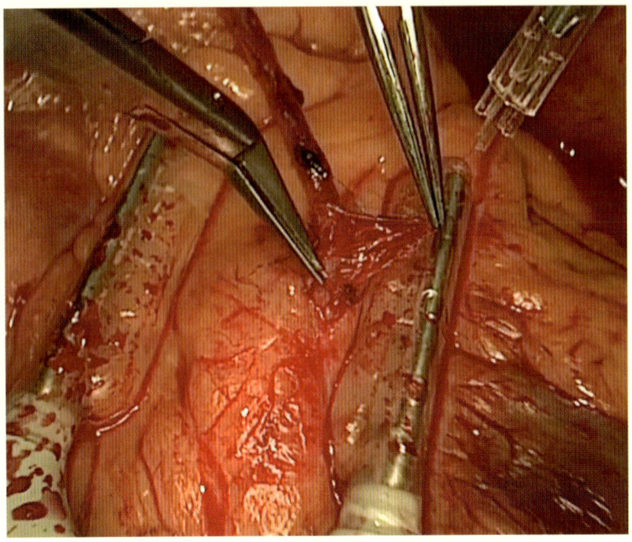

▼ 外膜がITAの形態を損なうようであれば，適宜取り除き，吻合形態が猫の手となるように調節する。

▼ 最後に血流を確認する。

上達のためのアドバイス

Heelとtoeの冠動脈への糸かけは，組織をとりすぎないように心がけることで，きれいな吻合形態となる。

（中原嘉則）

動画16

LIMA suture (deep pericardial stitch) のかけ方

ここがポイント

- 食道の左側の最も低い位置に糸をかける。
- 麻酔科医に換気を止めてもらう。
- バックハンドで行うとかけやすい。

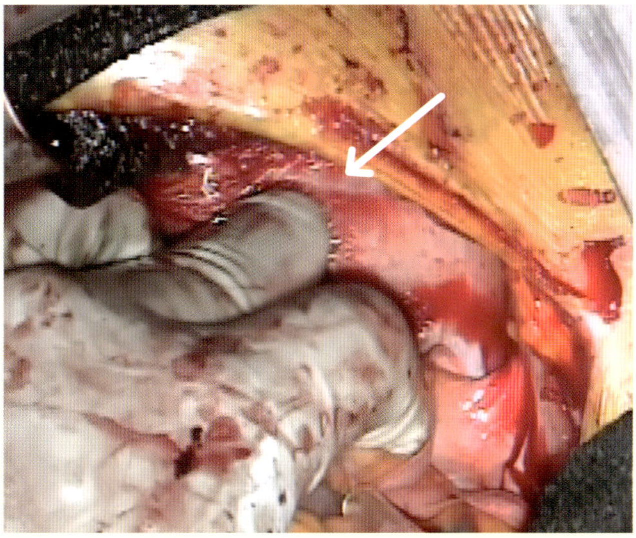

▼ まず，血圧が十分安定しており脱転しても問題がないかどうか確認する。

▼ 左手で心臓を脱転し，心嚢腔の底辺を確認する。

▼ 経食道心エコーを使用している場合は手でエコーに触れられる（矢印）。この位置が食道である。

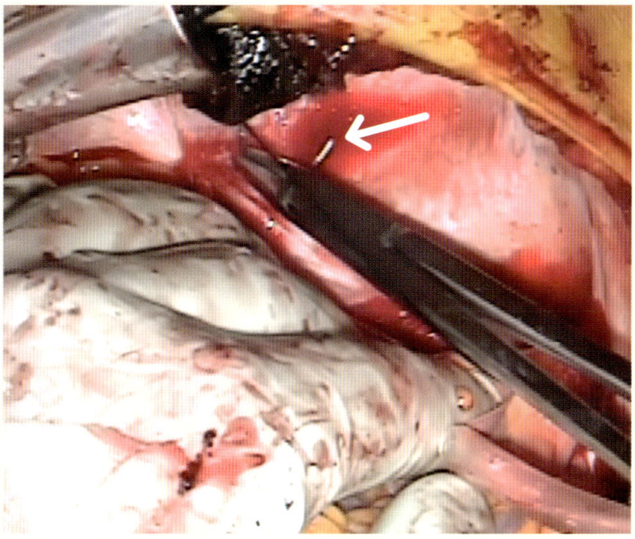

▼ 食道の左側の最も低い位置の心膜に糸をかける（矢印）。食道に針をかけないように気を付けること。

このとき，肺が膨らむと操作が困難なため，麻酔科医に換気を止めてもらう。

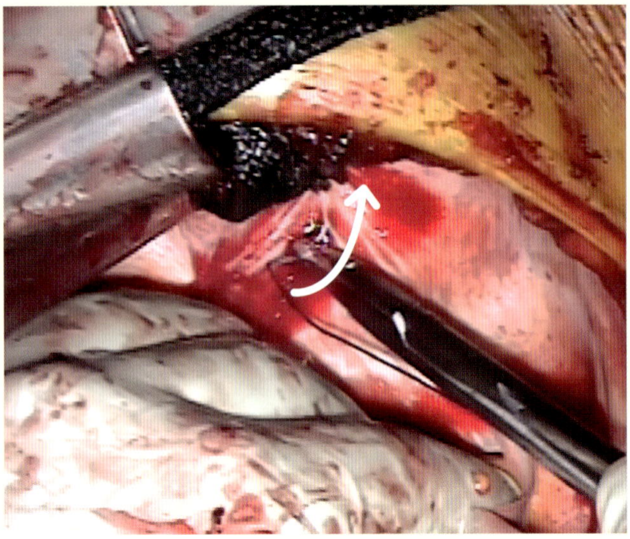

▼ 引っ張って切れてしまうことのないよう，しっかりと心膜にかける。

バックハンドのほうがかけやすい（矢印の方向に運針する）。

▼ 糸をかけたら，左手の心臓は固定したまま糸を引っ張り，ターニケットに通す。

上達のための アドバイス

糸をかける前に開胸器を十分に広げることが重要である。

（中原嘉則）

▶ 動画17

回旋枝吻合の際のポジショニング

ここがポイント

- 当院では，食道より左側の最も深い位置にdeep pericardial stitchをかけている。
- Stitchをかける際には血行動態をチェックし，換気を止める。
- Deep pericardial stichを引っ張りながら，回旋枝が最も見やすい位置を探る。

1 糸かけ

0:00 ～

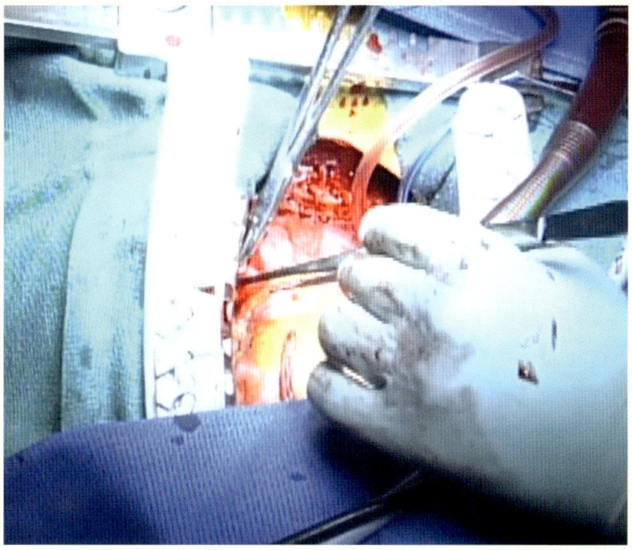

▼ 心膜をつり上げる。

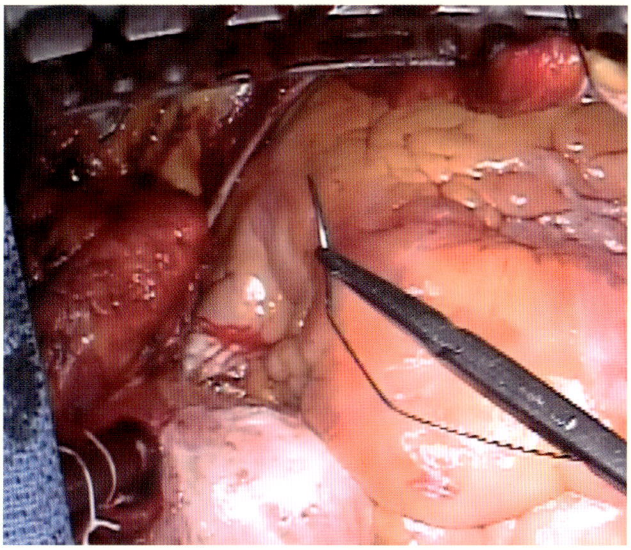

▼ Deep pericardial stitch（LIMA suture）をかけるためにバックで針を持つ。

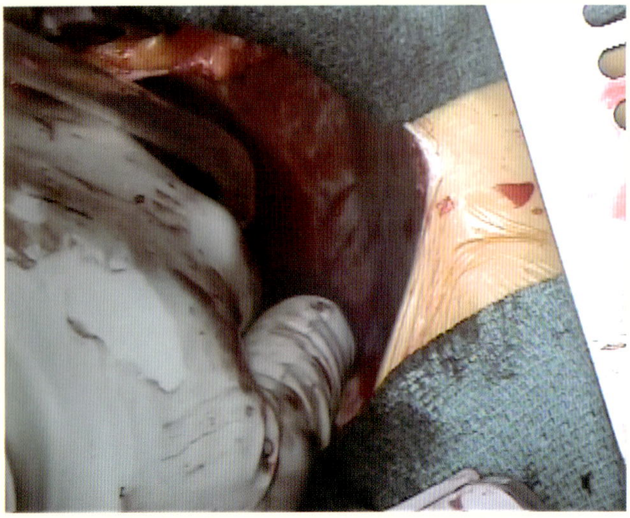

▼ 血行動態が安定していることを確認する。

▼ 心臓の前壁から側壁に沿うように手を優しく進め，心尖部を支えながら心臓を脱転する。

必ず，心臓を脱転することを麻酔科医に伝え，呼吸を止めてもらう。

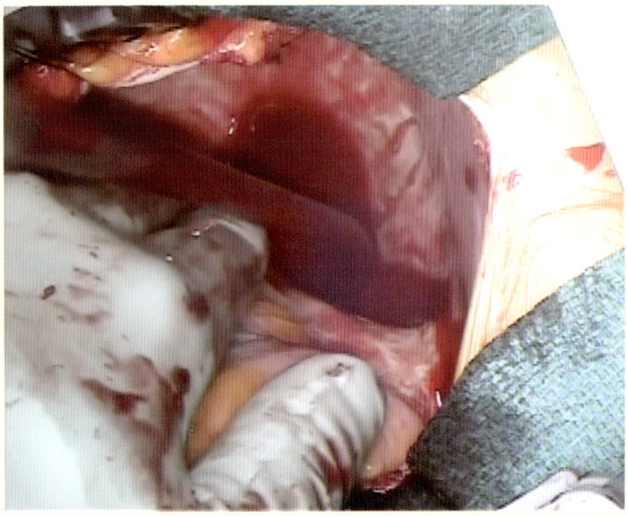

▼ 心嚢腔の底に血液が貯留する。あらかじめ助手にサクションを準備しておいてもらい，脱転と同時に吸引して視野を確保する。

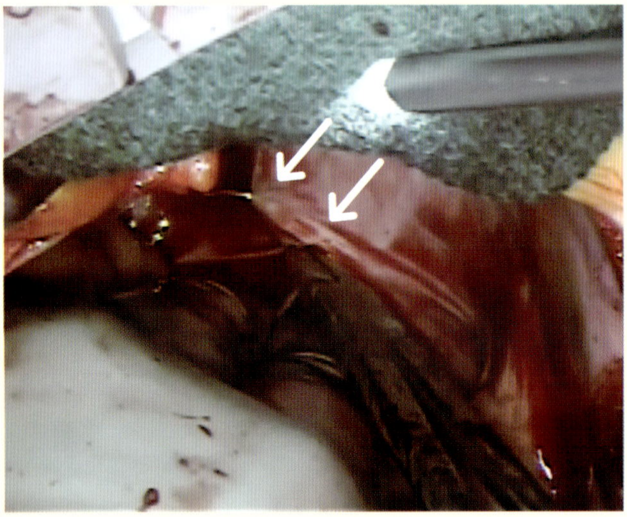

▼ 心嚢腔の最も低い部分に糸をかける（矢印）。

背側に走行している食道に注意し，食道より左側で，深くなりすぎない位置にかける。

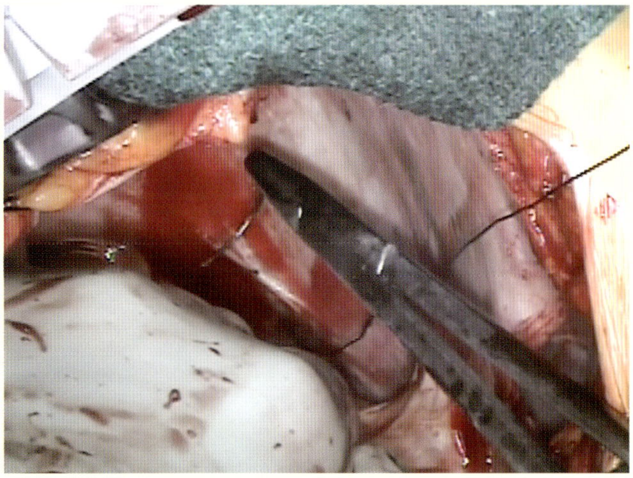

▼ 針を心嚢腔から引き上げる際，左心耳や冠静脈洞などを損傷しないよう細心の注意を払う。

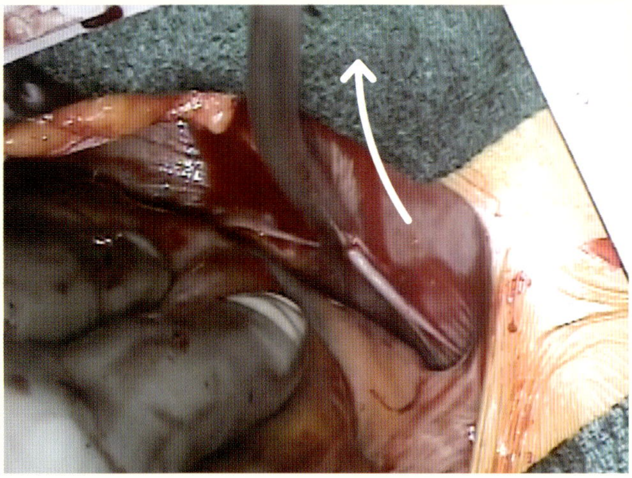

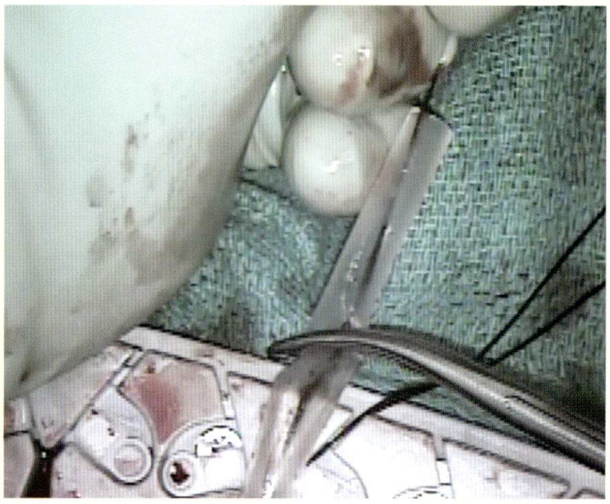

▼ 糸をターニケットに通し，引き上げて固定する（矢印）。

▼ 引っ張り上げる方向を微調節しながら，吻合予定箇所の視野が最も良好に得られる位置で固定する。

2 固定

0:42 ～

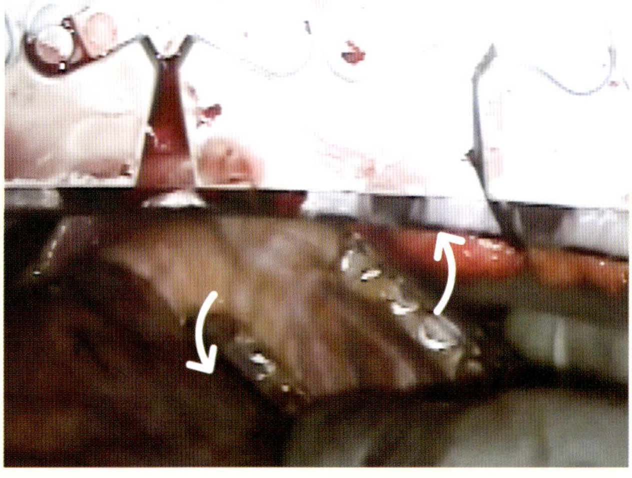

スタビライザーで，やや反時計回りに回す（矢印）ように吻合予定箇所を固定すると，視野が確保しやすい。

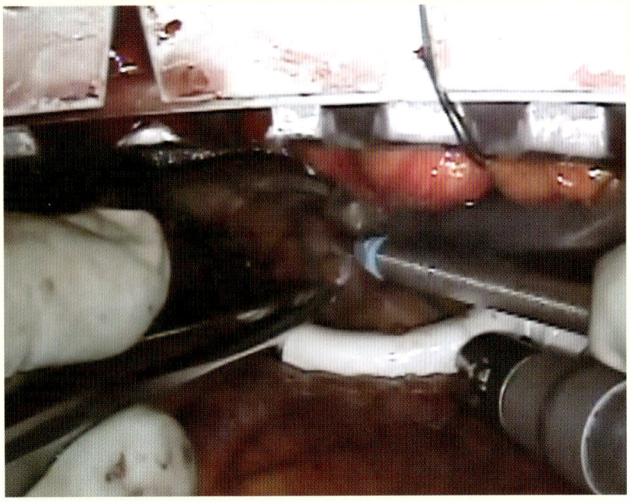

▼ 冠動脈が良好に固定されたら，ビーバーメスで冠動脈前面を優しくなでるように剥離する。

上達のための アドバイス

- 左回旋枝の吻合の際は，開胸器を十分に開いておくことで良好な視野を得ることができる。

（中原嘉則）

動画18

回旋枝吻合の場の作り方, 横静脈洞の通し方

ここがポイント

- 横静脈洞（transverse sinus）は上行大動脈と肺動脈の背側のスペースであり, 指を抵抗なく挿入できる。
- ファバロロ鉗子を挿入あるいは引き抜く際に抵抗がある場合は, 無理に行わない。
- Deep pericardial stitch は天井方向に引き上げて固定する。

こうイメージする

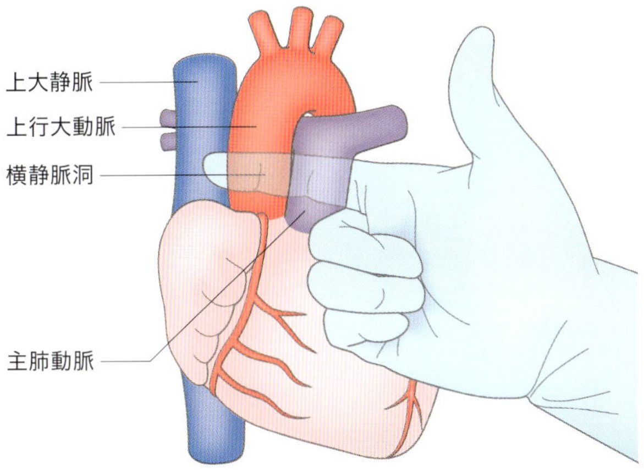

- 横静脈洞は主肺動脈と上行大動脈の背側のスペースであり, 指を抵抗なく挿入することができる。
- 本症例では右内胸動脈（RITA）と橈骨動脈（radial artery）を端々吻合し, 1本の長いグラフトにして使用している。このグラフトを横静脈洞に通し, 冠動脈回旋枝に吻合する。

1 グラフトを通す　0:00 ~

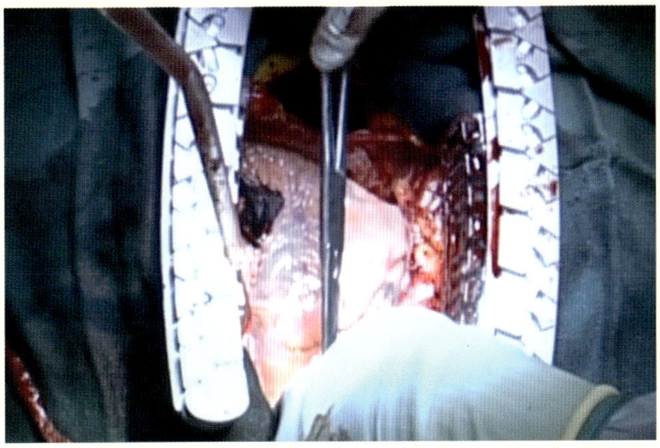

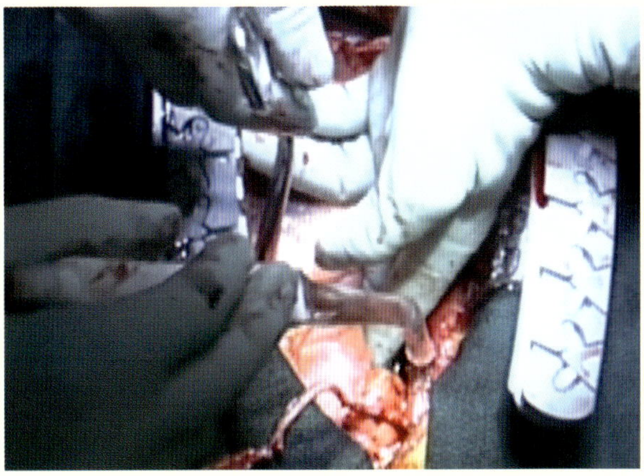

- 左心耳と主肺動脈の間からファバロロ鉗子を挿入し術者方向に進める。抵抗なく進むはずであり, 抵抗がある場合は無理に行わない。
- 鉗子の先端を左手で触れながら, 上行大動脈と上大静脈の間から出す。

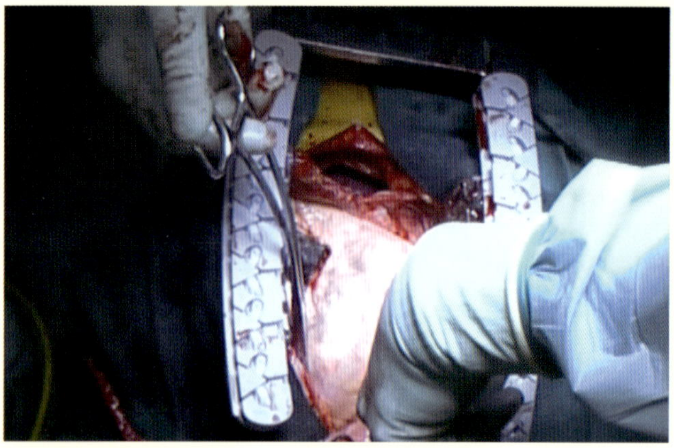

▼ 鉗子の先端が出たら，少し開いてグラフトの先端をつかむ。

▼ このとき上大静脈や心膜が視野を遮るので，助手に視野を確保してもらう。

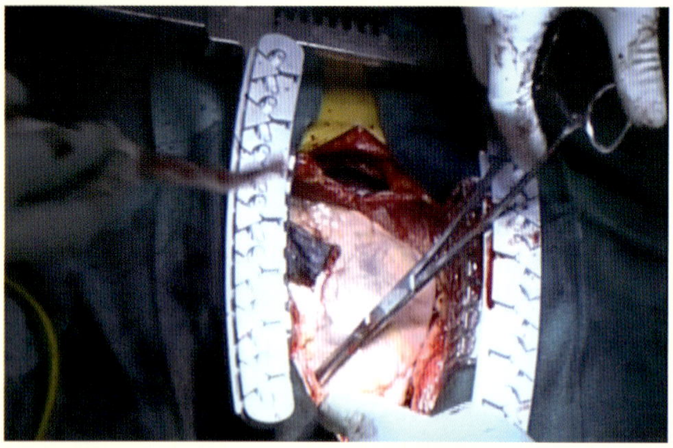

▼ グラフトをつかんだら，ゆっくりと鉗子を引き抜く。

抵抗を感じたら，左心耳，肺動脈，大動脈などを噛んでいる可能性があるので無理に引き抜かない。

2 吻合部位の固定

0:30～

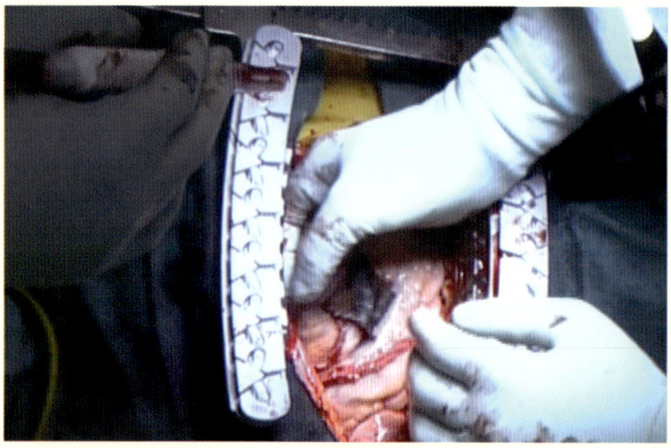

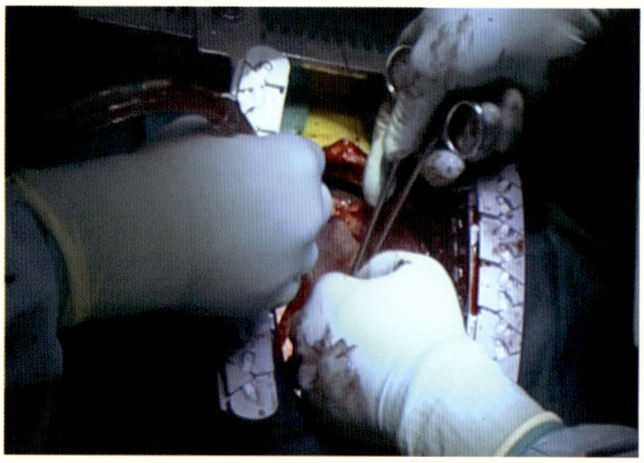

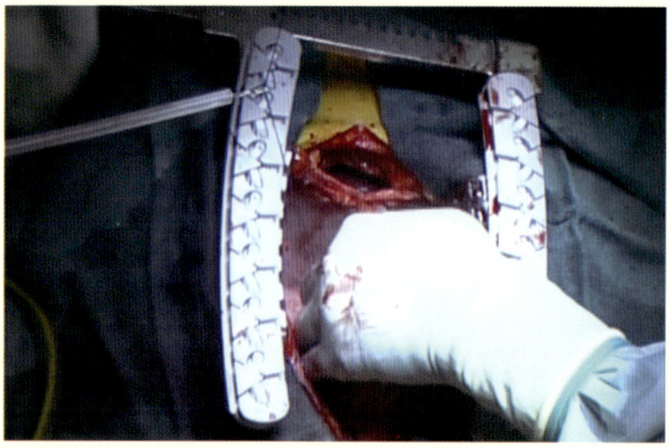

▼ 血行動態が安定していることを確認して心臓を脱転する。必ず麻酔科医に声をかけてから行う。「LIMA suture（deep pericardial stitch）のかけ方」を参照（→ P.73）。

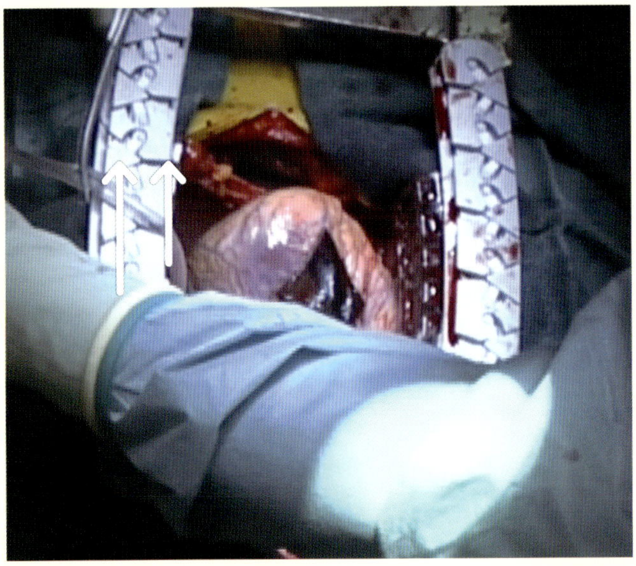

▼ LIMA suture を引っ張り上げる（矢印）と，心臓が手前側に持ち上がってくる。

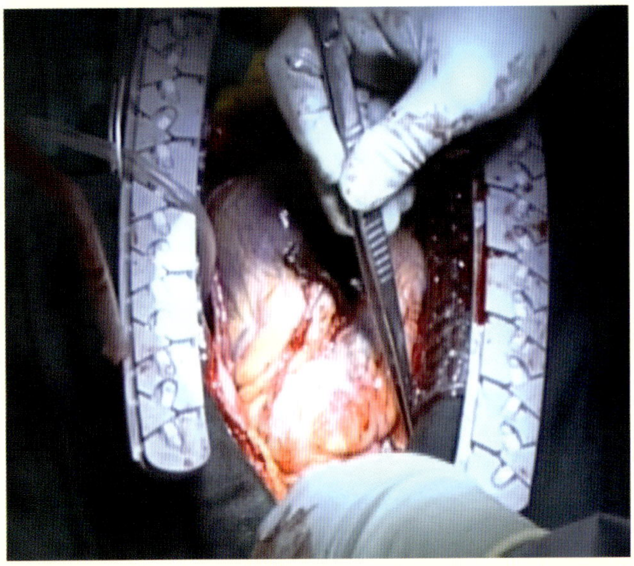

▼ グラフトがねじれていないか確認する。

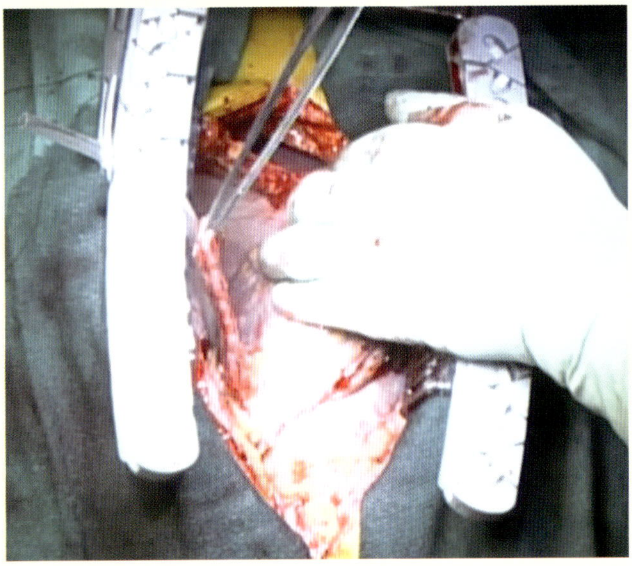

▼ 冠動脈の吻合予定部位とグラフトの位置関係を踏まえ，無理のないデザインで吻合できるか確認する。また，吻合予定部位に石灰化などがないかチェックする。

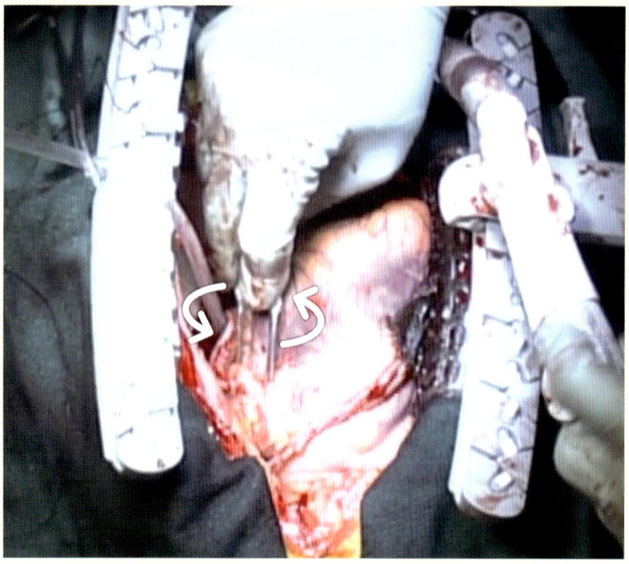

▼ 吻合予定部位をスタビライザーで固定する。先端をやや反時計回りに回す（矢印）ことで，よりよい視野を確保できる。

上達のための アドバイス

- 横静脈洞を通す際にグラフトがねじれていることがあるため，必ずグラフトの free flow を確認しておく。

（中原嘉則）

▶ 動画19

左回旋枝シークエンシャル側々吻合（パラレル）

ここがポイント

- 視野の確保が非常に重要である。
- テーブルは頭低位にして術者側に傾ける。
- スタビライザーは左のアームを押し付け気味にすると，吻合口が見えやすくなる。
- 吻合自体は左前下行枝吻合と同様である（→ P.64）。

1 露出，剥離

0:00 ～

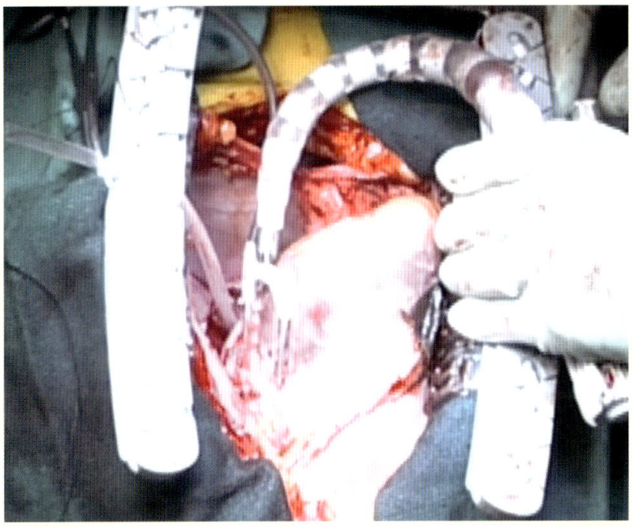

▼ 左回旋枝領域の冠動脈吻合を行う際は，deep pericardial stitch を引き上げて心尖部を持ち上げる。

▼ スタビライザーを用いて吻合予定部位を安定させる（→ P.82）。

手術台を頭低位として術者側に回転すると，血管が露出しやすくなる。

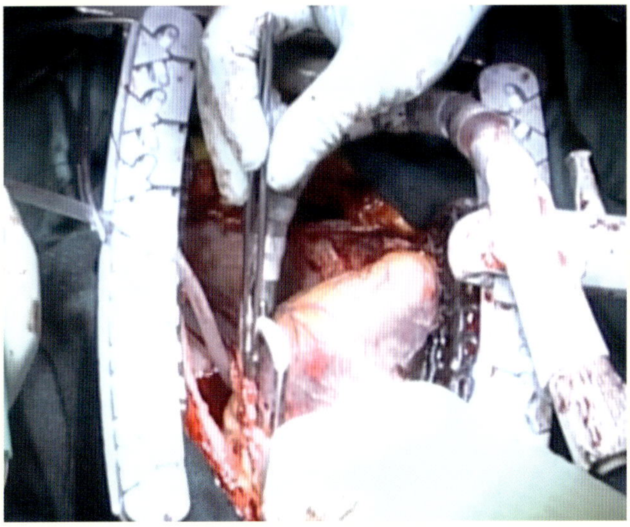

▼ グラフトの走行，吻合部位，長さを確認する。また，ターゲット血管に著しい石灰化がないかチェックする。

▼ 本症例では右内胸動脈と橈骨動脈をＩコンポジットにして用いている。

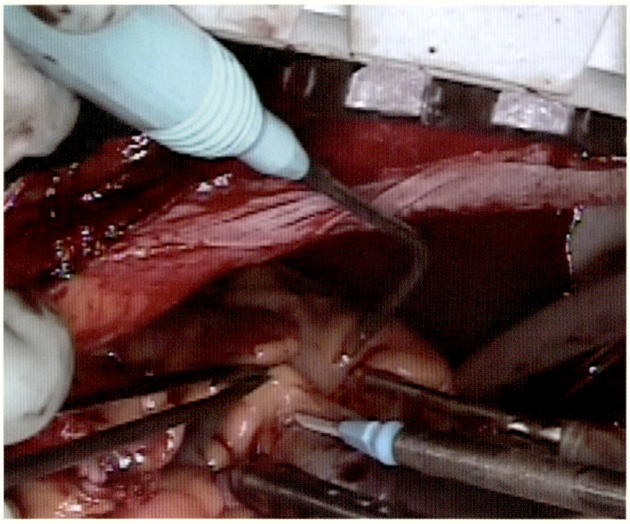

- スタビライザーは右よりも左のアーム（術者側）を押し付け気味にすると，視野を展開しやすい。
- 冠動脈前面の心外膜をビーバーメスで優しく切開し露出する。

強く当てて剥離すると血管に穴が開くことがあるので，愛護的に，なでるような操作を心がける。

- 助手はブロワーの先を曲げるなどして，術者の視野の邪魔をせず，ターゲット血管の視野を確保できるようにする。患者の頭側からのぞき込むと，術者の邪魔になりにくい。
- とっかかりができたら，その心外膜を把持し安定させた状態で剥離を進める。

2 切開 0:49～

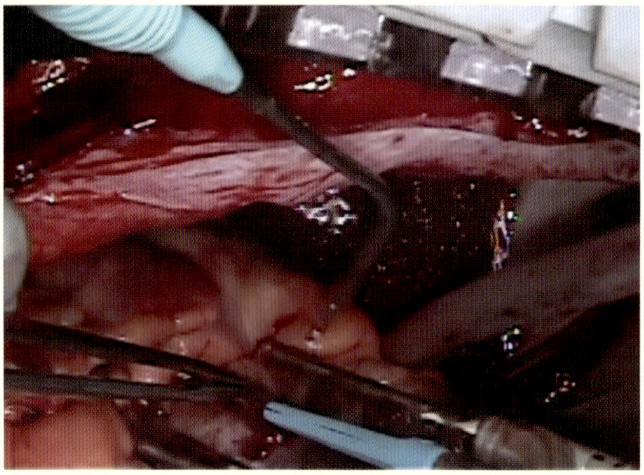

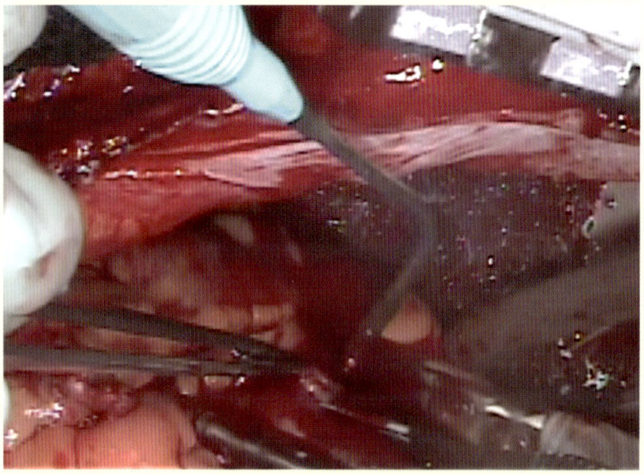

- 十分剥離できたら，小尖刃刀で冠動脈の中心線から外れないように，長軸方向に切開を入れる。
- 角度は30～45°程度，切開はマイクロシザーズの先端が入る程度とする。

少し刺入し，はね上げるようなイメージで切開する。

- 切開を加える前に，看護師にシャントチューブの大きさを申告し準備してもらう。
- 切開を加えると血液が溢れてくるので，助手には切開口が見えるようにブロワーを当ててもらう。場合によってはブロワーの流量を増やす必要がある。

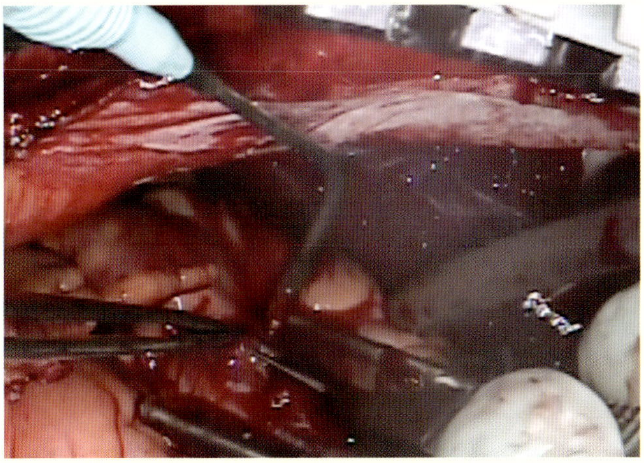

▼ 切開口が視認できたらマイクロシザーズ（forward）の先端を挿入し，冠動脈の中心線から外れないように切開を進める。

マイクロシザーズを浮かせるようにして切開すると，中心線を外しにくい。

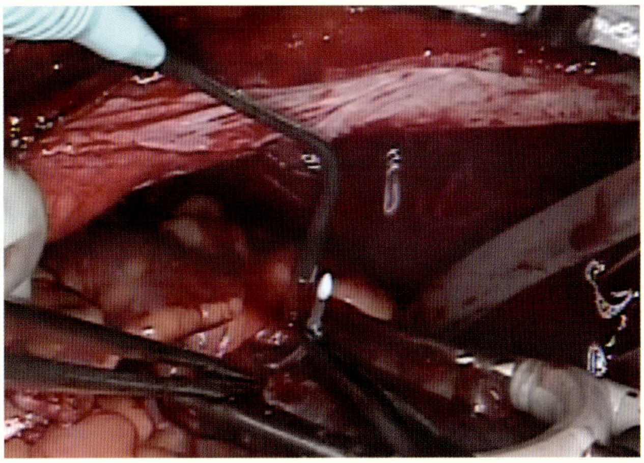

▼ シャントチューブを冠動脈内腔に確実に挿入する。焦る必要はないが速やかに挿入する。

片方を挿入したらできるだけ奥に入れ，もう一方を挿入しやすくする。

▼ 挿入し終わったら，脇漏れが多すぎないか確認する。サイズが合っていない場合は，異なるサイズのチューブを挿入し直す。

▼ 切開口の大きさが十分かどうか確認する。ダイヤモンド吻合を行う場合は，切開口を大きくしすぎるとグラフトが変形してしまう。

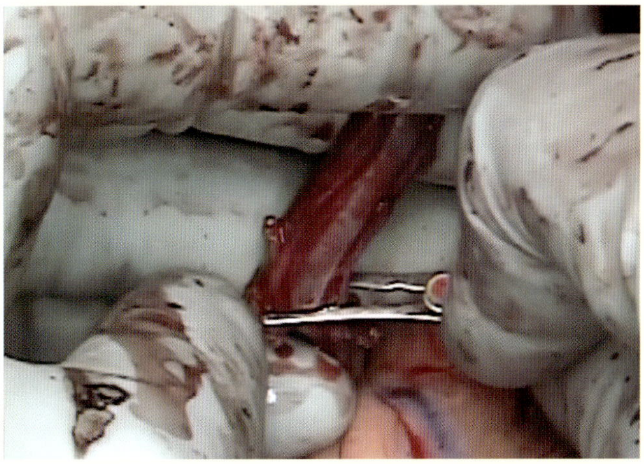

▼ グラフトをブルドック鉗子で遮断する。

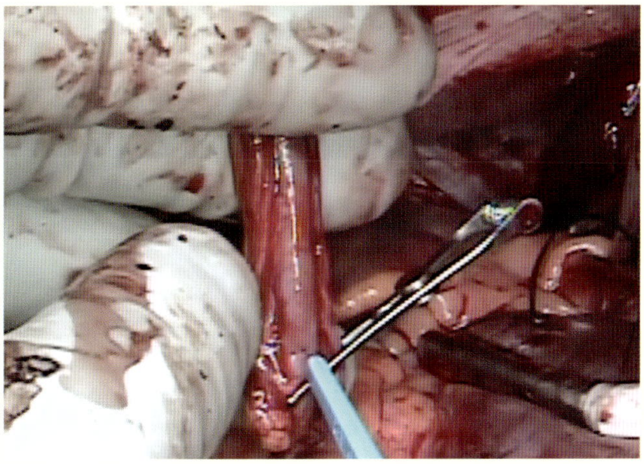

▼ 小尖刃刀で長軸方向にグラフトを切開する。

特に径の小さいグラフトの場合，後壁を損傷しないように十分気を付ける。

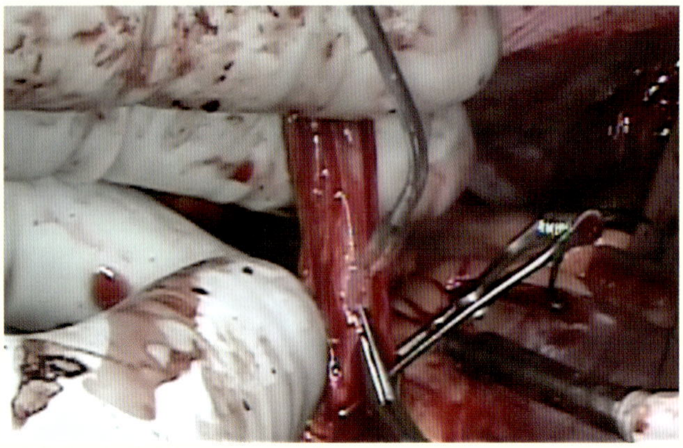

▼ マイクロシザーズの先端を挿入して切開口を広げる。

▼ 本症例では冠動脈にパラレルに吻合しているので，冠動脈の吻合口と同じ長さで切開する。

3 吻合

2:13～

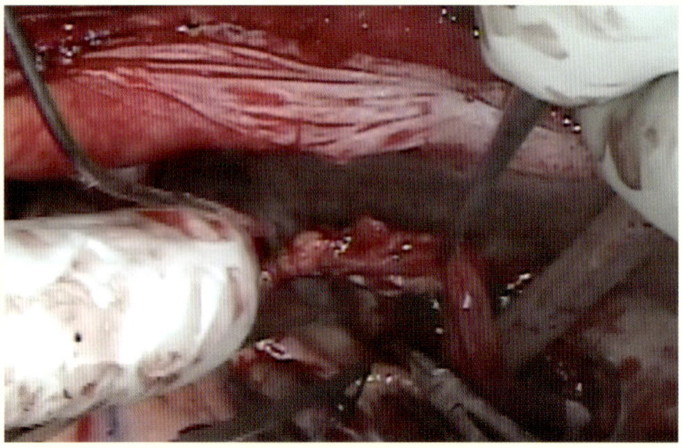

▼ グラフトの外膜を助手に把持してもらい，吻合を開始する。

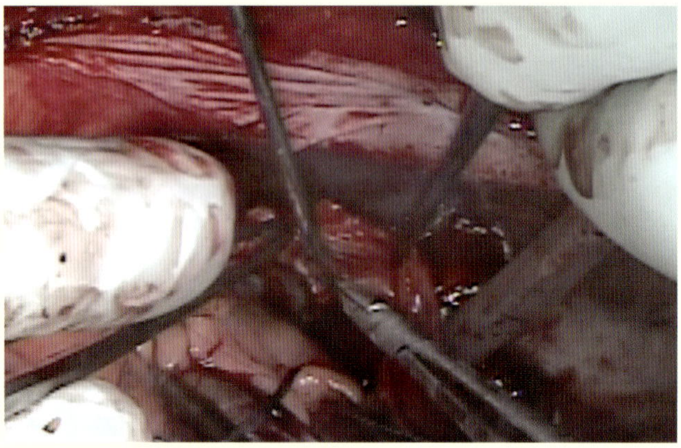

▼ 右内胸動脈－左前下行枝吻合（→ P.64）と同様の手順で行う。

▼ まず，グラフトの far side で，ヒールの 2 針手前から内→外で糸をかける。

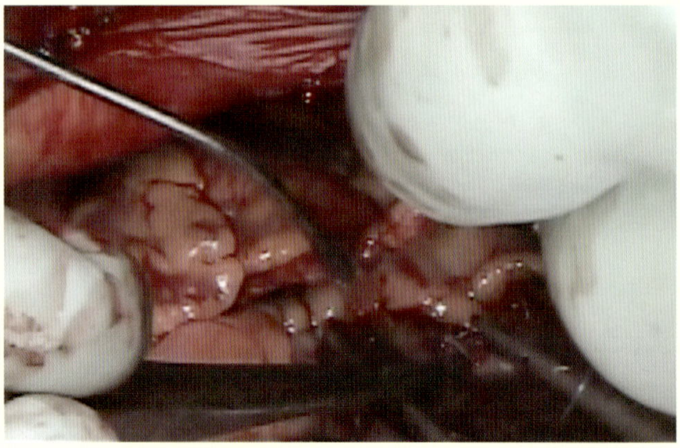

▼ 冠動脈 far side の，ヒール手前 2 針の部分に外→内で刺入する。このときシャントチューブの紐を引っ張り，刺入部位のスペースを確保する。

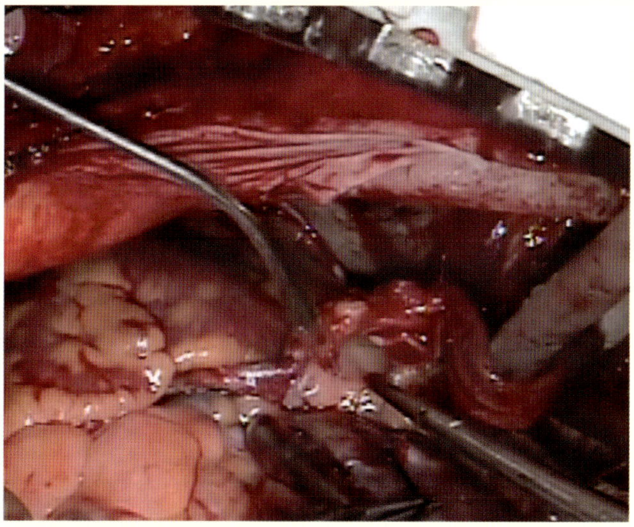

▼ ヒールに向かって等間隔に，グラフト内→外，冠動脈外→内で進む。

▼ 針の角度を，フォアから徐々に鎌に近い角度へ変えていく。

鎌で運針する際，針の先端を冠動脈に刺入したら，ラチェットを少し緩めて針の後ろを向こう側に押すと，針先が回転し，こちら側に起き上がって向かってくる。

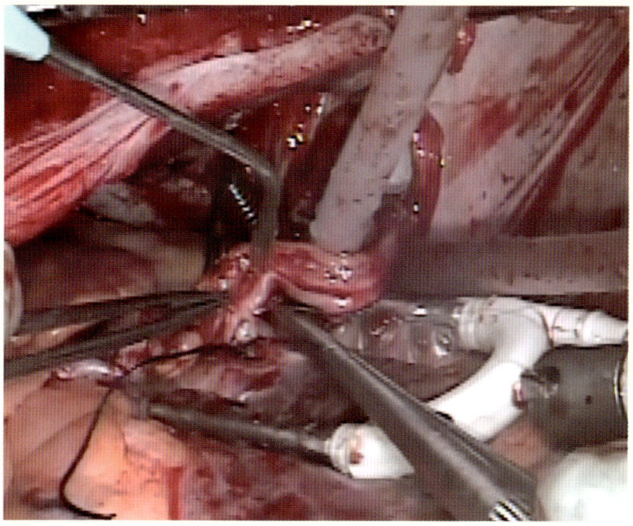

▼ ヒールを回ったら対側の針で far side を縫っていく。これは右内胸動脈－左前下行枝吻合と同様の操作である（→ P.66）。

▼ 異なるのは toe 近傍である。グラフトが離断されていないので，グラフトへの刺入がやや難しい。全層をとることと，グラフトの対側を拾わないことが大切である。

▼ その後の操作は右内胸動脈－左前下行枝吻合と同様である。遮断を解除し，エアを抜いてから結紮する。また，結紮は締めすぎないこと。

上達のための アドバイス

上大静脈と右横隔膜付近の心膜を十分に切開しておくと脱転が容易になる。

（中原嘉則）

動画20

GEA-4PD吻合（側々吻合，パラレル）

ここがポイント

- ポジショニングが重要である。
- 4PD（後下行枝）は中心臓静脈に伴走している。
- 吻合口の傾斜が強いので，マイクロシザーズはforwardとbackwardをうまく使い分ける。
- 外膜，シャントチューブの紐を適宜牽引し，視野を確保する。

▼ 右冠動脈に吻合を行う場合は，deep pericardial stitchを患者の頭側方向に引き上げて固定し，心尖部が天井を向くようにする。心臓を頭側に倒しすぎると血圧が下がることがあるので，血行動態をみながら位置を調整する。

▼ スタビライザーでターゲット血管を頭側方向（術者の左手側）に軽く押し付ける。

1 切開 0:00～

▼ 後下行枝は中心臓静脈に伴走しているので，見つかりにくい場合は中心臓静脈をメルクマールとして検索する。

▼ 動画では中心臓静脈よりも術者側に後下行枝を確認できる。必ず触診して，著しい石灰化がないかを確認する。

▼ 心外膜の剥離に関しては右内胸動脈－左前下行枝吻合（→ P.60）と同様である。

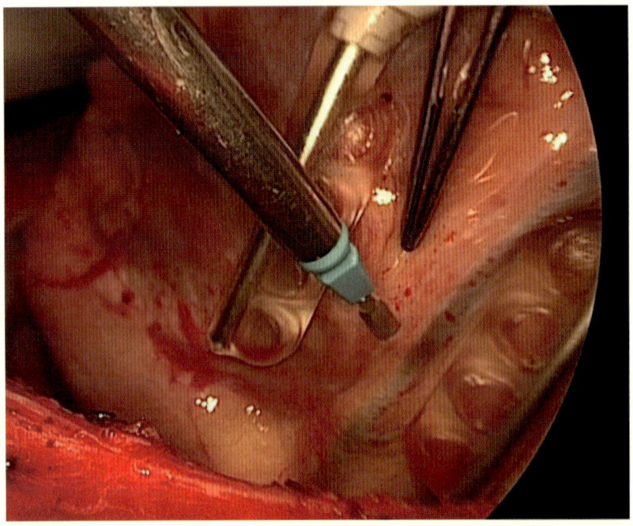

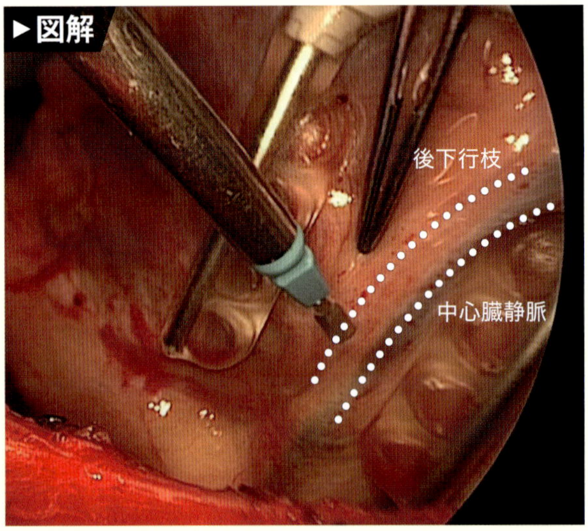

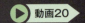

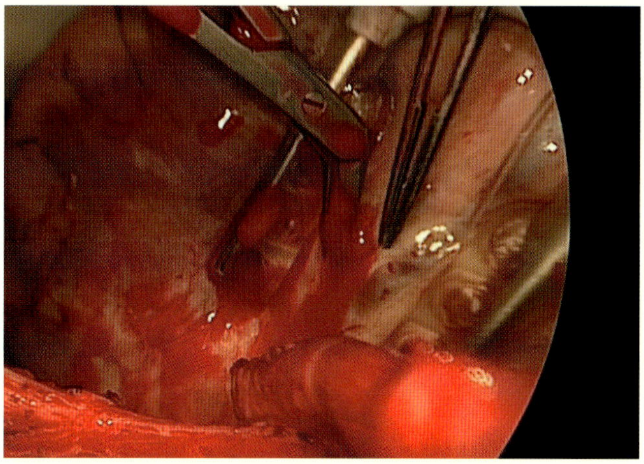

▼ 小尖刃刀で切開をおいた後，マイクロシザーズで切開口を広げる。

吻合口は術者から見ると崖のように傾斜がついているので，マイクロシザーズの forward と backward をうまく使い分けることが必要である。

▼ 本症例では，冠動脈の中枢方向に切開を広げる際は forward を，末梢方向には backward を用いている。

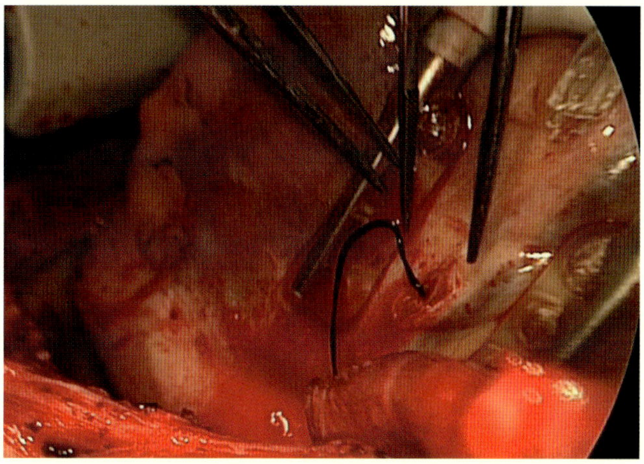

冠動脈長軸方向の中心線を外れないように気を付ける。

▼ 切開口を広げたらシャントチューブを挿入し，切開口の大きさを確認する。

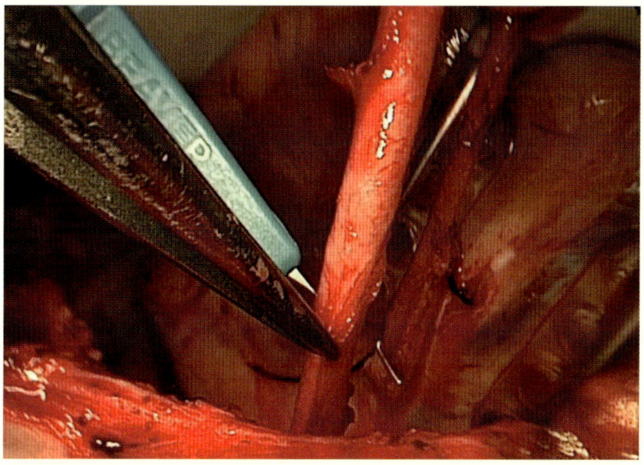

▼ グラフトの吻合部位を決めた後，小尖刃刀で長軸方向に小さな切開口を作る。

このとき，深く切開しグラフトの後壁を損傷しないように気を付ける。

▼ マイクロシザーズの先端が入るくらいの切開で十分である。先端を少し刺入したら，それを跳ね上げるように切開する。

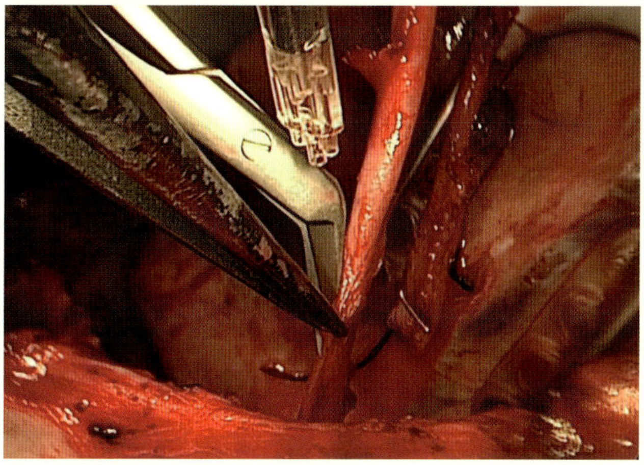

▼ グラフトの切開口をマイクロシザーズで広げる。
▼ パラレルに側々吻合を行う場合は，冠動脈の切開口と同じ大きさになるように切開する。

2 吻合

1:48 ~

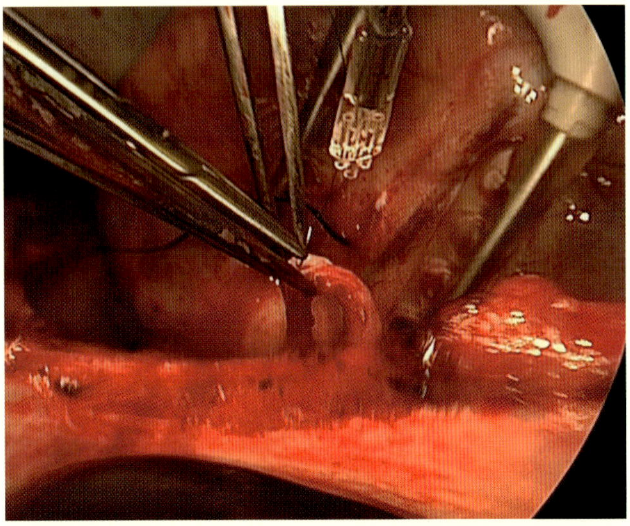

- 吻合には7-0か8-0ポリプロピレン糸を用いる。
- グラフトのfar sideサイドから内→外で，ヒールの2針手前から運針を開始する。
- 続いて冠動脈に外→内にかける。グラフトのfar sideからヒールを回ってnear sideに向かう。

針をバックハンドに持ちながら運針すると，動脈壁に垂直に刺入しやすくなることがある。

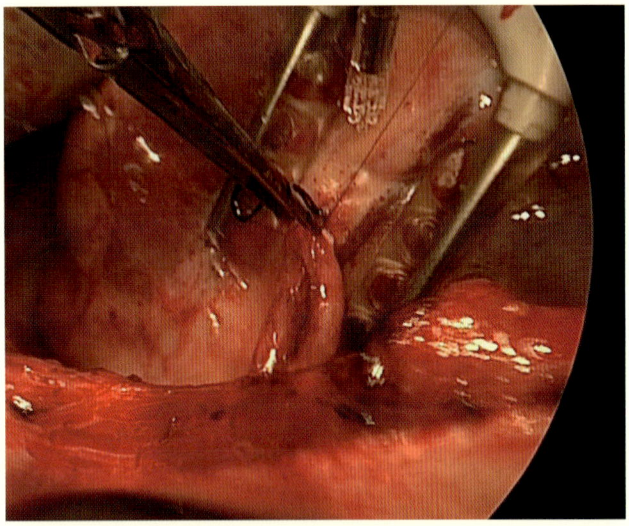

- 5～6針かけたところでグラフトの外に針を出し，パラシュート法でグラフトを下ろす。
- 水をかけて糸と血管の抵抗を減らし，血管が損傷しないようにする。

両端の糸を同様のテンションで，同じタイミングで引いたり緩めたりすることが大切である。絶壁に近いので吻合が難しい場合もある。手を胸壁やスタビライザーに固定し，できるだけ針先を安定させることが重要である。

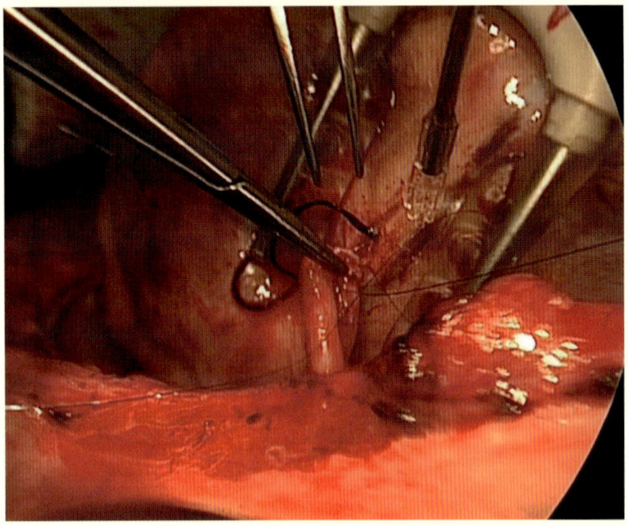

- グラフトを下ろした後は，対側の針でグラフトを外→内，冠動脈を内→外で縫い進む。
- 視野が良好な場合が多いのでワンアクションで進んでもよい。

冠動脈に針を入れるスペースがない場合は，シャントチューブの紐を軽く牽引することで刺入が容易になる。

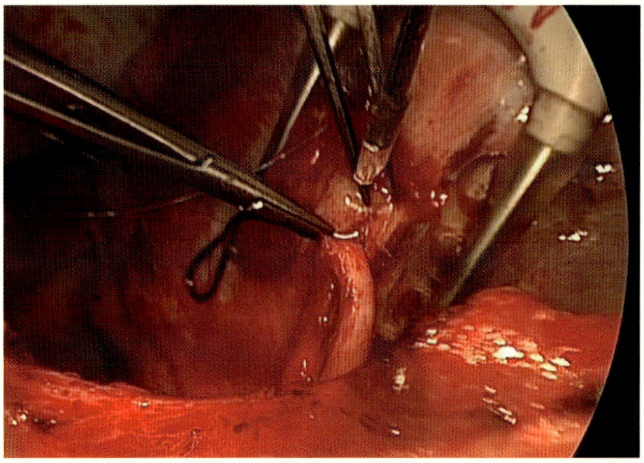

▼ ヒールに近づいたらワンアクションではなく１針１針かける。

血管壁に垂直に刺入できるよう，その都度針の持ち方を変えながら行う。針が刺出される部位をイメージしながら針を持つこと。

▼ 冠動脈吻合全般で，冠動脈壁は浅めにとる。

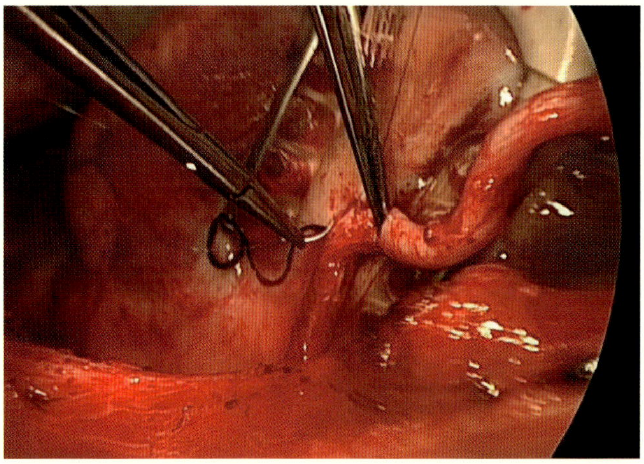

▼ Near side に来たらバックハンドで刺入するほうが容易なことが多い。

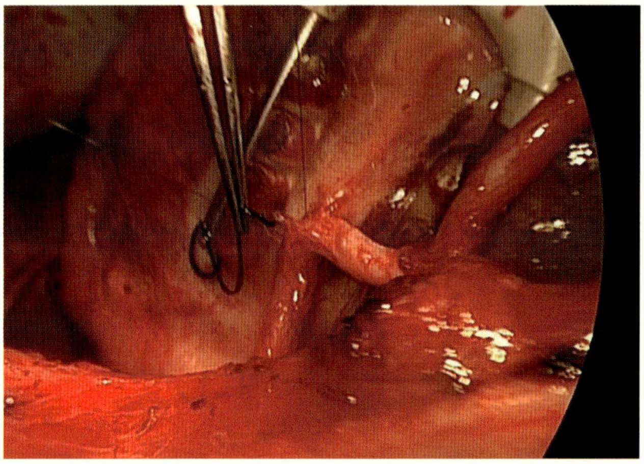

▼ 対側の糸まであと２針程度のところでシャントチューブを抜去する。

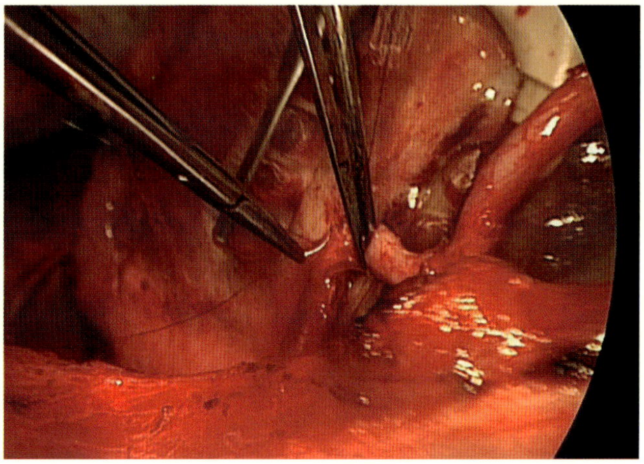

グラフトを優しく押し付けることで視野がよくなり，針を血管壁に垂直に刺入しやすくなる。

▼ Near side ではワンアクションで運針することもある。このときに深くかけすぎて対側を拾ってしまわないように気を付ける。Near side では助手に糸を引っ張ってもらう。

3 結紮

8:09 ~

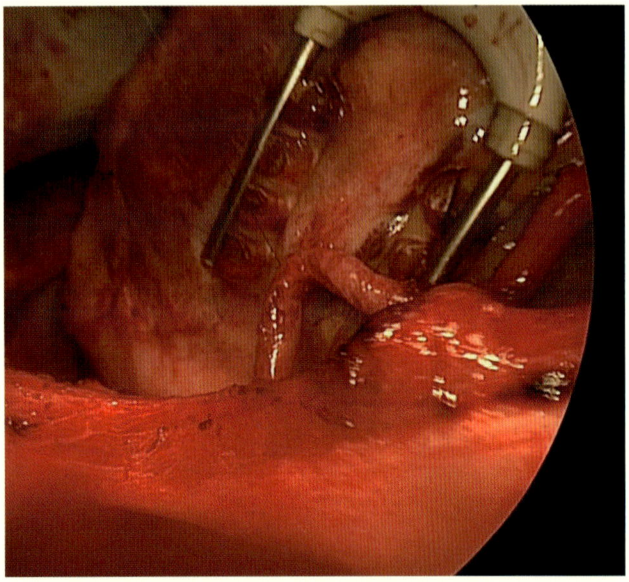

▼ グラフトを遮断解除し，エア抜きを行ってから結紮する。

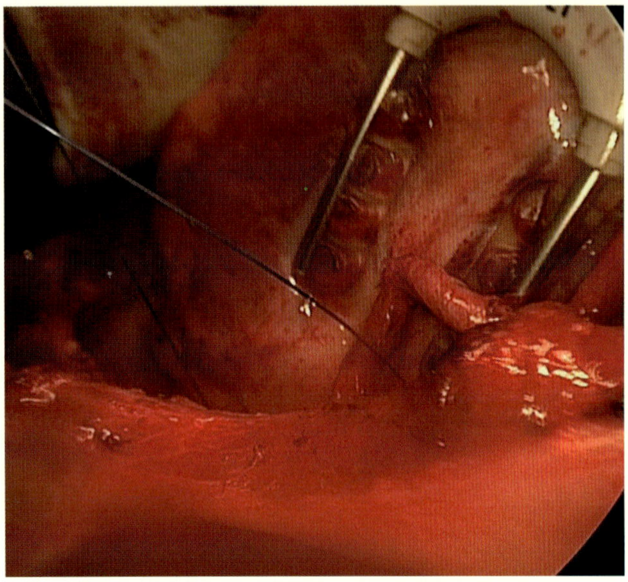

▼ 最後に，横隔膜の切開口にグラフトを固定する。これによりグラフトがねじれたり張力がかかったりするのを防ぐ。

上達のための アドバイス

/ 胃大網動脈（GEA）は長さの調節が難しいグラフトである。少したるみが残るくらいで吻合するほうが，よい形になることが多い。

（中原嘉則）

III　大動脈弁・大動脈基部

動画21

大動脈弁置換術

ここがポイント

- CT や触診で大動脈の石灰化などをチェックし，カニュレーションの位置や大動脈切開の位置を考えてからカニュレーションを開始する。
- 大動脈弁輪の石灰化部分は十分に取り除く。
- 刺激伝導路を損傷しないようにする。

1 人工心肺装着

- 上行大動脈の形状や石灰化部位を考慮し，事前に上行大動脈の遮断部位や切開部位をイメージして，送血管やルートベントの位置を決める。

2 心筋保護液投与，心停止

- 大動脈弁閉鎖不全症（AR）の場合，順行性心筋保護液投与のみでは心停止を得られないことがある。症例によっては，遮断後まず逆行性に心筋保護液を投与する。心停止が得られたら大動脈を切開し，直視下に左右冠動脈へ selective に順行性に心筋保護液を追加する。
- 大動脈弁狭窄症（AS）ではまず順行性に心筋保護液を投与し心停止を得る。
- 心停止を維持するために，20 分ごと逆行性に心筋保護液を投与する。

3 大動脈切開

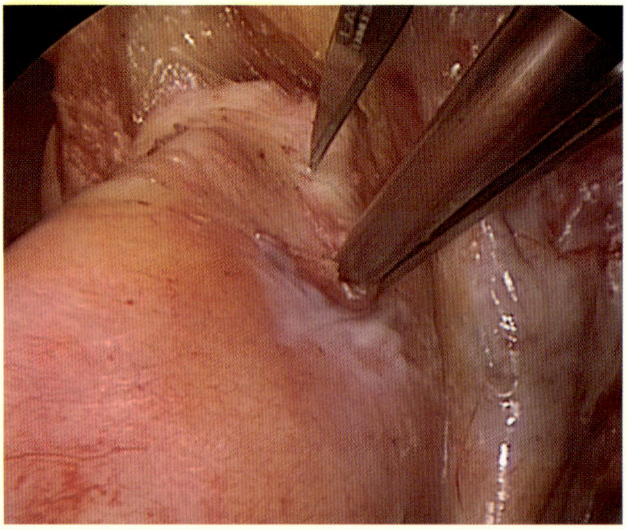

- 基部を剥離し右冠動脈起始部を同定する。
- 右冠動脈起始部から頭側へ 2cm の部位に数 cm の横切開を加え，そこから内部を確認する。
- 切開は，肺動脈側には斜切開となるように延長し，術者側は左冠尖と無冠尖の交連部に向かうように延長する。

大動脈閉鎖を考慮し石灰化部分を避けて切開する。

- 大動脈を数カ所つり上げ，視野を確保する。

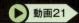

4 弁尖切除

0:00 ～

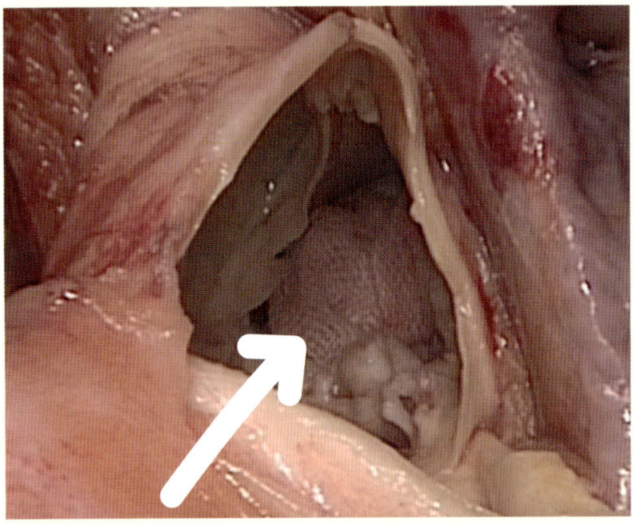

▼ 弁尖をある程度切除したら，半分に切ったガーゼ（矢印）を左室内に留置する。これにより，弁輪部の脱灰時に石灰片が左室に脱落するのを防止する。

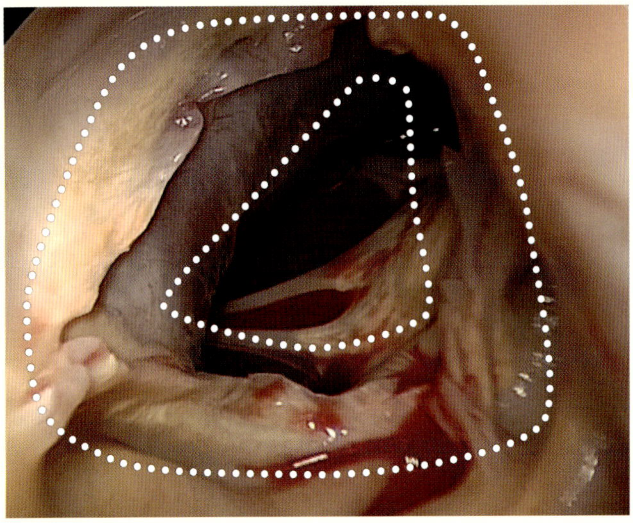

▼ 弁輪に石灰化部分（点線）が残ると，人工弁と弁輪の間に隙間が残りパラリークの原因となる。Rongeur（ロンジュール）やCUSA®（超音波外科吸引装置）を用いて可及的に脱灰する。

▼ 目視だけでなく指の感触も用いて，石灰化が残っていないことを確認する。

5 弁輪への糸かけ

1:03 ～

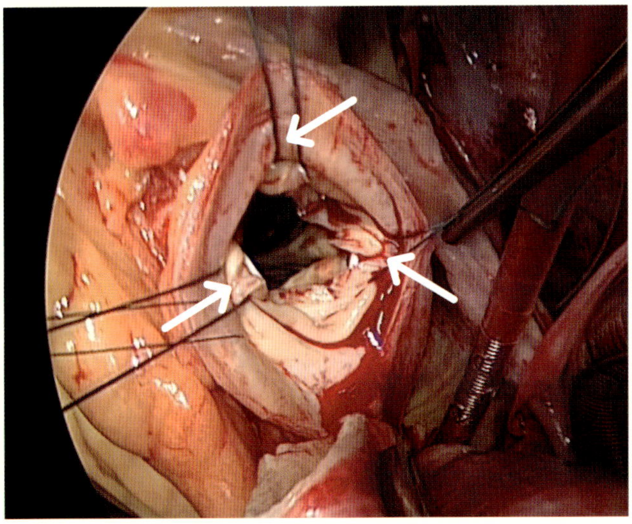

▼ 2-0ポリエステル糸を用いnon-everting-mattress縫合で糸かけを行う。

まず各交連部3カ所（矢印）に糸かけすると視野がよくなる。

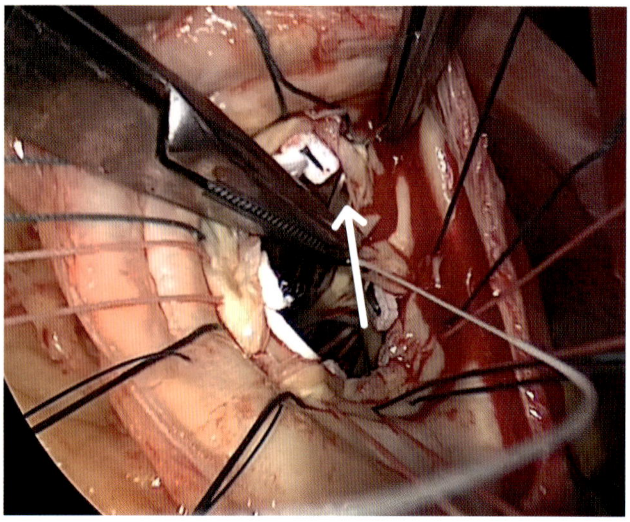

▼ 右冠尖と無冠尖の間の弁下組織に，刺激伝導系が走行する膜様部が存在する。深く糸かけをしないように気を付ける（矢印）。

あらかじめ交連間に何針かけるのかイメージしておくとよいが，交連間３針あるいは４針で決め打ちしておくとスムーズに糸かけが行える。

6 人工弁縫着

2:56 ~

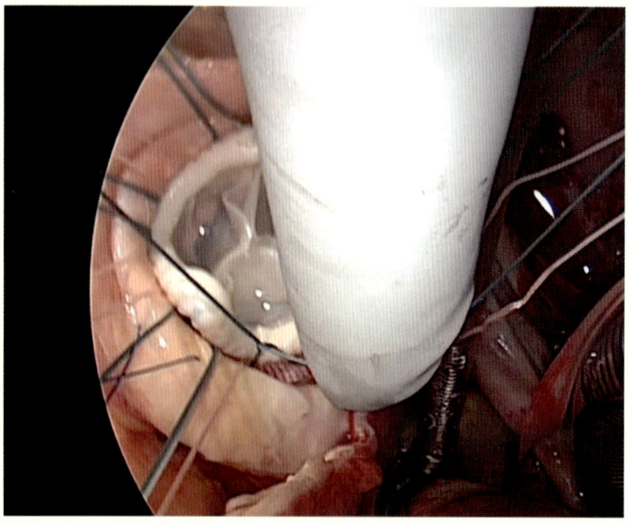

▼ 弁輪の糸かけが終わったら，サイザーを用いて人工弁のサイズを選択する。弁輪径が大きくても ST junction が狭い場合もあるので注意が必要である。

▼ 人工弁への糸掛けが終わったら，人工弁を弁輪に落としていく。糸を引っ張りすぎないようにすること。また，糸が人工弁のステントポストなどに絡まることのないように注意（suture loop jamming）。

▼ Nadir（各弁輪の最も低い部位）の３カ所から結紮する。その３カ所がしっかり弁輪に落ちていれば，あとは順に結紮する。

上達のための アドバイス

無冠尖側の結紮を行う際に，術者側の大動脈切開部が裂けてしまうことがある。指が当たらないよう愛護的に結紮することで，その後の大動脈閉鎖が容易になる。

（大野峻哉）

動画22

大動脈基部置換術（Bentall手術）

ここがポイント

- 冠動脈ボタンを作成する際に，外膜がしっかり残るように気を付ける。
- 人工心肺離脱前に基部からの出血を確認し，懸念がある場合は追加針をかける。
- 冠動脈ボタンの吻合位置の決定は注意して行う。冠動脈がキンクしたりねじれたりしない位置を見つけることが重要である。

1 冠動脈ボタン作成

0:00 ～

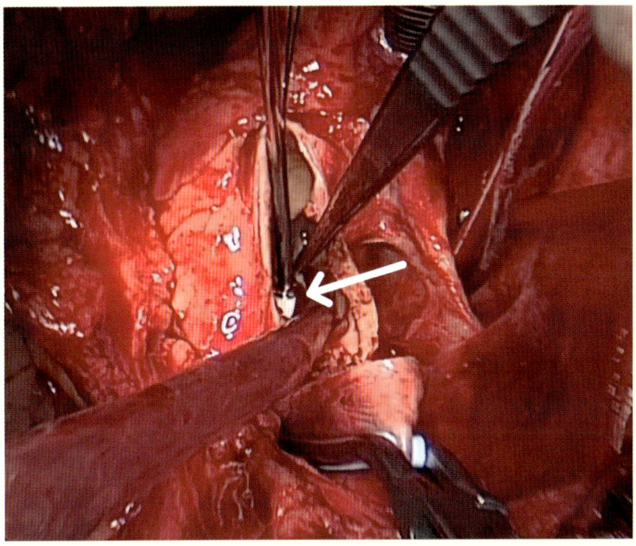

▼ この症例では，心筋保護液を逆行性に初回投与し心停止を得た。その後，選択的に左右の冠動脈入口部（矢印）から追加投与した。

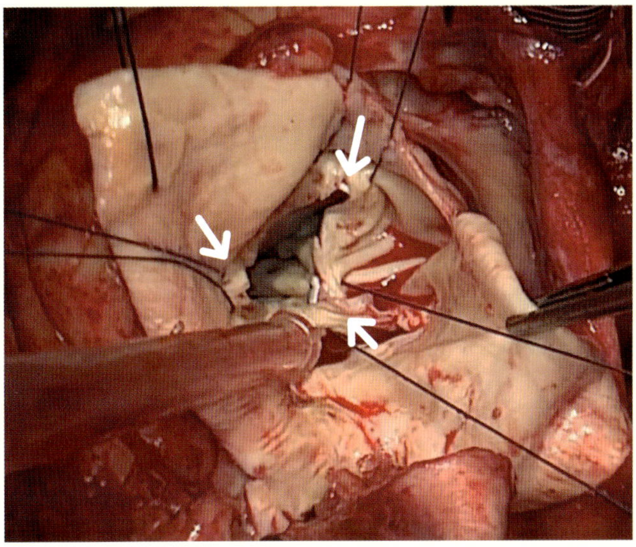

▼ 大動脈を切離後，大動脈弁を切除し弁輪径を測定する。

▼ サイズは大動脈弁置換（→ P.94）の際と同様supra-annularでジャストフィットの大きさにする。

▼ 人工弁が決まったら，大動脈弁の交連（3カ所）からプレジェット付きの糸をかける（矢印）。

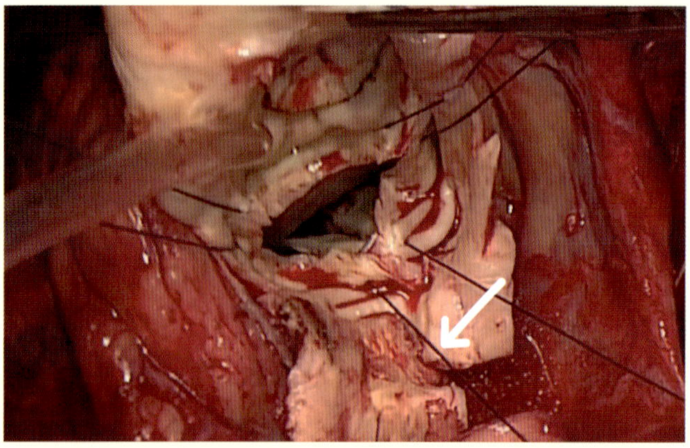

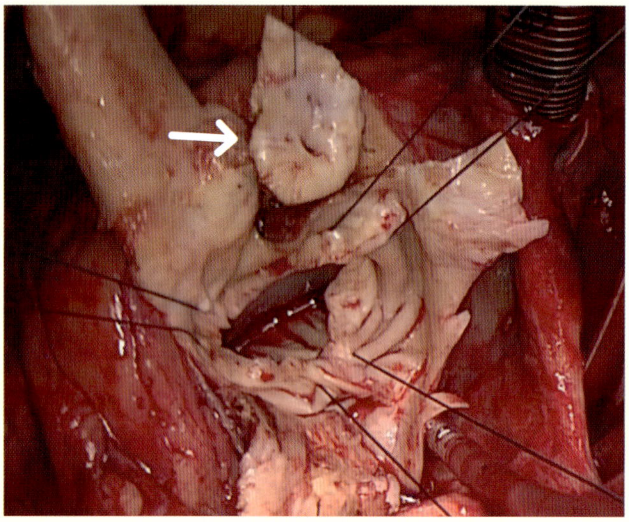

▼ 交連をつり上げた状態で，冠動脈ボタンの作成を開始する。

▼ まずは左冠動脈入口部の周囲を剥離する。冠動脈入口部から7～8mm程度縫い代を残し，両側からメッツェンで大動脈壁から切離しボタンを作成する（矢印）。

大動脈側に外膜を残すこと。

▼ さらに冠動脈を授動するために，左冠動脈主幹部周囲を電気メスで剥離する。

▼ 同様に右冠動脈ボタンを作成する（矢印）。

2 人工血管の縫着

8:30～

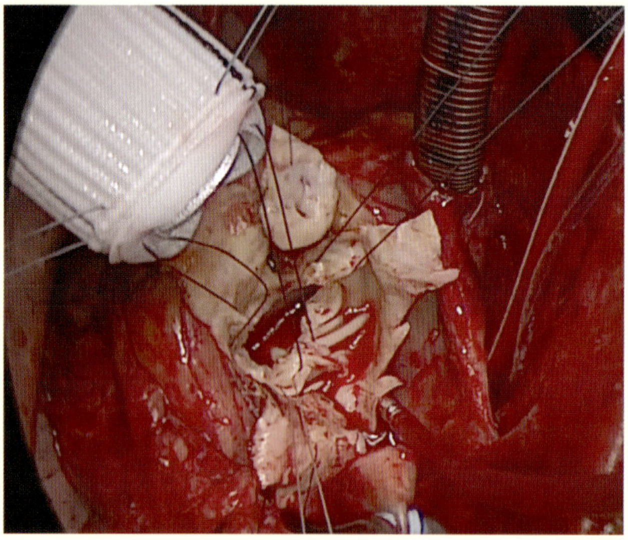

▼ 弁輪に糸をかける。

▼ Supra-annularとなるようにnon-everting-mattress縫合で左冠尖，右冠尖，無冠尖の弁輪にそれぞれ糸をかける。

▼ その糸を人工弁，人工血管に順にかける。

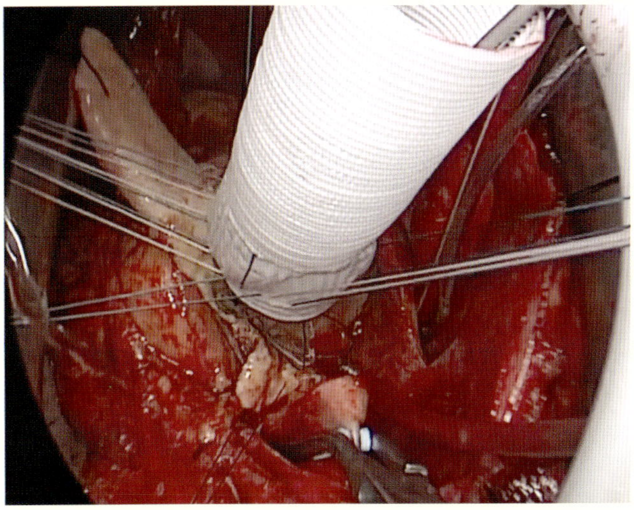

▼ グラフトを弁輪に落として糸をすべて結ぶ。
▼ 人工弁と人工血管を吻合したコンポジットグラフトをあらかじめ作成し使用する場合もある。

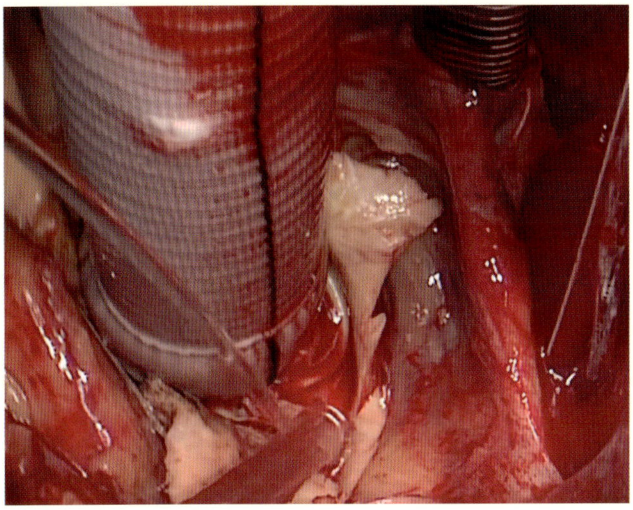

心筋保護液を用いてグラフトに圧をかけ，止血を確認する。

▼ 漏れがある場合，大動脈側からカフ側にプレジェット付きの糸をマットレスにかけて止血する。

3 冠動脈ボタン移植 10:53 ～

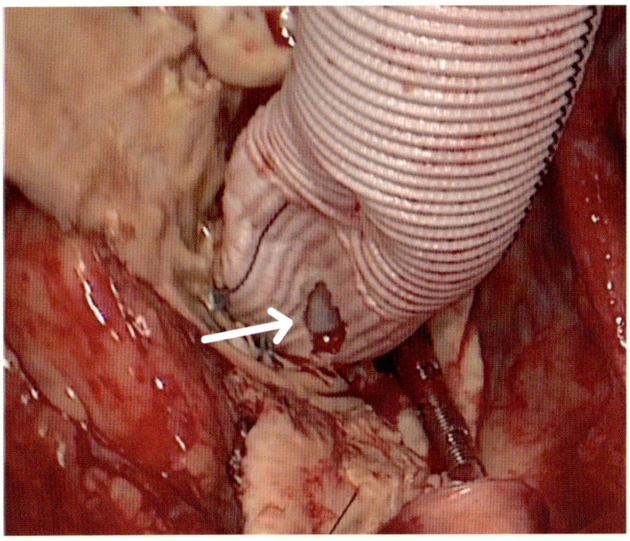

▼ 冠動脈にテンションのかからない位置でグラフトに直径 7 ～ 8mm 程度の穴を開け（矢印），冠動脈ボタンを吻合する（5-0 ポリプロピレン糸）。

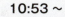

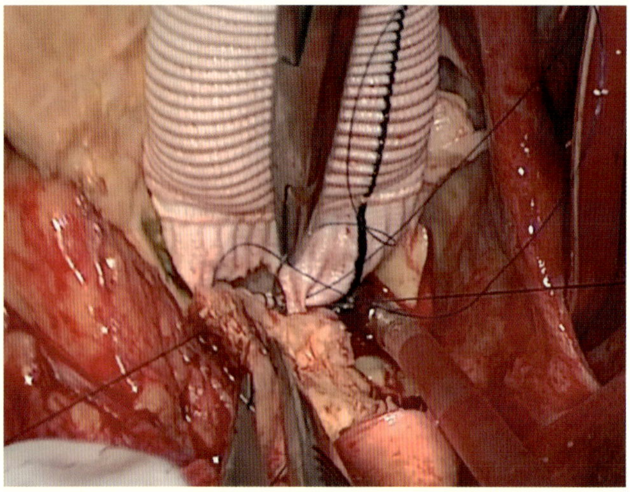

▼ 冠動脈吻合部の足側を連続で吻合した後，パラシュート法で落とす。

新しい糸を用いて固定し，糸の緩みを神経鈎でしっかり取り除く。

▼ 次に，対側の針を使用して頭側を吻合する。左冠動脈から行い，右冠動脈も同様に吻合する。
▼ 左右とも吻合したら，再度グラフトに圧をかけて止血を確認する。

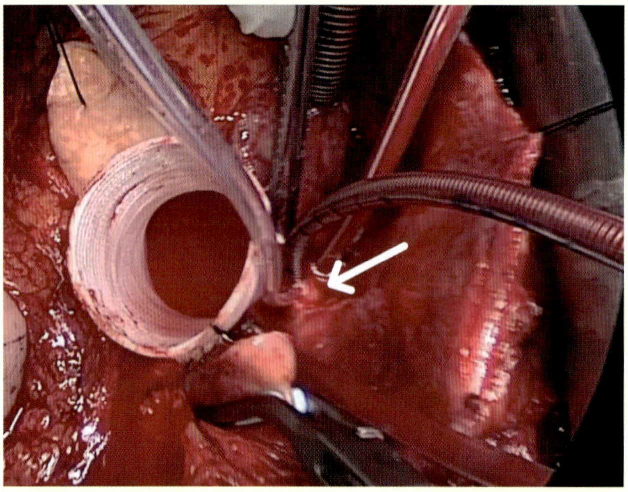

▼ 本症例では，上行大動脈瘤の置換術を行った。
▼ 末梢側吻合は open distal で行うため，逆行性脳灌流を行うためのカニューレを上大静脈に挿入する（矢印）。

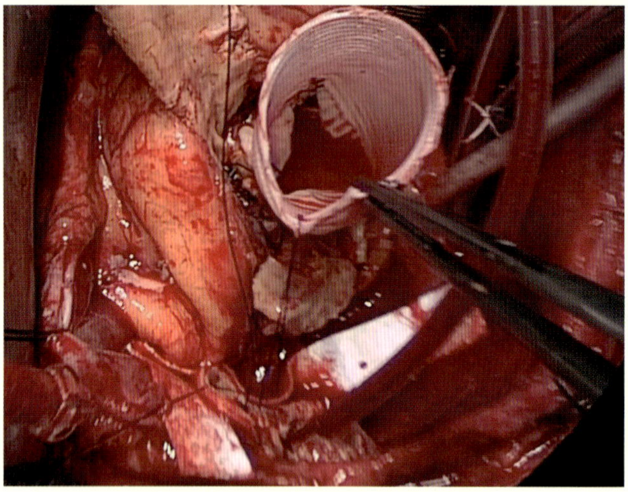

▼ 本症例では上行大動脈瘤があったため，循環停止として末梢側吻合を行った。
▼ 深部体温 28℃で循環停止として，大動脈をデクランプする。
▼ 同時に上大静脈をクランプして，逆行性脳灌流を開始する。
▼ 大動脈遠位側をトリミングして，腕頭動脈起始部直下で吻合する。この際，大動脈の外側にフェルト補強を行い，4-0 連続で吻合する。

上達のための アドバイス

冠動脈ボタンの吻合位置決定の際は，心臓内に血液を戻して心臓を張らせた状態で行うとよい。

（井戸田佳史）

動画23

大動脈弁温存基部置換術（David 手術）

ここがポイント

- 基部の剥離はできるだけ奥まで行い，弁輪の nadir の高さで 1 つの面ができるようにする。
- 操作中に弁尖を損傷しないように気を付ける。
- 交連をグラフトに固定させる位置を調整し，逆流が生じない位置を探る。
- Second row は，バイトが大きいとグラフトの形が歪んでしまい，思った通りの形にならないことがあるので，できるだけ細かいバイトで縫う。
- 冠動脈ボタンの底部からの出血は止血が困難なので，底部を縫った後はそこで固定して，新たな針糸で縫い上げていく。

1 基部を剥離する　0:00 ~

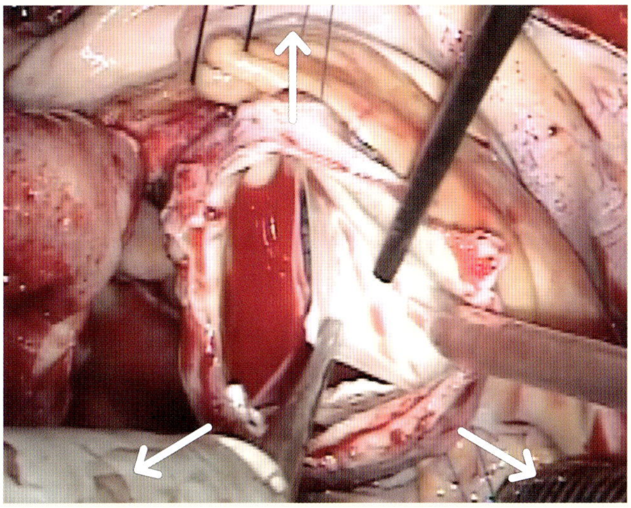

- 大動脈遮断後, 大動脈を切開し基部を剥離する。
- 交連に 4-0 プレジェット付きで糸をかけ，大動脈をつり上げる（矢印）。
- さらに基部の剥離を追加していく。

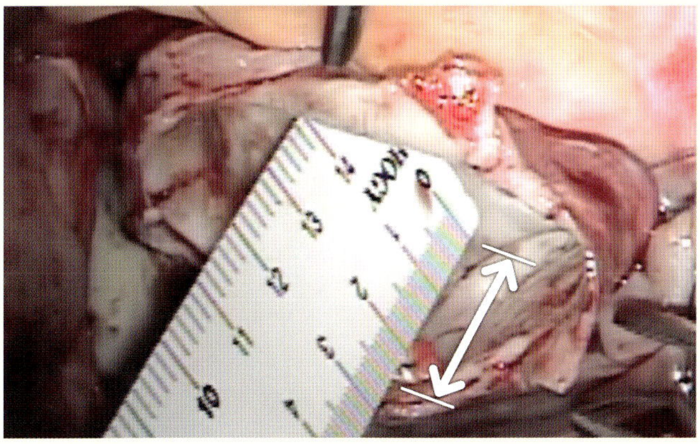

当院では，L-N 交連の弁輪からの高さを計測し（⟷），それに一致した直径のバルサルバグラフトを使用している。

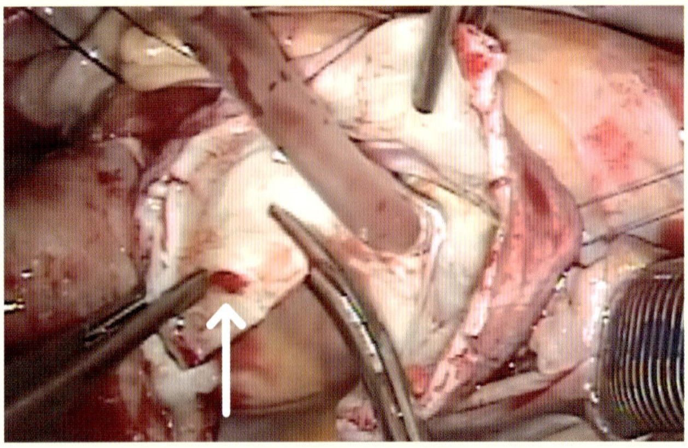

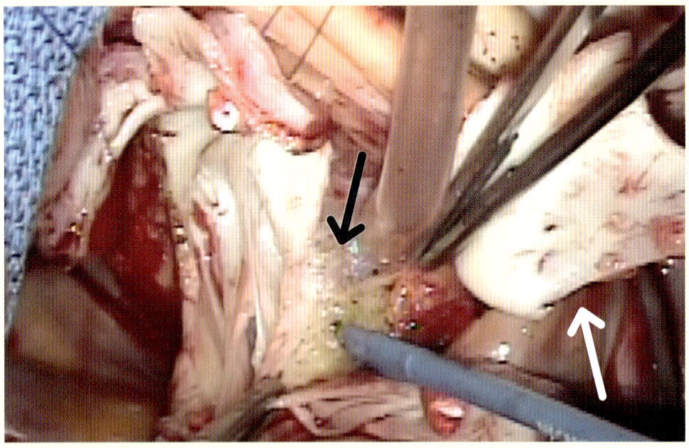

▼ 大動脈弁輪から3mm程度離して大動脈を切開し，冠動脈ボタン（矢印）を作成する。

▼ さらに基部の剥離を追加していく。

大動脈弁輪の最低部（nadir）の高さで1つの面ができるように剥離を行う（黒矢印）。冠動脈ボタンは糸でつり上げておく（白矢印）。

2 糸をかける

7:30 ~

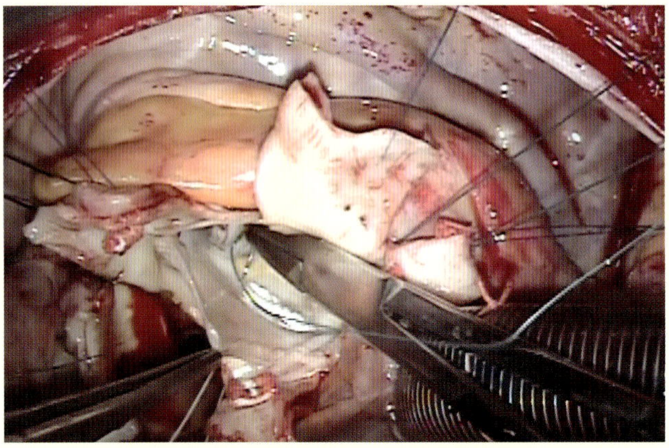

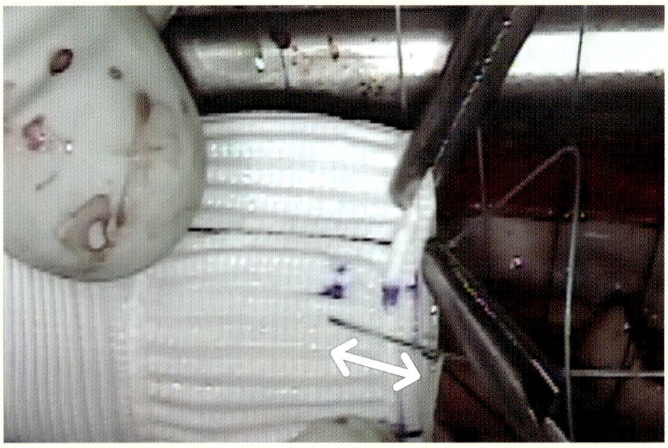

▼ First rowの糸かけを行う。大動脈弁輪の2mm程度下から刺入して，大動脈壁の外側に糸を出す。

弁尖に糸が出ないように注意する。

▼ 交連に3針（各交連に1針ずつ），各弁尖の弁輪に3針ずつ，計12針かける。

▼ First rowの糸をバルサルバグラフトに通す。

弁輪の三次元構造を考慮して，交連部にかけた糸（first rowの糸）はグラフトの底部より2~3mm高い位置に通す（↔）。

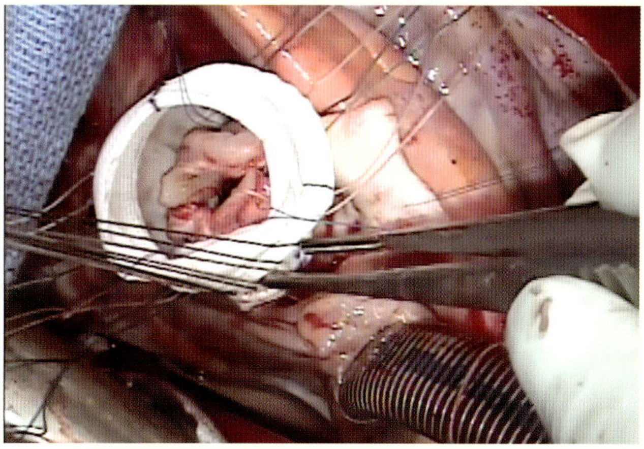

▼ グラフトを落とす際は，まず各交連にかけた糸をグラフトに通し，心基部までしっかりとグラフトが落ちていることを確認し糸を結紮する。

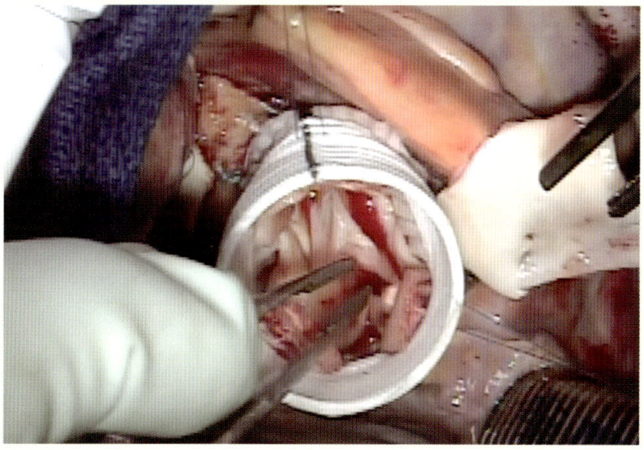

▼ 交連にかけた糸（second row の糸）をグラフトに通し，交連を固定する。

▼ 本症例では弁尖の大きさが均等であったため，交連の高さや左右幅も均等の位置にかけた。

▼ 上から水を垂らし，各弁尖の高さが一致するように，交連を固定する位置を調節する。

3 縫合する

13:00 ～

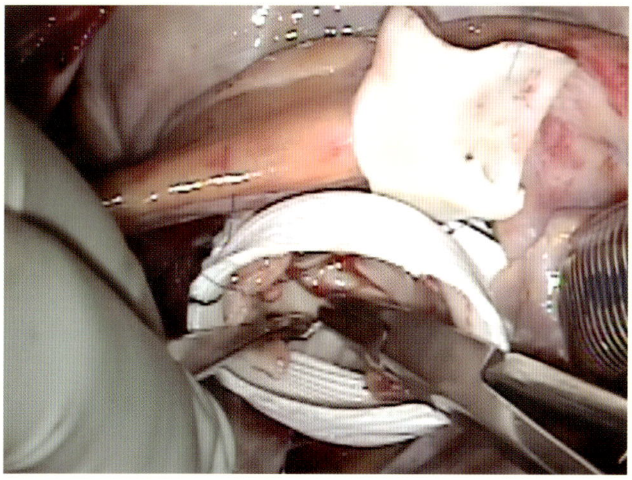

▼ Second row を縫合する。

▼ 新たな糸を用いて，
交連からグラフト（外）→大動脈壁（内）
→大動脈壁（内）→グラフト（外）の順番で運針し，nadir を回って次の交連まで進む。

大動脈壁をグラフトに固定するラインがＵ字になるように，nadir の部分は長くとる。
弁尖や冠動脈ボタンを損傷しないよう注意する。

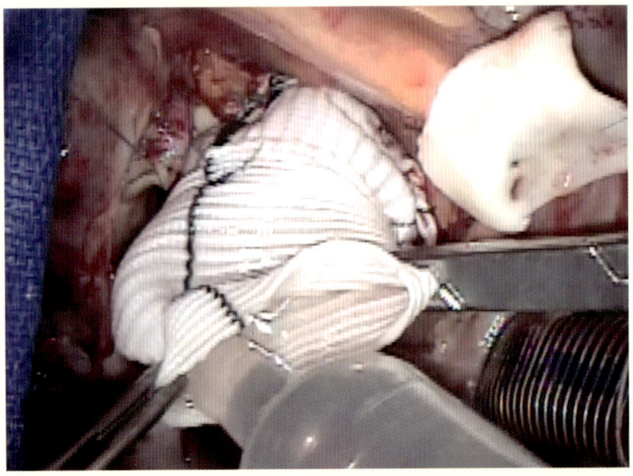

- 水を注入してグラフト内に圧をかけ，止血を確認する。
- 圧のかかり具合で大動脈弁閉鎖不全症（AR）の有無も確認する。

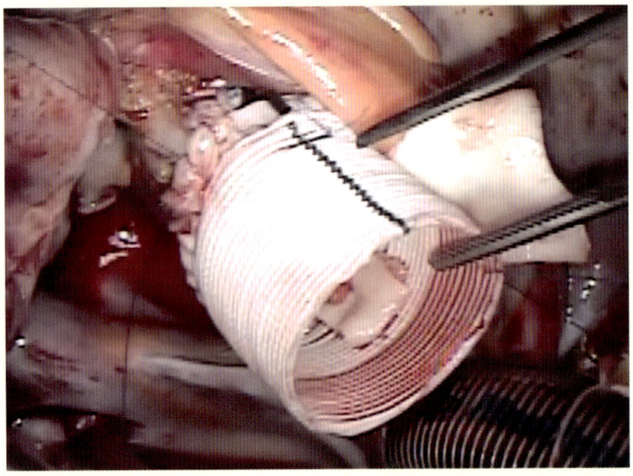

- グラフトに冠動脈ボタンを吻合する。
- 冠動脈にテンションのかからない位置を確認して，7～8mm程度の穴を空け，5-0ポリプロピレン糸を用い連続で吻合する。
- 弁輪側を5針程度縫ったらパラシュートを落とす。糸を替え固定し，続けて頭側を吻合する。左冠動脈から行い同様に右冠動脈も吻合する。
- 再度グラフトに圧をかけて止血を確認する。

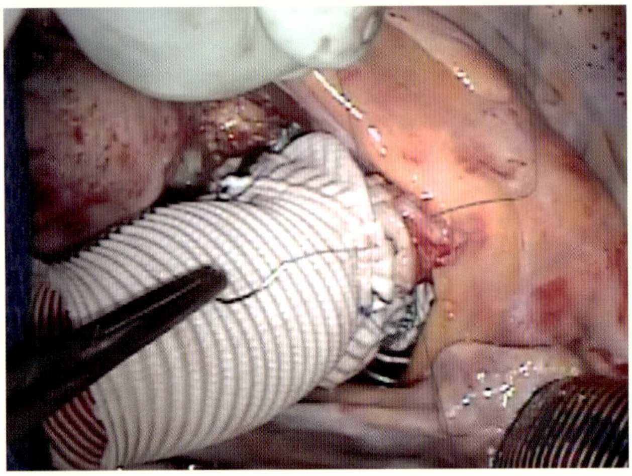

上達のための アドバイス

Second rowはできるだけ細かく縫合することで，弁やグラフトの変形を防ぐことができる。

（井戸田佳史）

Ⅳ　僧帽弁・三尖弁

動画24

僧帽弁置換術

ここがポイント

- 良好な視野を出すことが第一歩である。
- 僧帽弁輪周囲の解剖を理解しておく（大動脈弁，冠静脈洞，房室結節，左冠動脈回旋枝）。
- 糸かけでは弁輪をとらえることが重要である。
- 人工弁の向きにも注意を払う。

- 上行大動脈送血，上下大静脈脱血で体外循環を確立する。
- 上下大静脈をスネアする場合がある。これは，肺静脈を経由して左房内に戻ってくる血液を減らすことや，右房が術野に張り出してくるのを防ぐことを目的としている。
- 心筋保護は基本的に冠静脈洞からの逆行性心筋保護液注入により行う。僧帽弁の視野展開中は，大動脈弁の形が変わって逆流を生じてしまうからである。

1 切開 0:00 ~

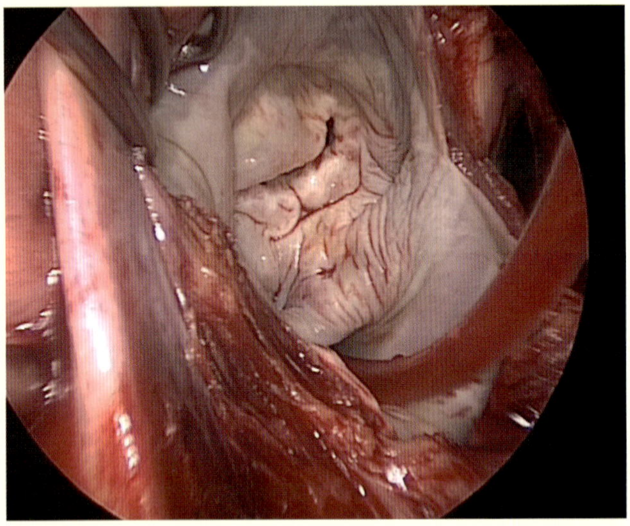

- 本症例は僧帽弁輪石灰化（mitral annular calcification）を伴う僧帽弁狭窄症で，右側左房切開を行った。
- 視野確保の手順については P.112 を参照。

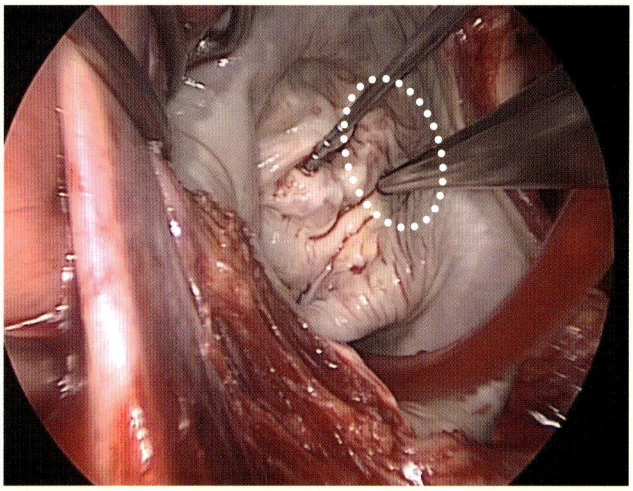

▼ 僧帽弁の性状をチェックする。

▼ 本症例では，前尖は比較的柔らかいが，後尖は肥厚している。またP3の弁輪（術者から見て右下）に石灰化を認める（点線）。

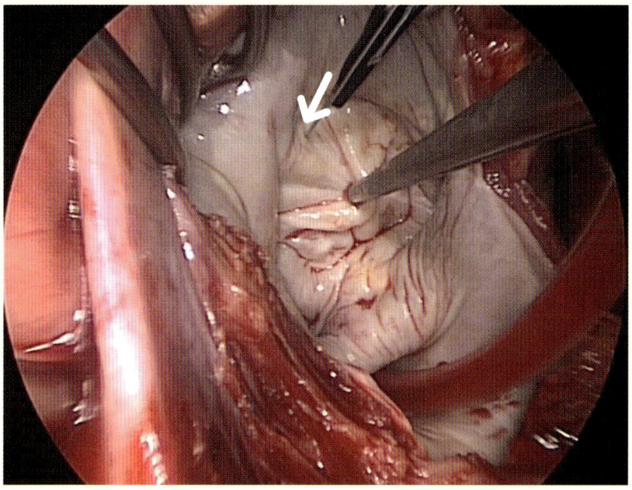

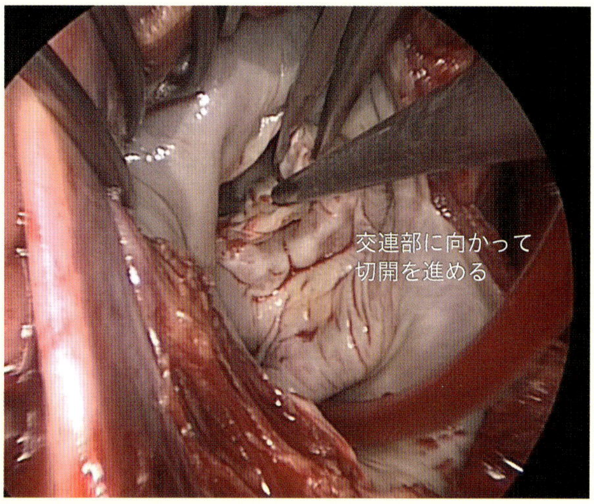

▼ 前尖を鑷子で牽引し，左房との接合部から2～4mm離して弁尖にメスを入れる（矢印）。そこから交連部に向かって，メッツェンで左右方向に切開を進める。

2 腱索の除去 0:41 ~

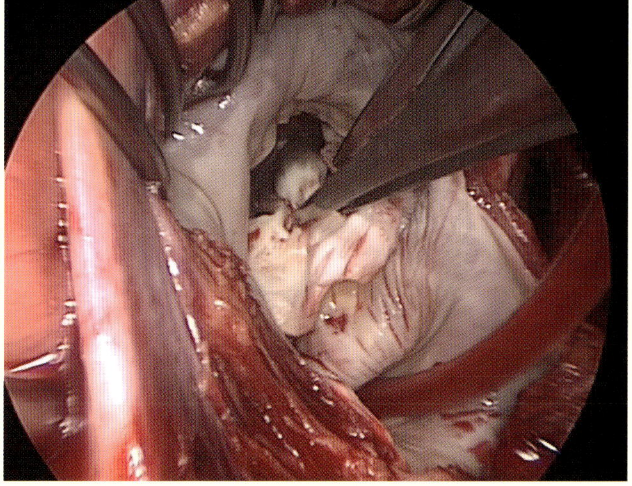

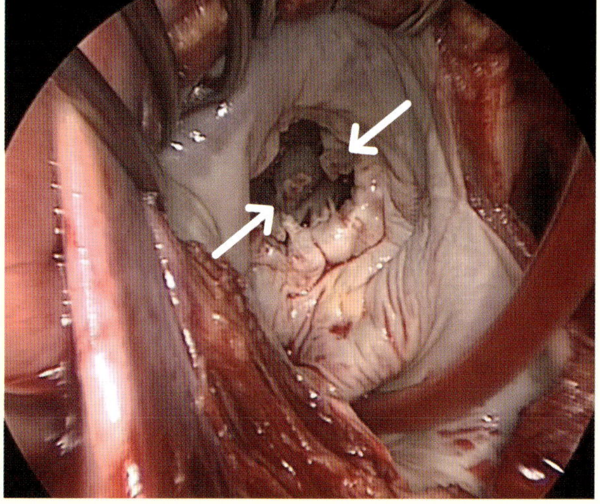

▼ 腱索は乳頭筋との付着部で切断し（矢印），前尖およびそれに付着する腱索を取り除く。

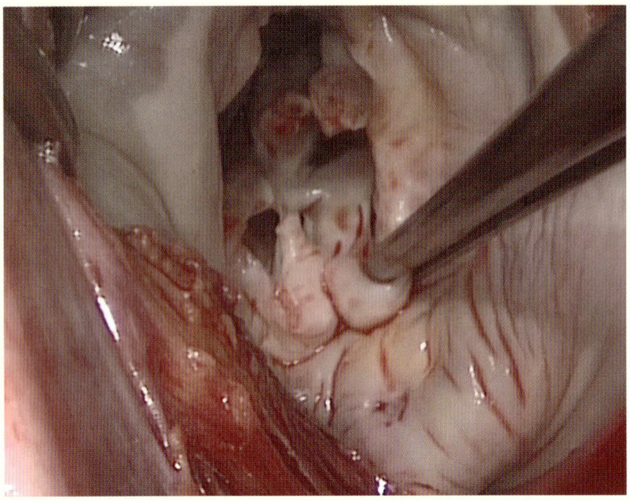

後尖とその腱索は可及的に温存する。左室機能温存や左室破裂予防のためである。

▼ 後尖が顕著に硬くなっており，縫着や置換後の人工弁の動きを妨げることが予想される場合は切除する。

3 石灰化の除去　1:41 ~

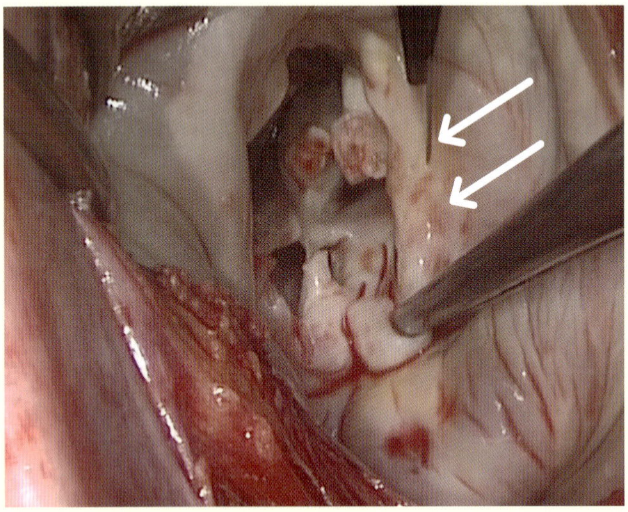

▼ 本症例では後尖弁輪の石灰化を除去するために，まずメスで切開を加えている。表面をなぞるように行い(矢印)，石灰化部分まで到達する。

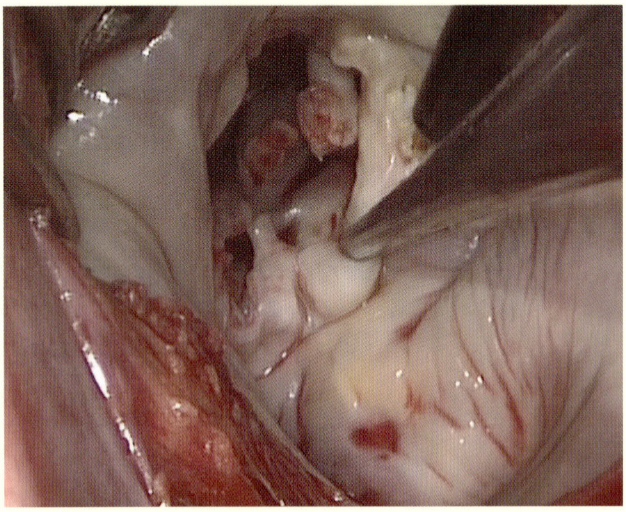

▼ CUSA®（超音波外科吸引装置）を用いて石灰化部分を可及的に除去する。

4 弁輪の再建

3:09 ~

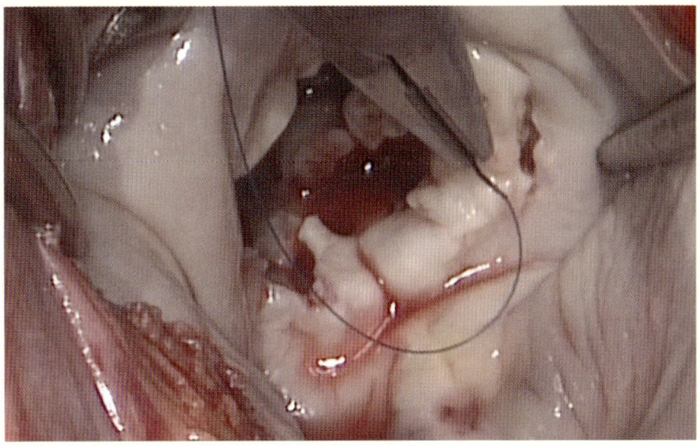

- 人工弁を縫着するために弁輪を再建する。自己心膜を用いて補填することもあるが，本症例では後尖の弁尖を用いた。

バイトが大きすぎると近傍の血管（P1~P2弁輪近くの左冠動脈回旋枝やP2~P3弁輪近くの冠静脈洞）や，房室結節（右線維三角近く）を損傷する可能性があるので気を付ける。

5 糸かけ

4:02 ~

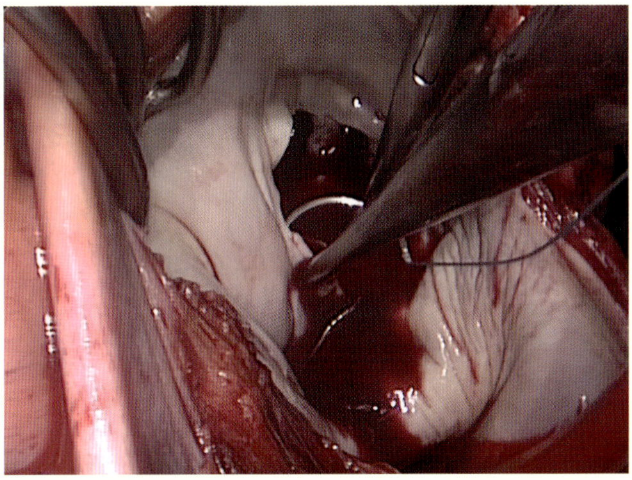

- 糸かけはプレジェット付きの2-0ポリエステル糸で行う。
- 可能な限り均等な間隔で行う。また，プレジェット同士が重ならないように配置する。
- 基本通り，弁輪に対して垂直に刺入する。左室心筋に刺入しないように気を付ける。

左室破裂を引き起こす可能性があるため，確実に弁輪組織をとらえる。

- 両端の針を刺入した後は軽く引っ張り，フェルトがねじれていないことを確認する。

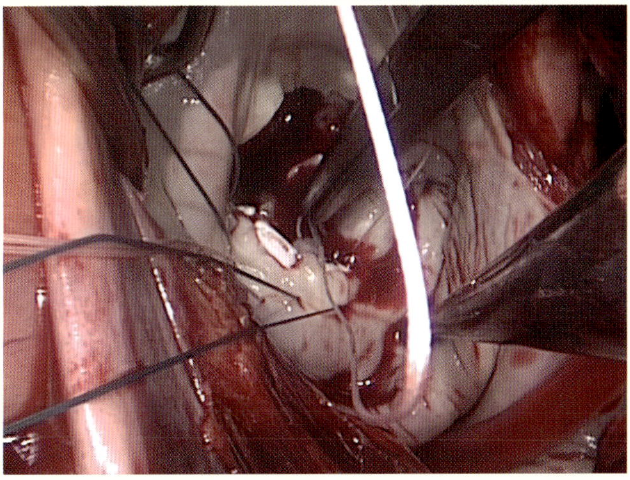

- プレジェットが左室側にくる縫着方法（non-everting-mattress縫合）と左房側にくる方法（everting-mattress縫合）がある。
- 本症例は前者である。この方法では，生体弁置換の際に弁の一部（strut）が左室心筋から離れた位置になるのが利点である。結紮時に力を入れすぎて糸を切ってしまうと，フェルトが左室内に落ちて探すのが困難になるので気を付ける必要がある。

後尖を温存する場合は，本症例のように後尖を折り畳んで弁輪に寄せる。これにより温存した後尖が人工弁の動きに干渉するのを予防する。

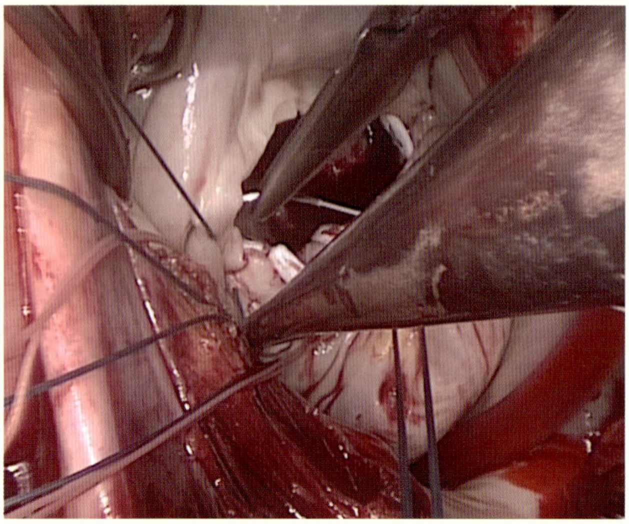

▼ 左線維三角部分は組織がしっかりしているので確実に刺入する。

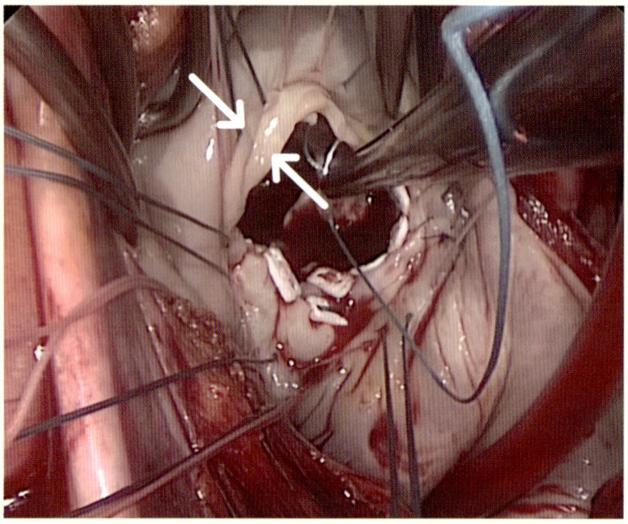

▼ 左線維三角を越えて右線維三角の手前までがaorto-mitral curtain（矢印）である。大動脈弁に隣接しており，大きいバイトで糸をかけると動脈弁を損傷する可能性があるので，弁輪をとりすぎないように気を付ける。

6 サイジング

7:19～

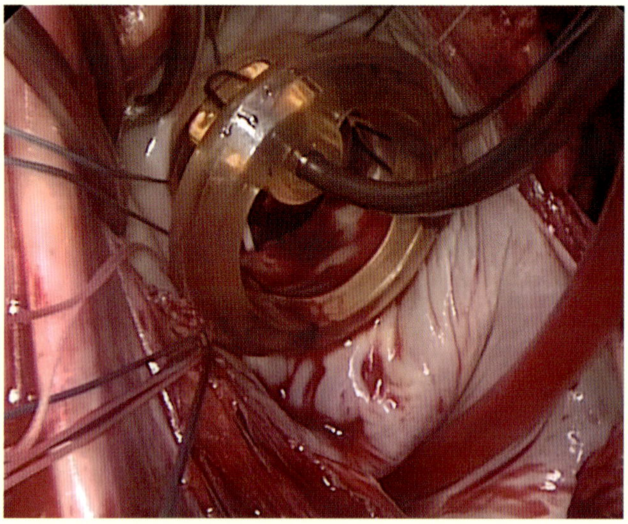

▼ 糸かけをしたらサイジングを行う。高齢で体の小さな女性は左室破裂のリスクが高いので，無理に大きめの弁を入れないようにする。

▼ 生体弁であれば弁の向きは① strut が左室心筋に干渉せず，②左室流出路の中央に張り出さない向きにする。

▼ 機械弁に関しては anti-anatomical position（僧帽弁輪の0時と6時を結んだ線にヒンジが来るポジション）を基本とする。弁下組織が人工弁の弁葉に干渉しないように微調節する。

7 人工弁の縫着

7:26 ~

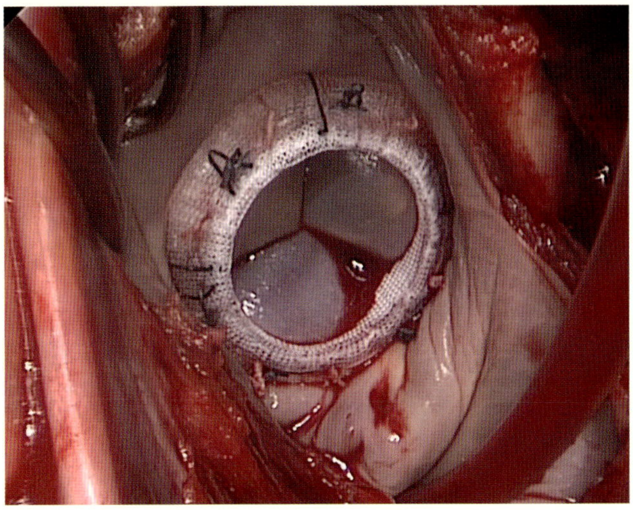

- 選択した人工弁に糸をかけて結紮する。
- 結紮後は，人工弁の弁尖の接合が良好か，カフが弁輪にしっかり縫着されているか，弁が抵抗なく開閉するかを確認する。
- 生体弁では strut に糸が絡んでしまっていないかについても確認する。

上達のための アドバイス

デジタルミラーを使用することで，前尖に隙間なく糸かけができているか確認することができる。

（金村賦之）

動画25

右側左房切開，僧帽弁の露出

ここがポイント

- Sondergaard's groove を十分に剥離する。
- 左房の尾側方向の切開は十分に長く行う。
- 頭側の左房鈎で左房を持ち上げる際は，左房天井を上に持ち上げるというより，めくり上げて僧帽弁が術者に向くようにするイメージで行う。

1 Sondergaard's groove を剥離する　0:00 ~

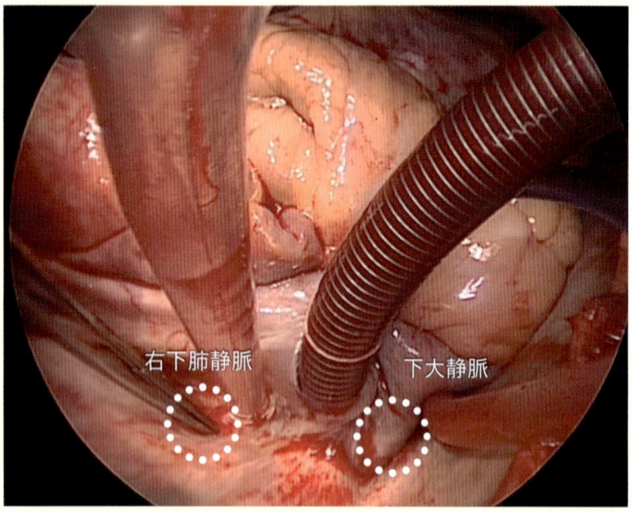

- 上行大動脈送血と上下大静脈脱血で体外循環を確立する。
- まず，右下肺静脈と下大静脈の間から oblique sinus（左房の真裏のスペース）に向かって鈍的に剥離を行う。
- 下大静脈に近づきすぎると，損傷してしまう可能性があるので慎重に行う。

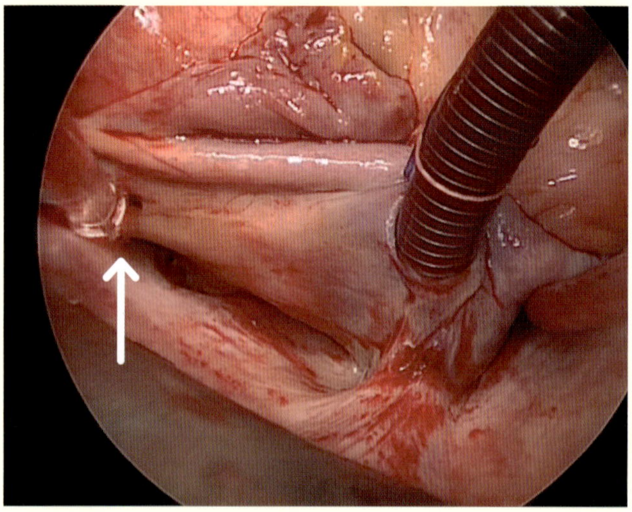

- 右上肺静脈と右肺動脈の間（矢印）も鈍的に剥離する。

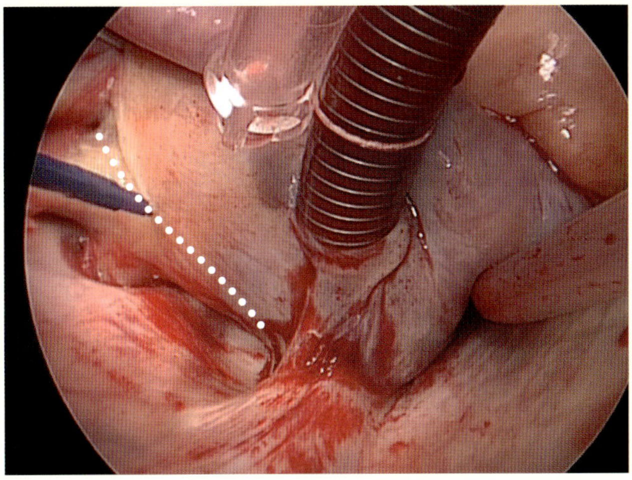

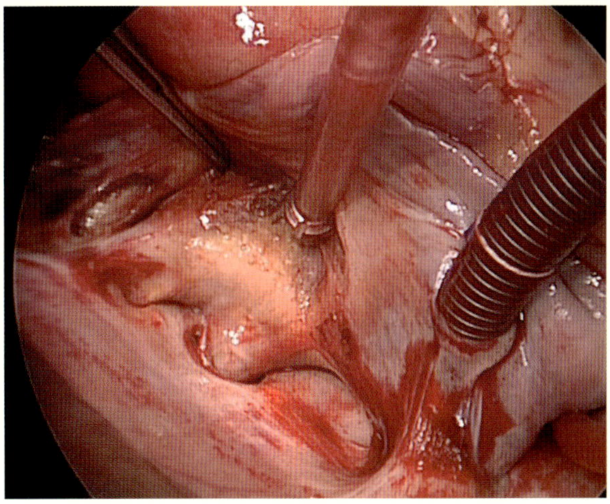

▼ 右上下肺静脈と右房の間の層であるSondergaard's groove（Waterston's groove）を剥離する（点線）。範囲は，右上肺静脈の頭側端から右下肺静脈の足側端まで行う。

▼ 当院では電気メスを用いて行っている。

この際，動画のように右房を上方に牽引しながら行うとよい（クーリー鈎を用いると視野を確保しやすい）。

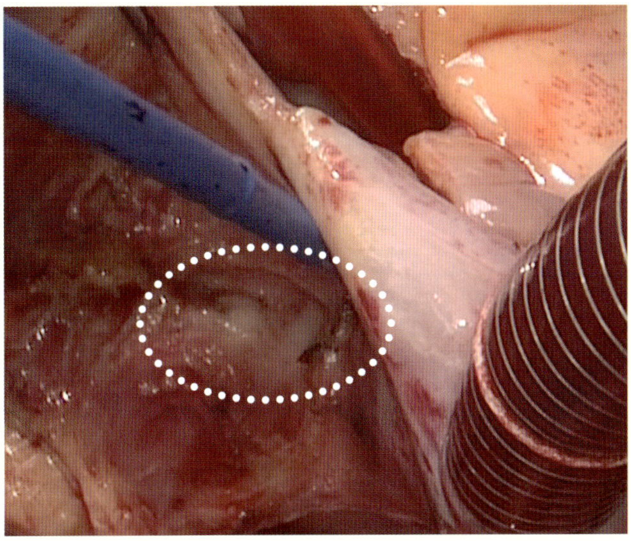

▼ 可能な限り奥まで剥離し，卵円窩（白色の結合組織：点線部分）が見える辺りまで到達する。

2 左房壁を切開する

1:29 ~

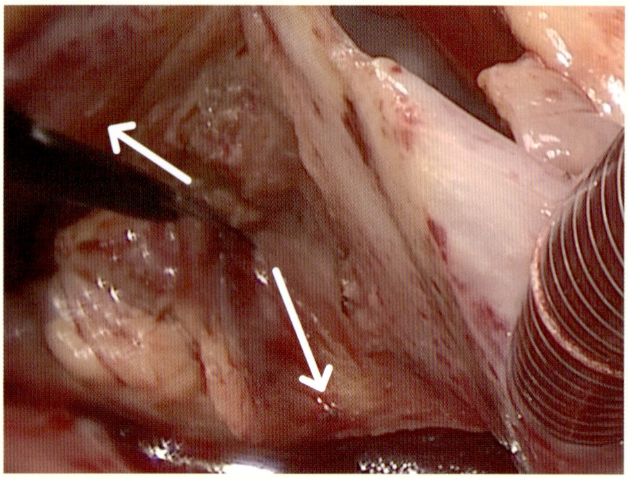

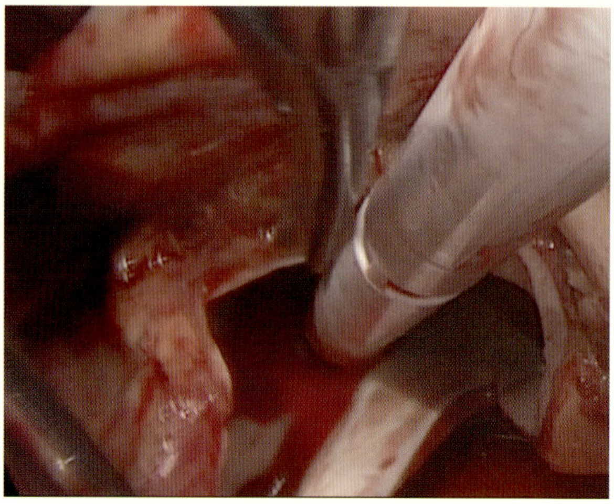

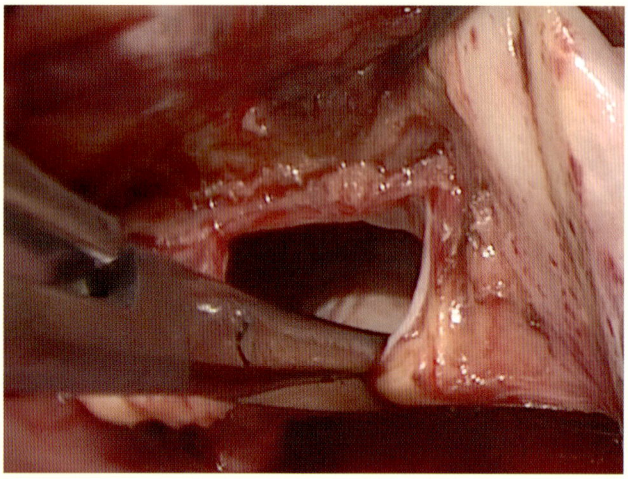

- 剥離したら，できるだけ奥の左房壁をメスで切開し，左右方向に広げていく（矢印）。
- 左側は，右上肺静脈の頭側端まで進める（左房天井に向かう方向ではなく，肺静脈に垂直となる方向に切開を進める）。
- 右側は，右下肺静脈と僧帽弁輪の中間辺りまで進めてよい（僧帽弁の後尖弁輪に平行に弧を描くように切開を進める）。

3 僧帽弁を露出する

2:08 ~

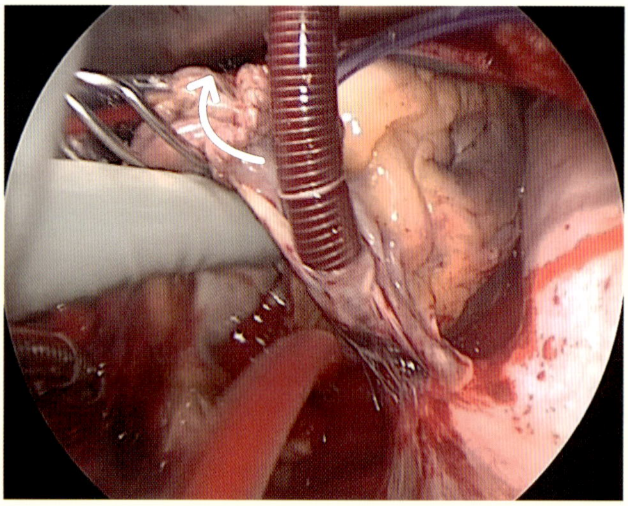

左房天井を上に持ち上げるというより，めくり上げて僧帽弁が術者に向くようにする（矢印）イメージである。

- 左房鉤の先端を助手側に押し付けながら，上大静脈ごと上に持ち上げる。
- 頭側の左房鉤で左房を持ち上げ，助手側に引っ張る。

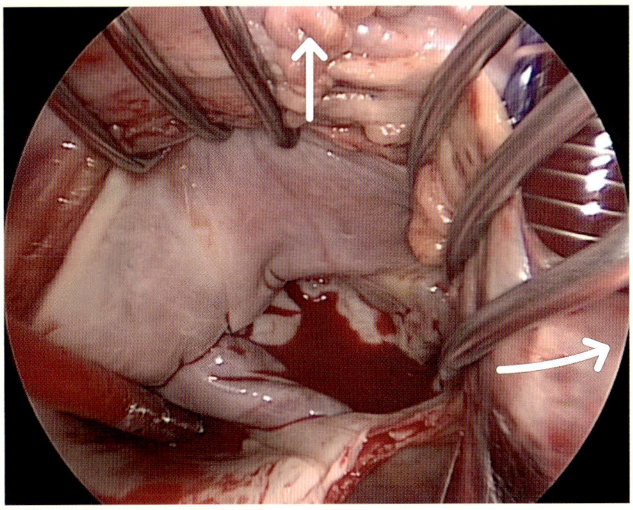

▼ 足側の左房鈎は，助手側に押し付けながら足側に向かって左房をめくり上げる（矢印）。

上達のための アドバイス

卵円窩の辺りまで剥離し，できるだけ奥で左房を切開することで，良好な視野を確保することができる。

（金村賦之）

動画26

後尖逸脱に対する三角切除

ここがポイント

- 三角切除を行うときは，弁尖を切りすぎないこと。
- 左房にプレジェット付きポリプロピレン糸をかけ，右側に牽引して視野を確保する。
- 逸脱部位を正確に把握することが非常に重要である。

1 切開

0:00 ~

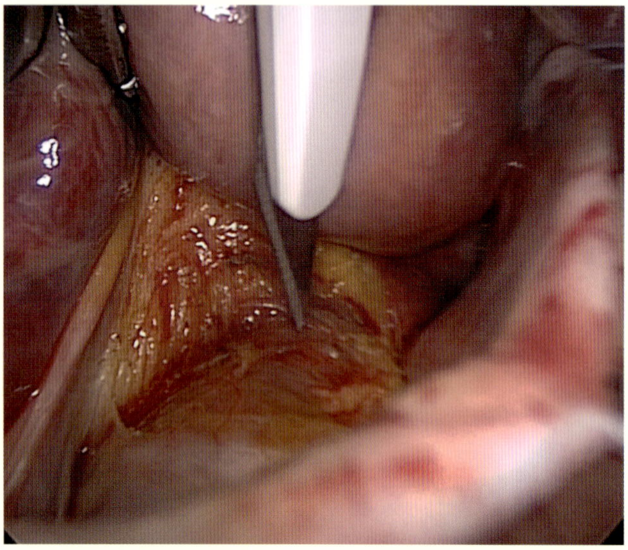

▼ Sondergaard's groove（Waterston's groove）を剥離し，左房に切開を加える。

卵円窩付近を切開する。

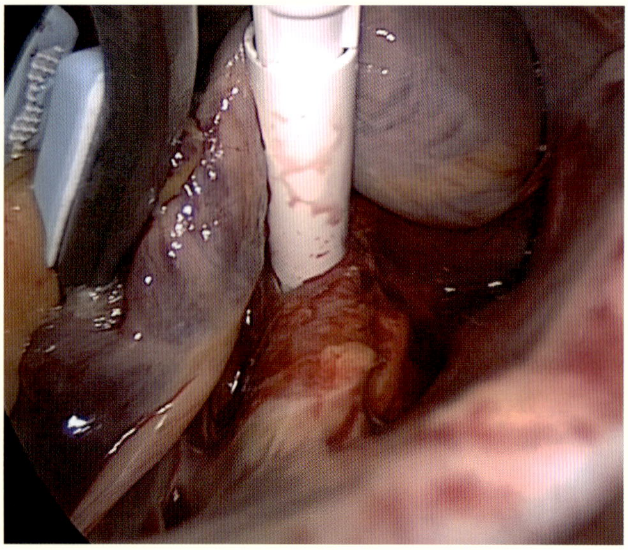

▼ 吸引管の先を差し入れ，視野を確保する。

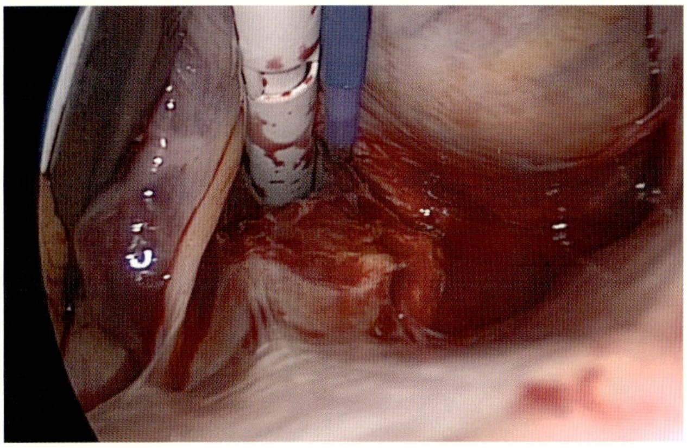

▼ 電気メスを用いて左房の切開を左右に進める。

▼ メッツェンで切開してもよい。

2 逸脱部位の検索 0:41 ～

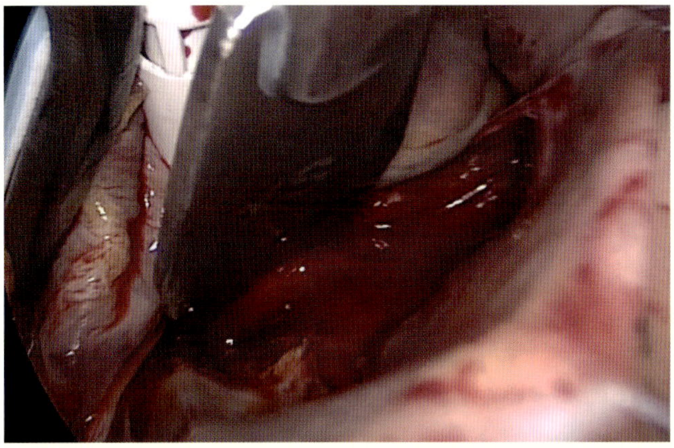

▼ 左房鈎を挿入し僧帽弁を露出する。

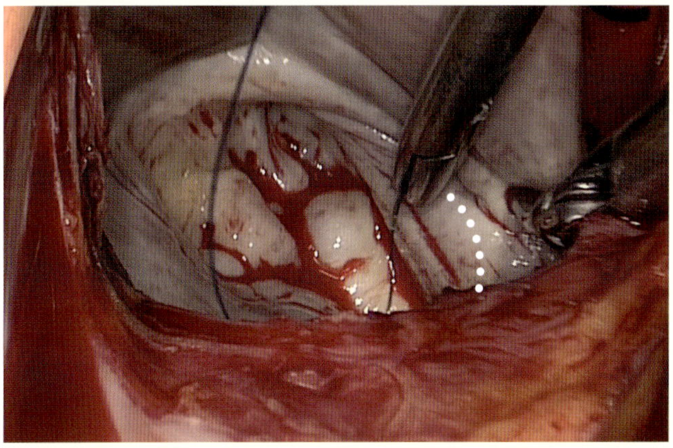

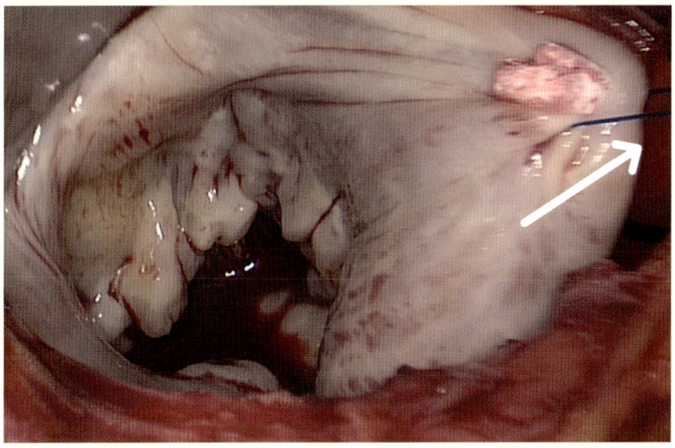

▼ 左房にプレジェット付きポリプロピレン糸をかけ(点線)，右側に牽引し視野を確保する(矢印)。

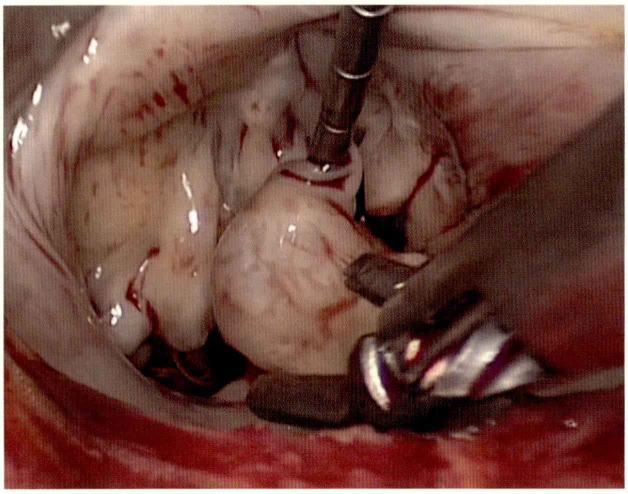

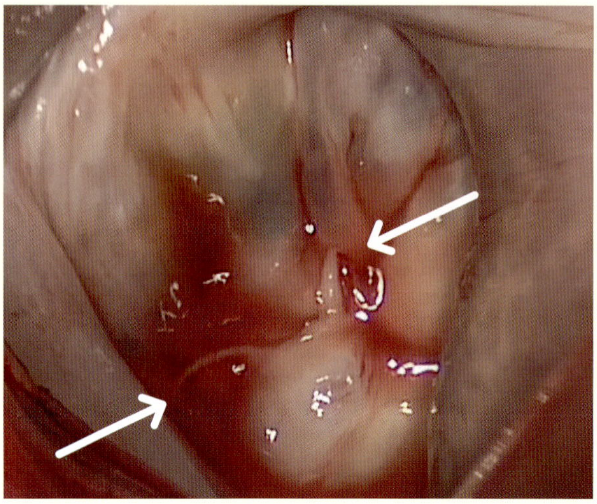

▼ 神経鈎で，弁尖の逸脱部位や腱索断裂の有無を検索する。水テストで逸脱部位を確認する。

▼ 本症例はP2の逸脱と，それに付着する腱索の断裂を認めた（矢印）。

水テストを行う際は，順行性冠灌流用カニューレの接続を外しておき，冠動脈にエアが流入しないようにする。

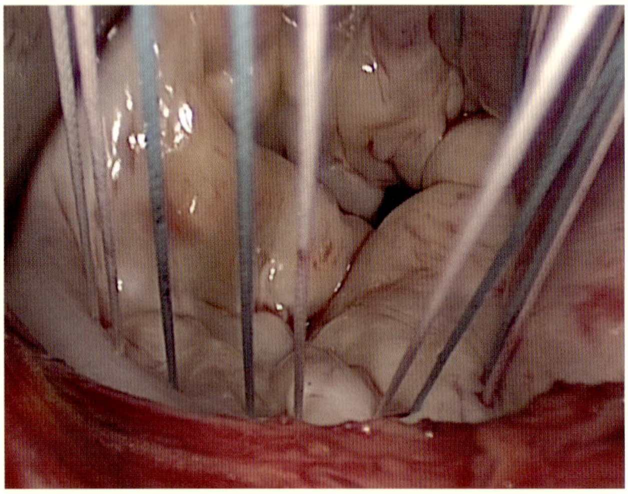

▼ まず糸かけを行った。

▼ フィジオフレックス®を用いたので，前尖弁輪には糸をかけていない（右線維三角近傍には1針かけている）。

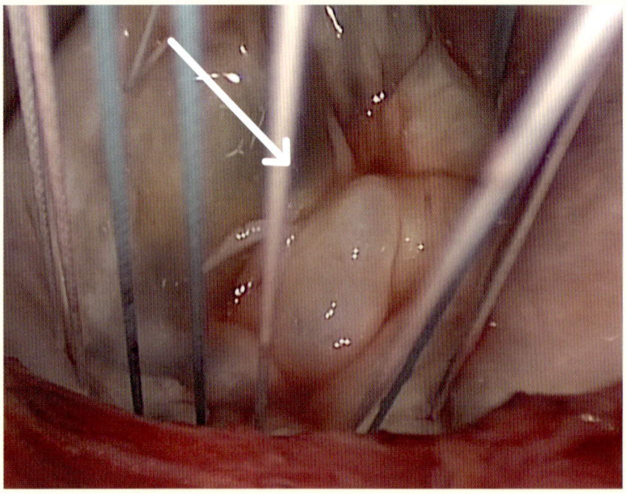

▼ 水テストを行い，逸脱部位を確認する（矢印）。

3 三角切除

3:04 ～

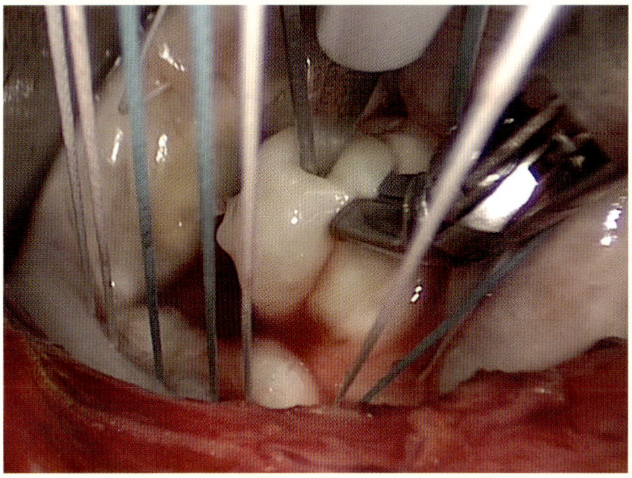

▼ 弁尖の逸脱部位をメスで三角切除する。

大きく切りすぎないこと。

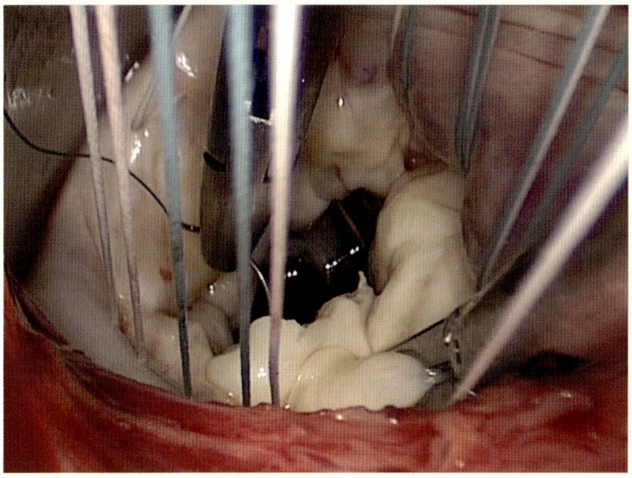

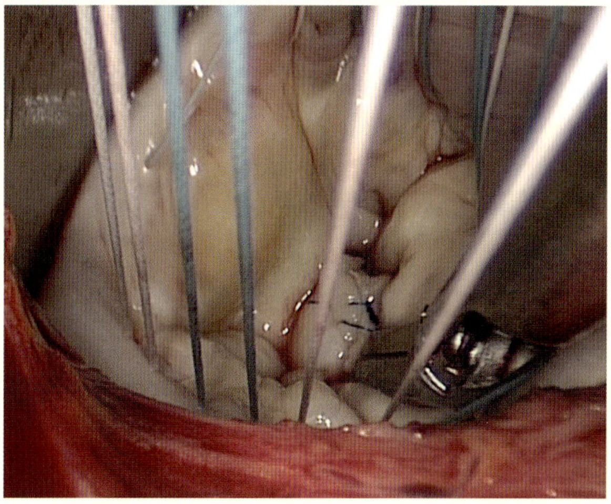

▼ 切除した部分を5-0ポリプロピレン糸で連続縫合する（over-and-over 縫合）。

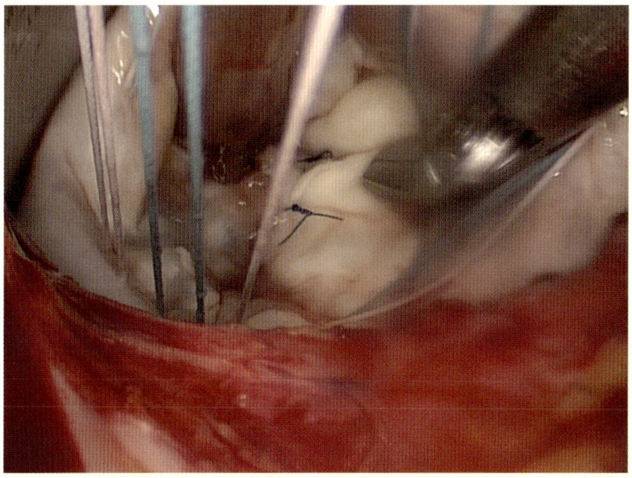

▼ 水テストを行い，逆流がおおむね制御されたことを確認する。

4　人工弁輪による縫縮　4:38 ~

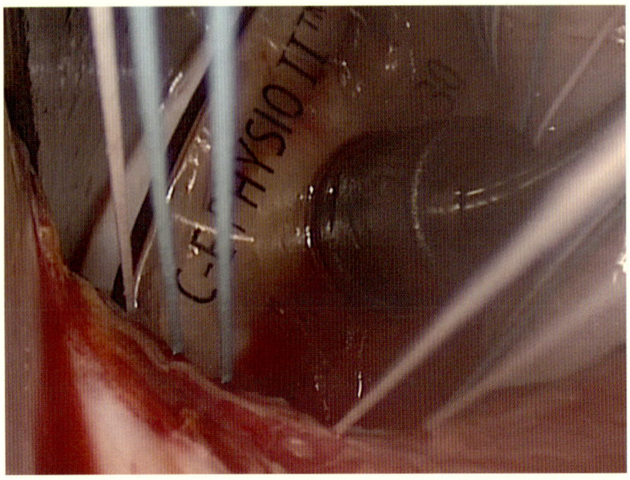

▼ サイジングを行う。

▼ 前尖の高さと交連間の距離を測定する。基本的には，前尖の前後径サイズに合わせたリングを選択する。

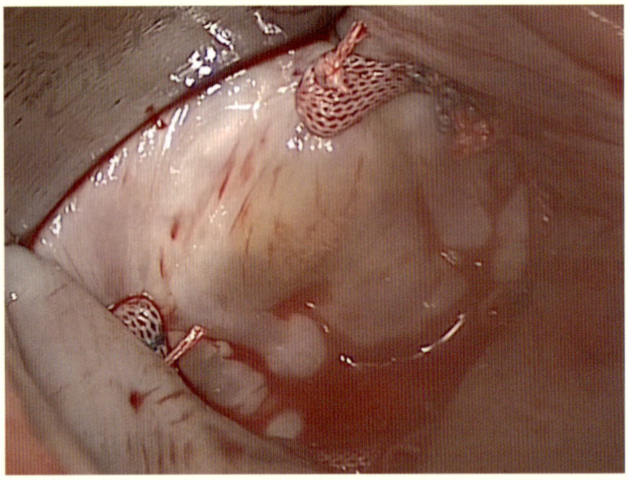

▼ 選択したリング（バンド）に糸を通し結紮する。

▼ 最後に水テストを行い，逆流がコントロールできていることを最終確認する。

上達のための アドバイス

弁尖を切りすぎないこと，弁輪に切り込みすぎないことを意識する。

（金村賦之）

動画27

前尖逸脱（露出～弁形成）

ここがポイント

- Sondergaard's grooveを十分剥離する。
- 正常な腱索の長さをリファレンスとして人工腱索のループを作る。
- 逸脱部位を正確に把握し，視野を確保することが重要である。

▼ 上行大動脈送血，上下大静脈脱血で人工心肺を確立する。上下大静脈のスネアを行う場合もある。

1 僧帽弁の露出 0:00～

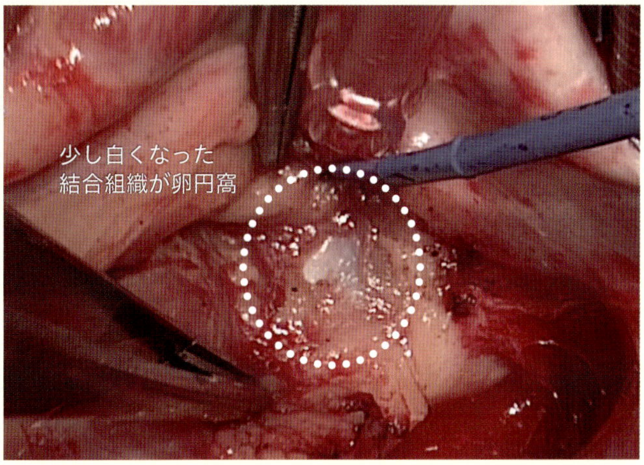

▼ まず，Sondergaard's groove（Waterston's groove）を剥離していく（→P.112）。

良好な視野を確保するために，できるだけ深く剥離すること。卵円窩（点線）がメルクマールとなる。

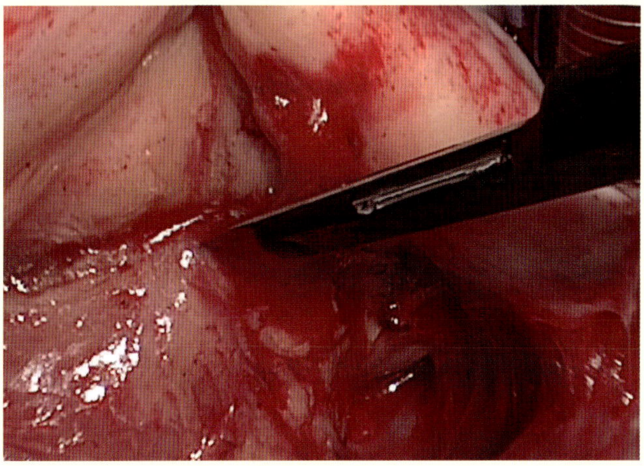

▼ 右房をしっかり持ち上げて視野を確保し，ボリュームを戻して左房に切開を入れる。

左房切開は剥離面のできるだけ奥の部位で行う。深く切開しすぎて対側の左房壁を損傷しないようにすること。

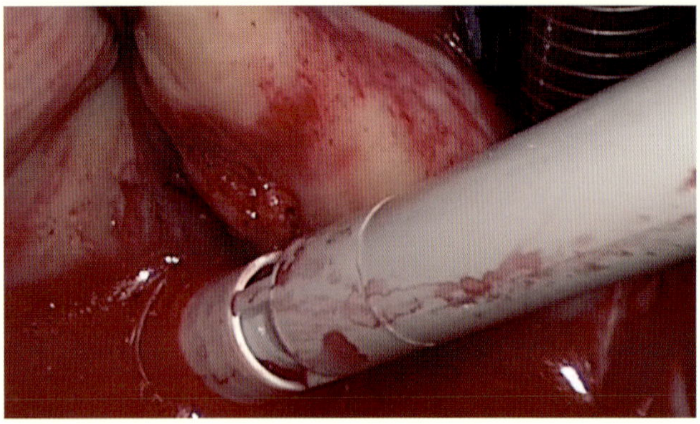

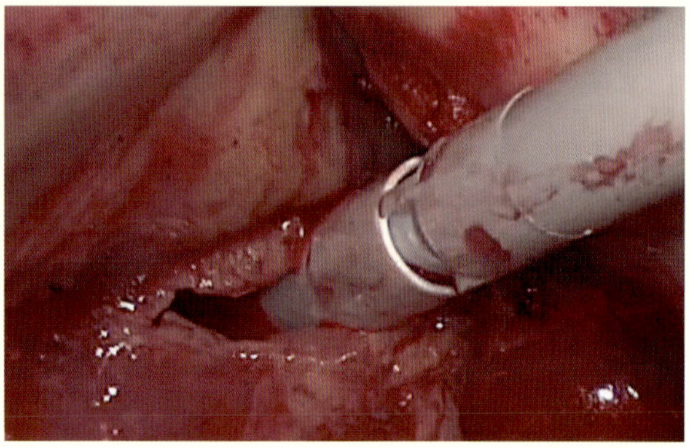

▼ 1～2cm の切開を加えると大量の血液が出てくるので，速やかにサクションを挿入し視野を確保する。

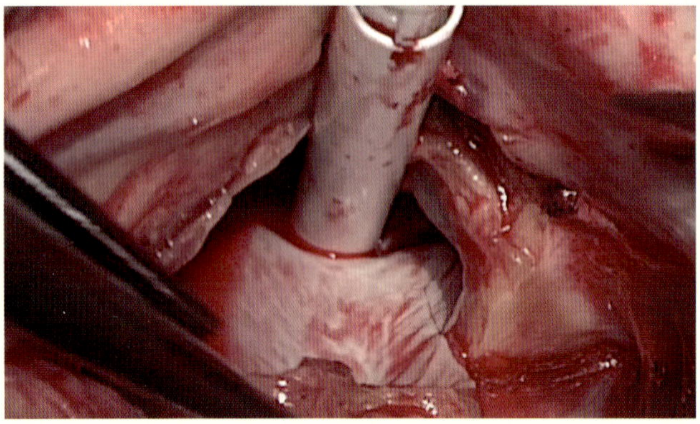

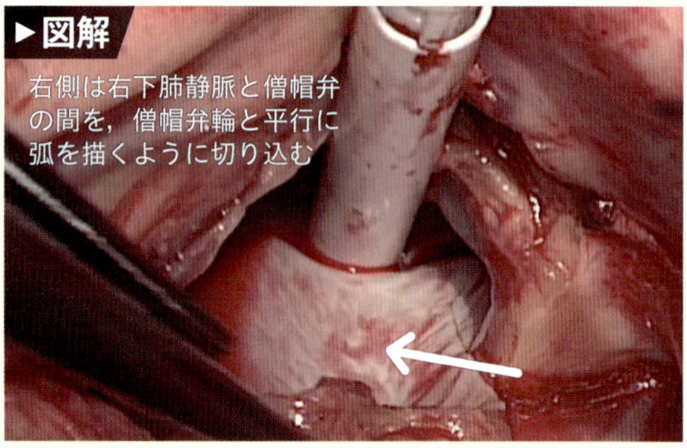
▶図解
右側は右下肺静脈と僧帽弁
の間を，僧帽弁輪と平行に
弧を描くように切り込む

▼ 切開を左右方向に進める（矢印）。

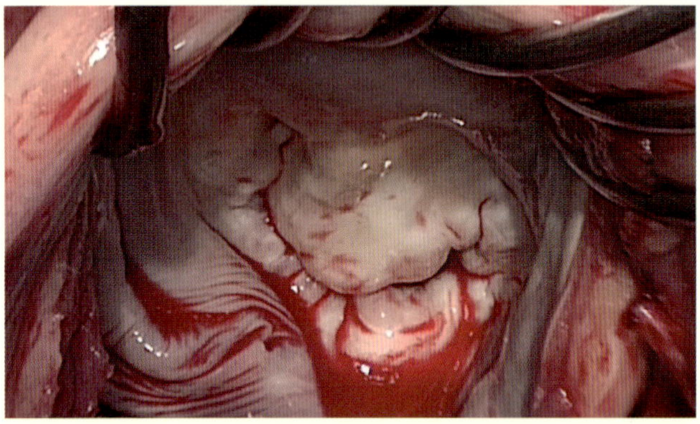

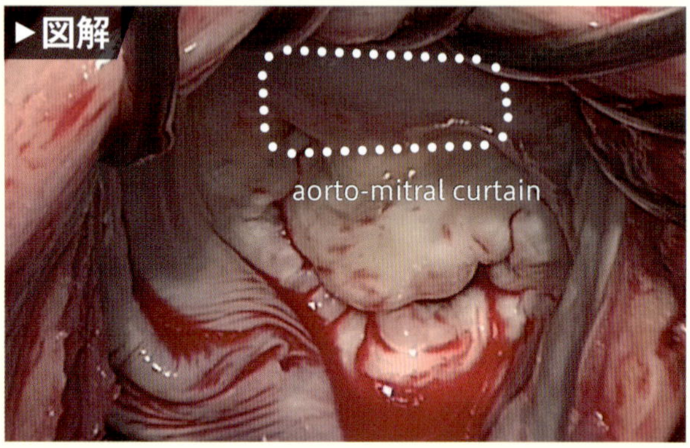
▶図解
aorto-mitral curtain

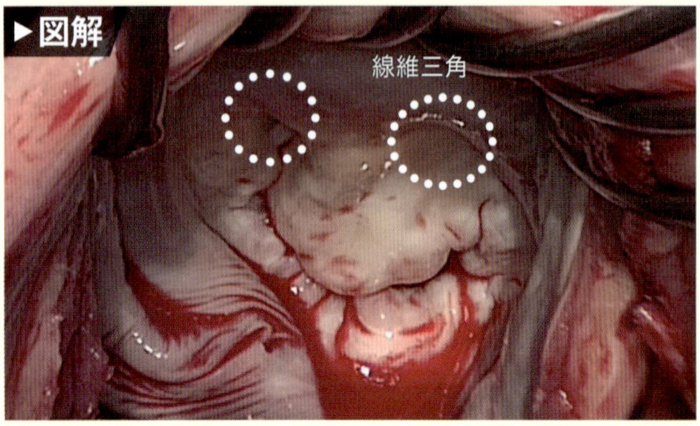
▶図解
線維三角

▼ 左房鈎 2 本で左房をめくり上げ，僧帽弁を露出する。

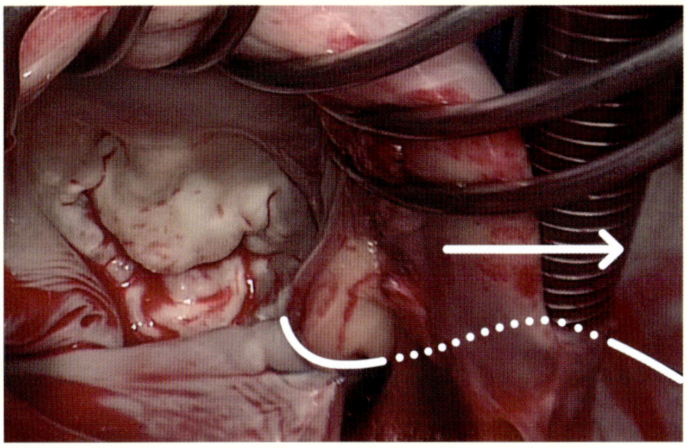

▼ 左房壁が視野の右側を遮るので，プレジェット付きポリプロピレン糸をかけ，下大静脈の裏側を通して（白線）右方向に牽引する（矢印）。

2　逸脱部位の検索　2:08～

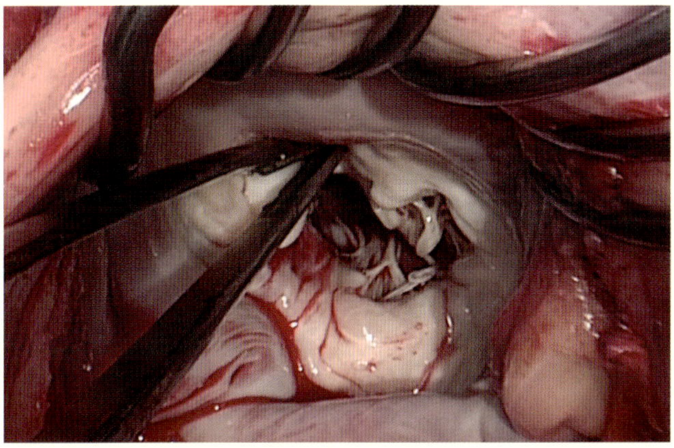

▼ 弁尖，弁輪，腱索，乳頭筋を入念にチェックする。

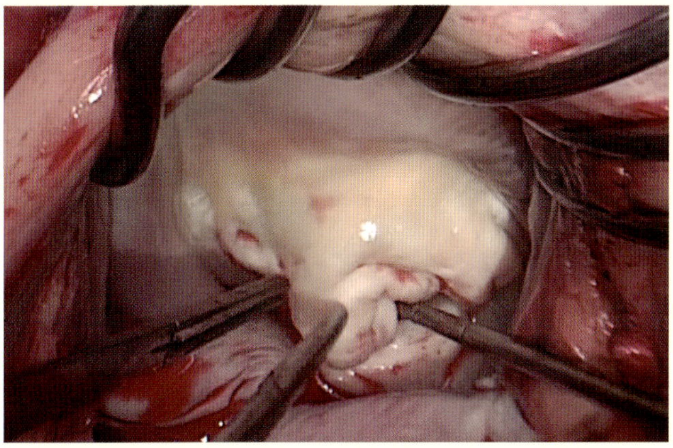

▼ 前尖腱索が伸長しており，前尖が左房側に逸脱している所見である。

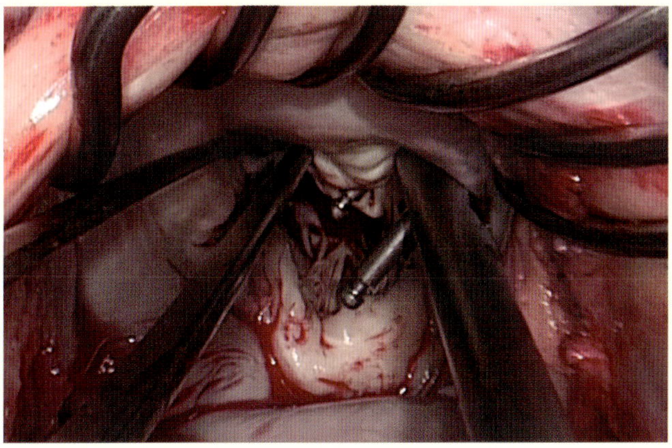

▼ 正常な後尖腱索をリファレンスとして使用する。メジャーを用いて腱索の長さを測定する。

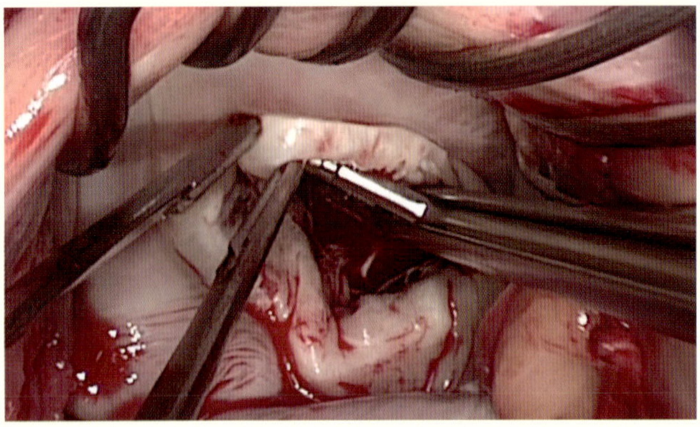

▼ 前尖の腱索が伸長している。

3 ループをかける 3:23 ~

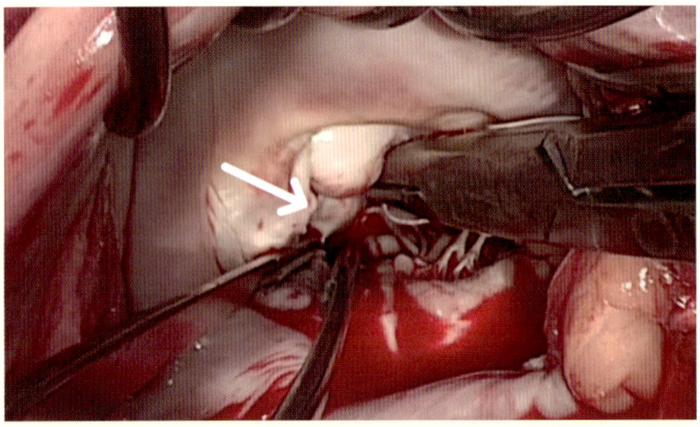

▼ リファレンスとした腱索の長さのループを複数作る（CV-4）。

▼ ループ両端の針をフェルトにかけ，それを乳頭筋にかける（矢印）。

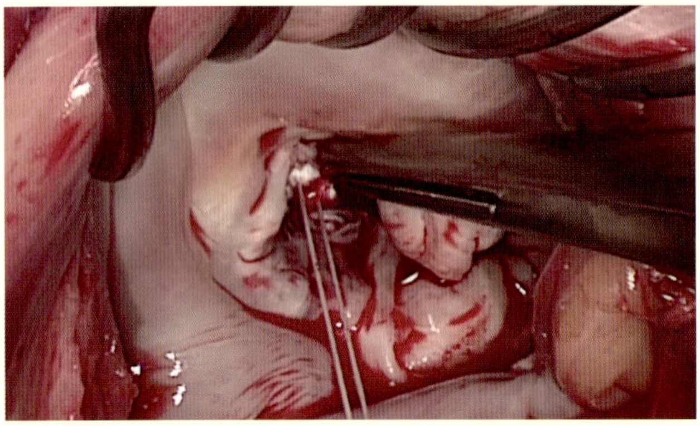

▼ フェルトを通し，乳頭筋をサンドイッチするように挟んで結紮し固定する。

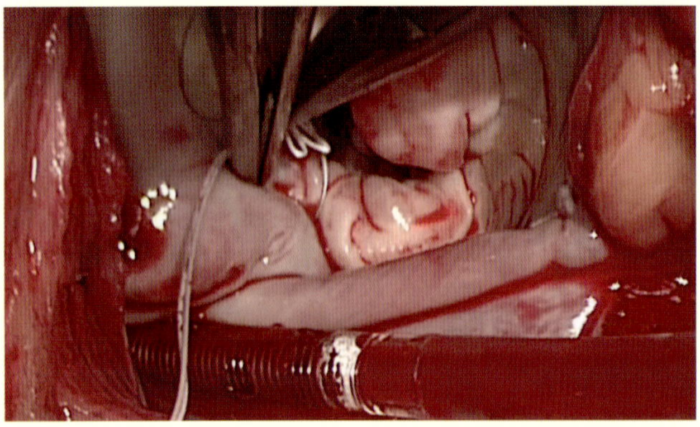

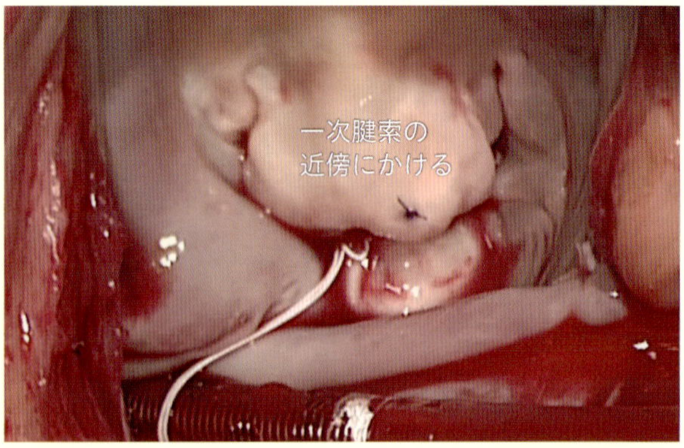

▼ 5-0 ポリプロピレン糸をループの 1 つに通し，弁尖にかける。

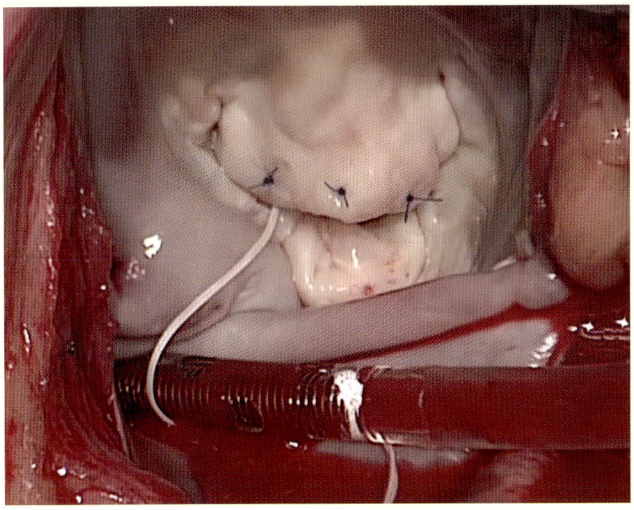

▼ 本症例は前尖の広範な逸脱であったため，広い範囲で3カ所にループを固定した。

4 リング固定 5:19～

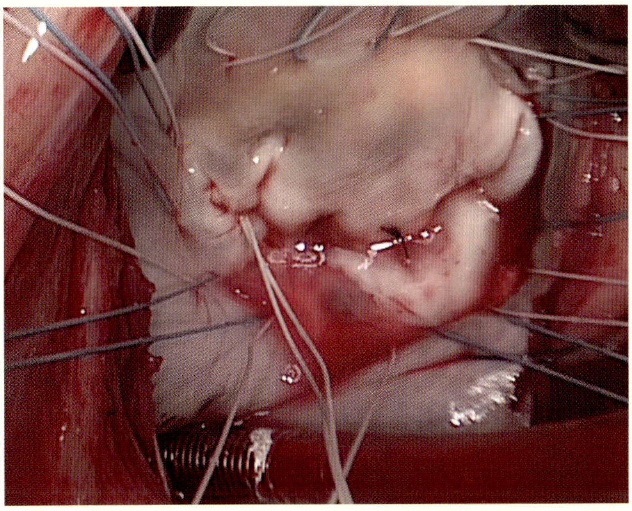

▼ 糸かけ，サイジング，リングの固定に関しては P.130 を参照。

線維三角を確実にとらえることが重要である。

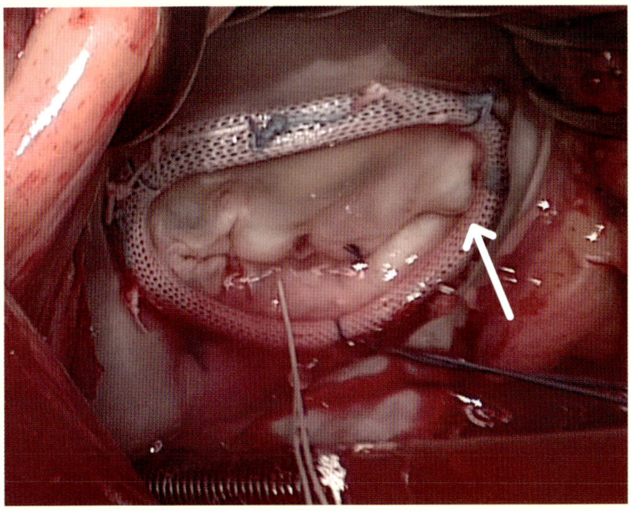

▼ リングを縫着したら水テストを行う。

▼ 本症例は後交連部分が逸脱し逆流を生じていた（矢印）。

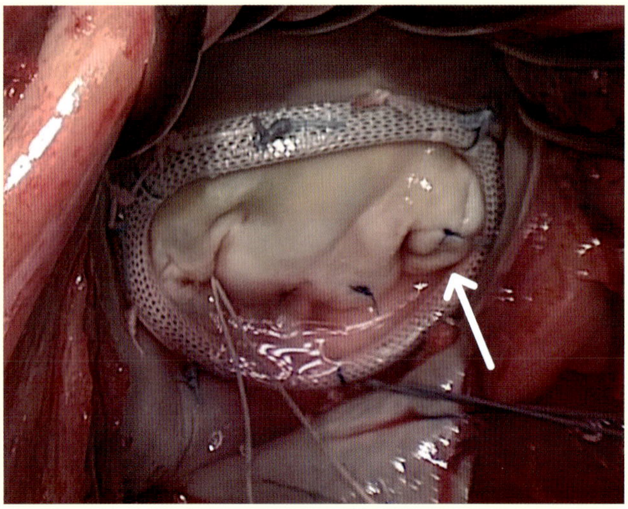

▼ 5-0 ポリプロピレン糸を用い，逸脱を矯正するように edge-to-edge 縫合を追加した（矢印）。

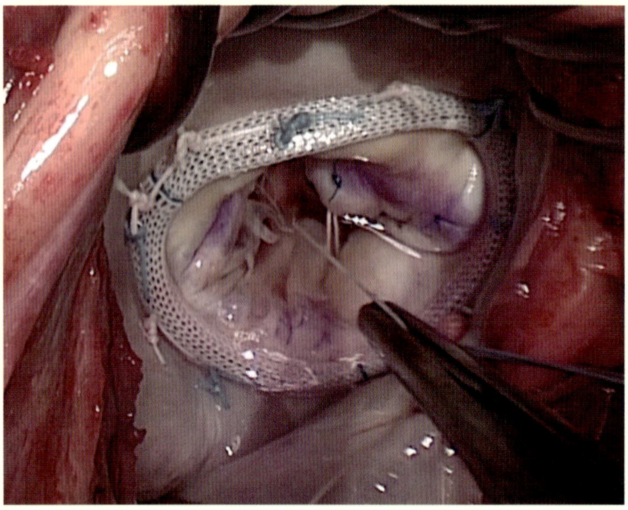

▼ 水テストを行い逆流がないことを確認し，色を着けて coaptation も確認した。

上達のための アドバイス

- 卵円窩付近まで剥離し切開することで，良好な視野を得ることができ，迅速かつ確実な形成につながる。

（金村賦之）

▶ 動画28

前尖逸脱（人工腱索）

ここがポイント

- 糸かけ等を行う前に，入念に弁輪，弁尖，腱索，乳頭筋などのチェックを行う。
- 糸は確実に弁輪にかける。
- 正常な弁尖の腱索をリファレンスとして人工腱索を作成する。

1 逸脱部位の検索

0:00 ～

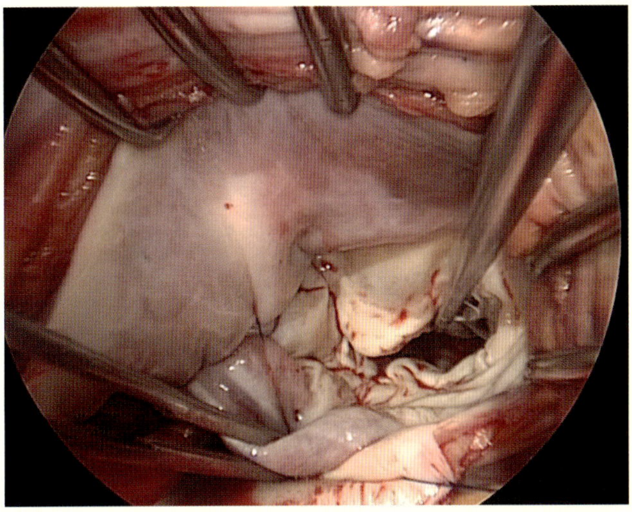

▼ 右側左房切開で僧帽弁を露出する。

▼ 本症例では術前の心エコーで前尖の逸脱が指摘されていたため，前尖を中心に検索を行っているが，その他の部位についても弁尖の大きさ，硬さ，腱索の長さ，断裂の有無について精査を行う。

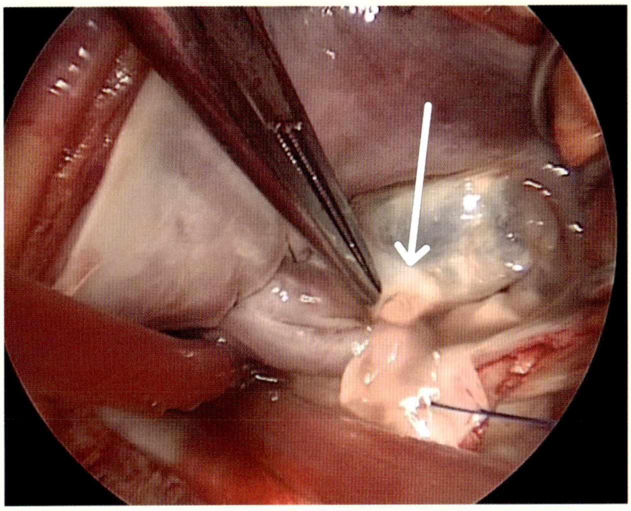

▼ 水テストを行い，逆流している部位についても精査する。

▼ 本症例では前尖 A1 の逸脱に伴う逆流を認める（矢印）。

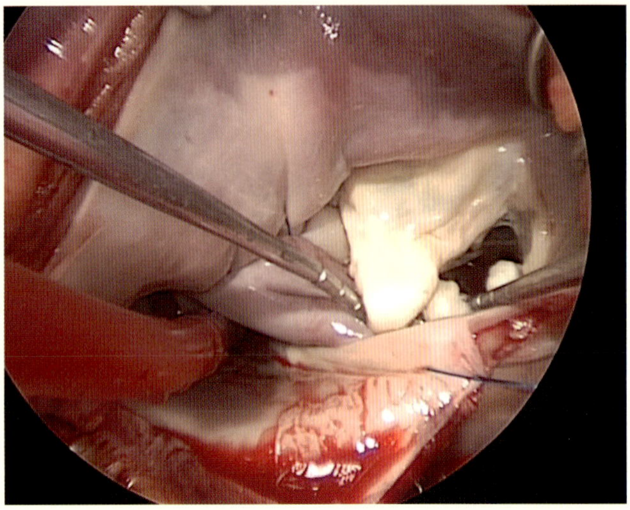

▼ 正常な部分と逸脱した部分を比較する。

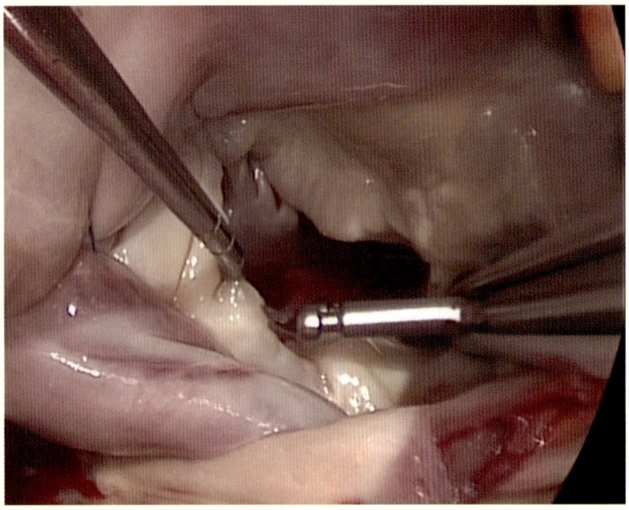

▼ 正常なリファレンスとしたP1の腱索の長さを測定する。

▼ 測定した長さのループをCV-4の針糸を用いて作成する（2～3ループ，フェルト付き）。

▼ 本症例では逸脱範囲が小さいため2ループのみの作成とした。

2 ループ固定 0:41～

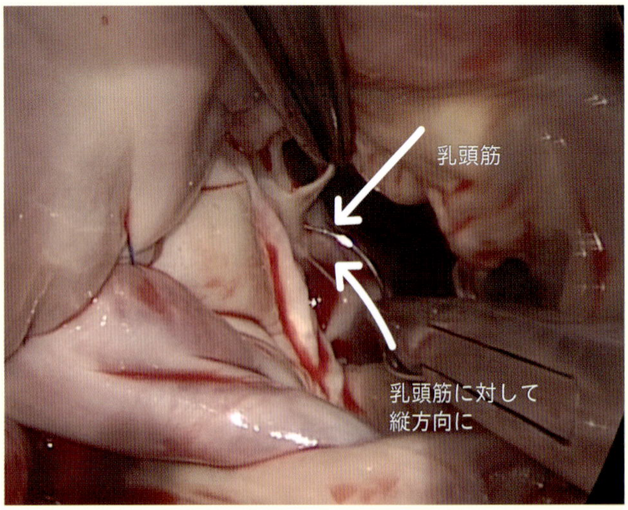

▼ 乳頭筋にCV-4の両端針を通す。

乳頭筋の虚血を防ぐため，両端針が乳頭筋に対して縦方向に位置するように通す。

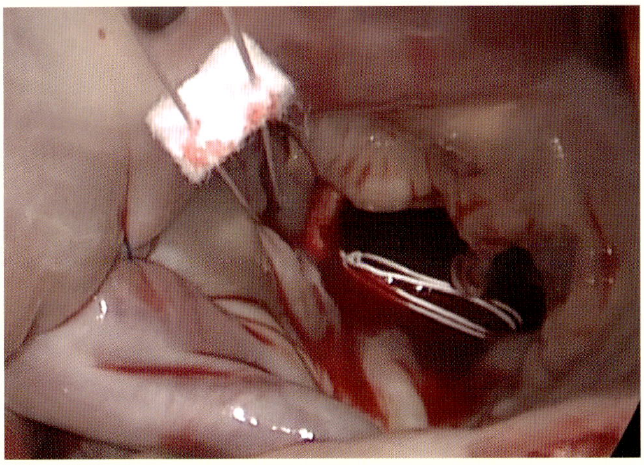

▼ 両端針を通したら，相方のフェルトを通して結紮し，乳頭筋に固定する。

フェルトとフェルトの間に腱索が挟まれないようにすること。強く締めすぎたり引っ張りすぎたりして乳頭筋が裂けないように気を付ける。
CV-4は滑りやすく，ほどけやすいので最低でも8回以上は結紮する。

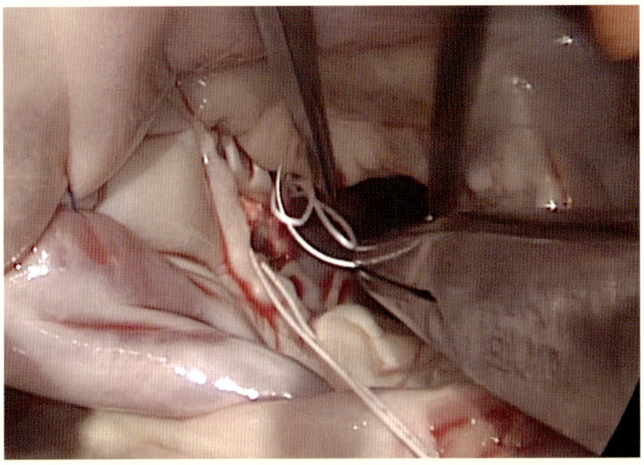

▼ ループに5-0ポリプロピレン糸を通す。

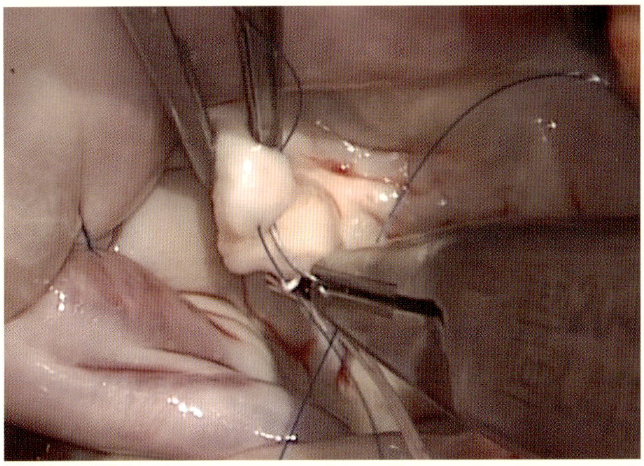

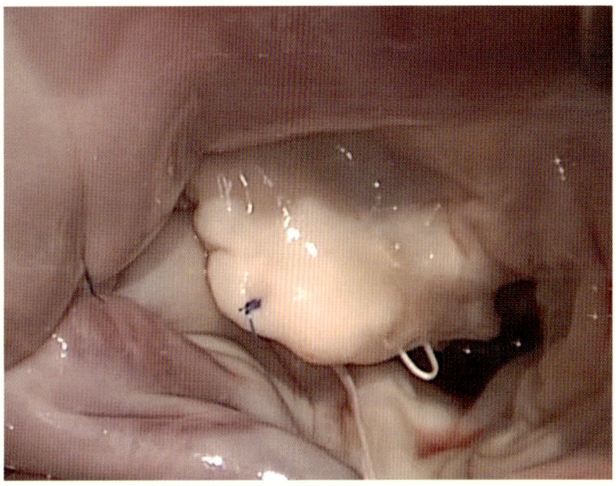

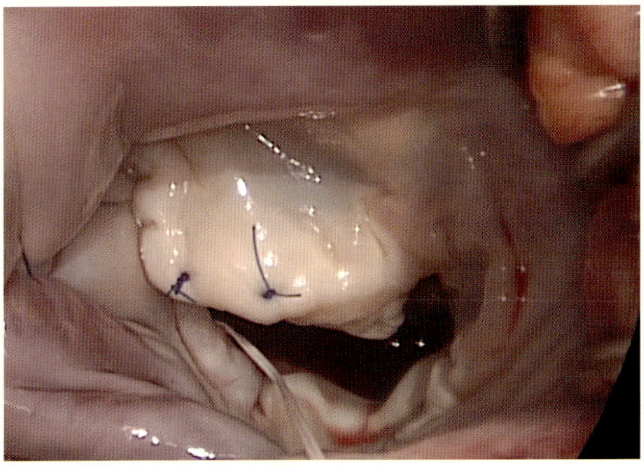

▼ 前尖の逸脱していた部分（一次腱索付着部付近）に5-0ポリプロピレンの針を刺入し，ループを固定する。

▼ 本症例では弁尖が長かったため，それを左室側に畳み込む目的で，弁尖の左房側から刺入し左室側に刺出している。

▼ 逸脱する領域を2つのループで再建する。

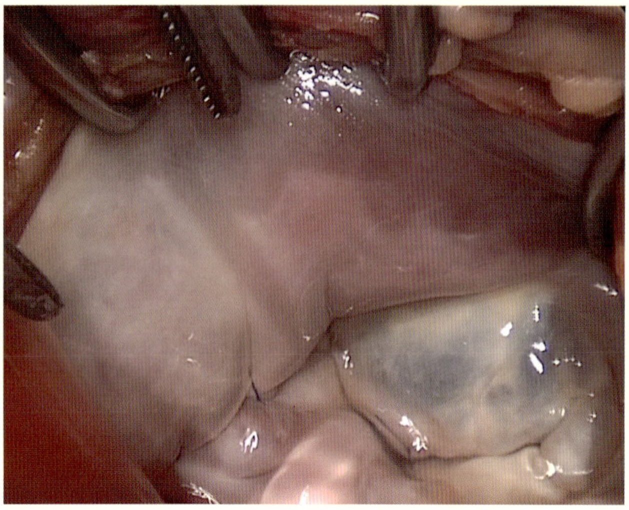

▼ 水テストで大まかな形を確認する。

3 弁輪への糸かけ

2:02 ~

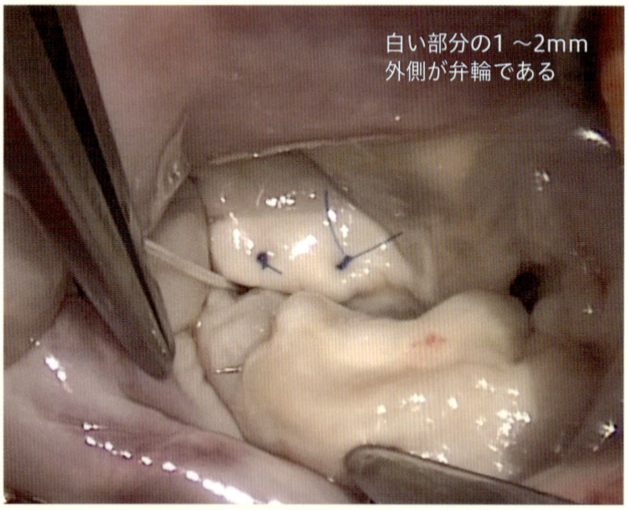

▼ 弁輪への糸かけを行う。P2 弁輪から行うことが多い。

ヒンジ部から 1mm 離れたところから刺入し，針先が左室内を経由して，再びヒンジ部より 1mm 離れたところに刺出されるイメージで運針するとよい。弁輪を確実にとらえると消しゴムに針を通したような抵抗を感じる。

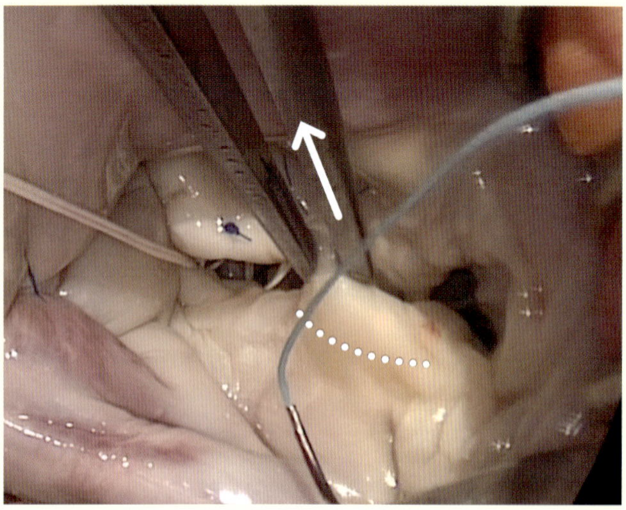

弁尖を軽く牽引（矢印）することで，ヒンジ部（点線）を視認しやすくなる。

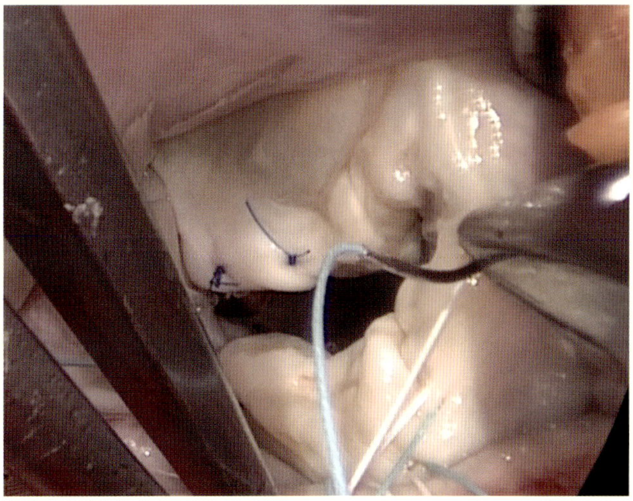

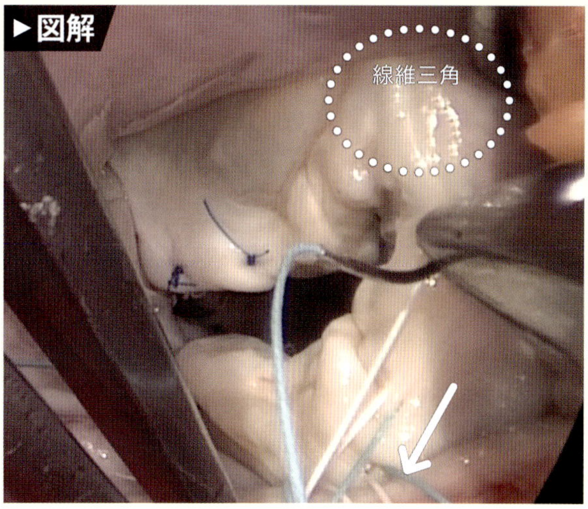

- 点線で囲んだ部位が右の線維三角である。
- P2 ～ P3 の弁輪周囲には冠静脈洞，後交連周囲には刺激伝導系（房室結節）があるので，弁輪から大きく離れないようにする。

かけた糸を軽く牽引する（矢印）ことで，次にかける部分の刺入が容易になる。

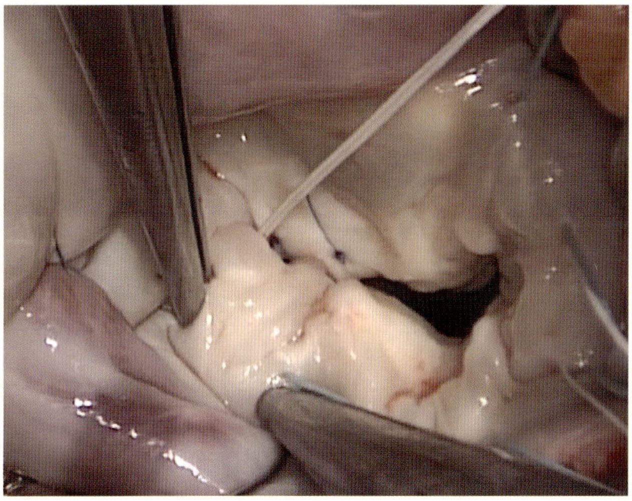

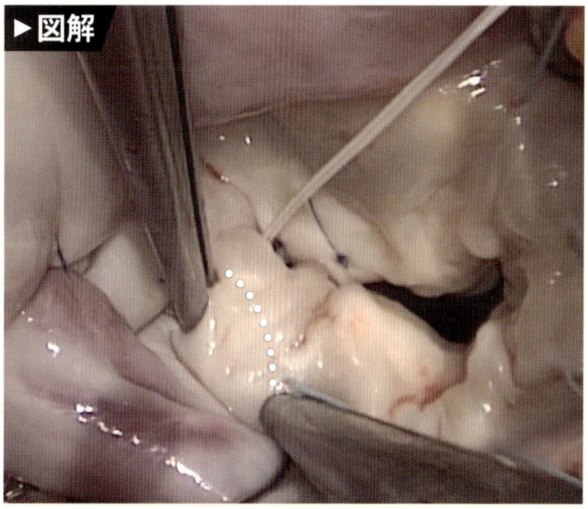

- P1 ～ P2 周囲には左冠動脈回旋枝が走行しているので，針先の方向に注意して刺入する（点線）。

バイトを大きくしすぎると近傍の冠動脈が屈曲してしまうので気を付ける。

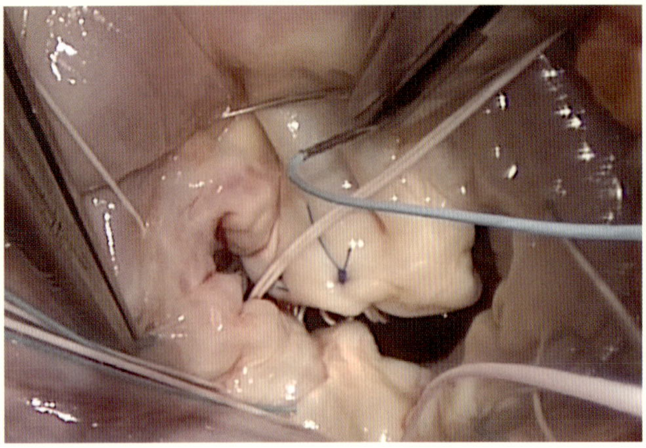

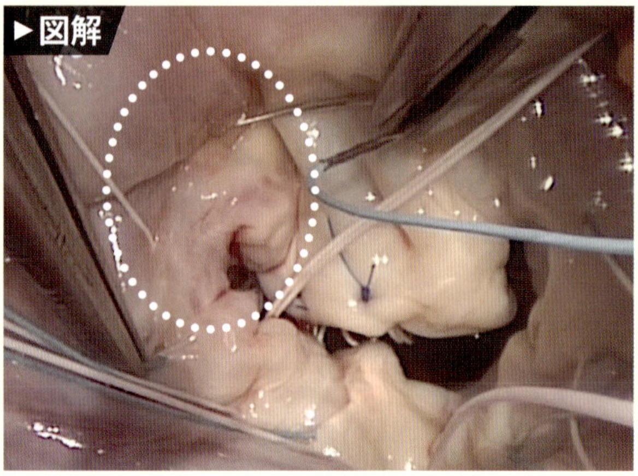

- 写真は左線維三角～前交連近傍（点線）の糸かけの場面である。同部位の糸かけは難しいことが多いので，前後の糸を牽引したり，弁尖を引っ張ったり，左房鈎の位置をずらしたり，といった工夫が必要な場合がある。

裏側に大動脈弁が位置しているので深く針を刺入しないようにすること。

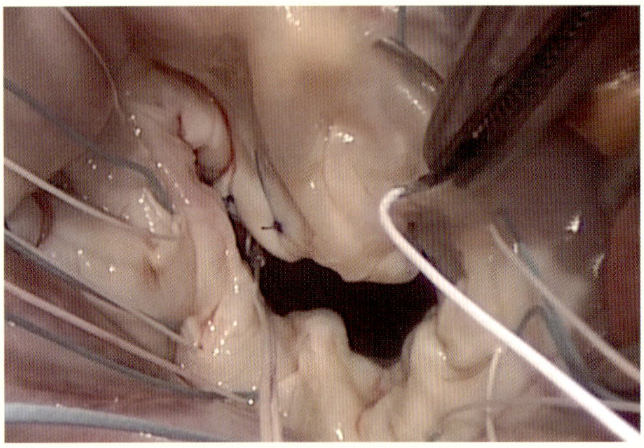

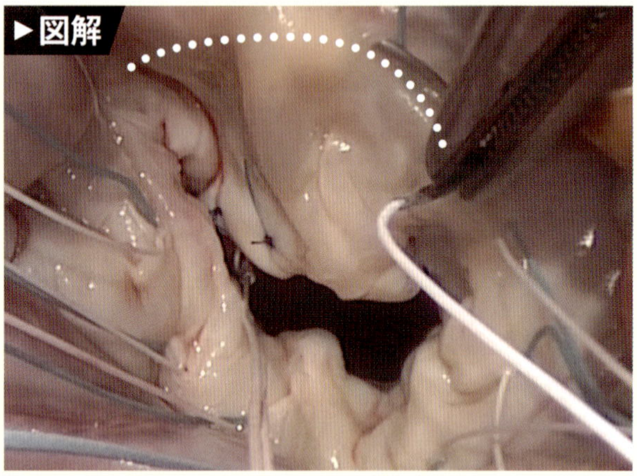

- 前尖弁輪（点線）は強固ではない。また，裏側に大動脈弁があるので深く運針してはならない。
- 糸を通した後に強いテンションがかかって裂けてしまわないようにすること。

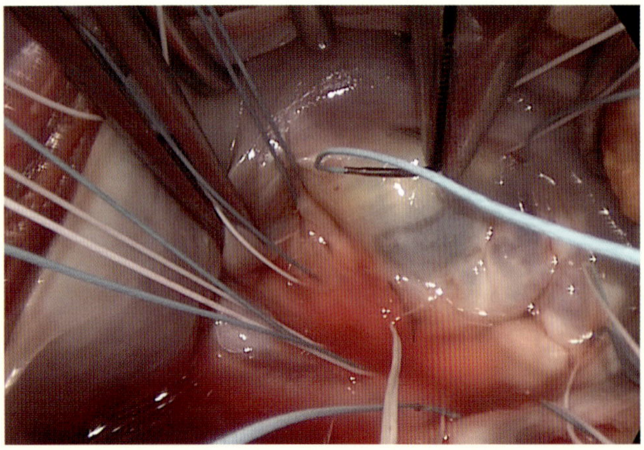

しわができて弁輪がわかりにくい場合は，水を左室に注入し僧帽弁を張らせることで，弁輪を視認しやすくなることがある。

4 サイジング，リング固定 3:52 ~

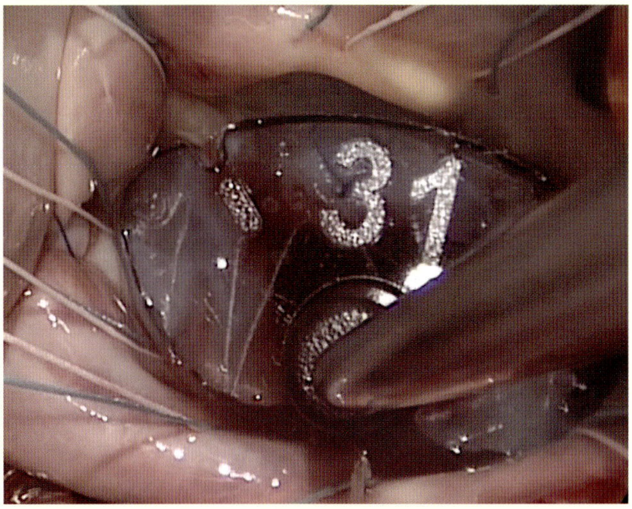

▼ サイジングは交連間の距離と前尖の高さを測り，大きいほうを選択することが多い。

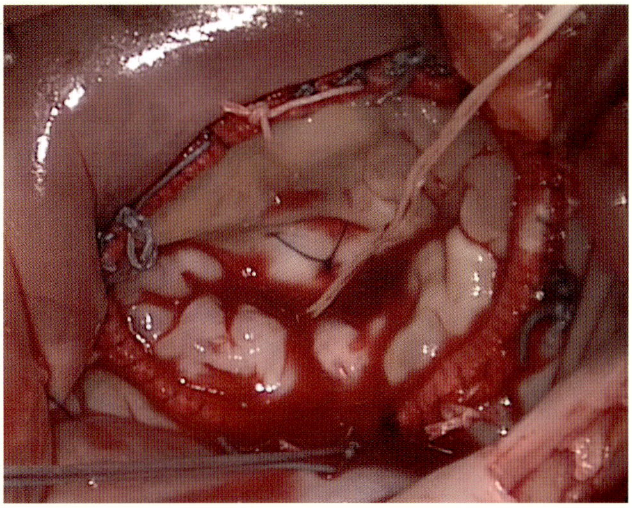

▼ 選択したリングに糸をかけ結紮する。

5 水テスト 4:16 ~

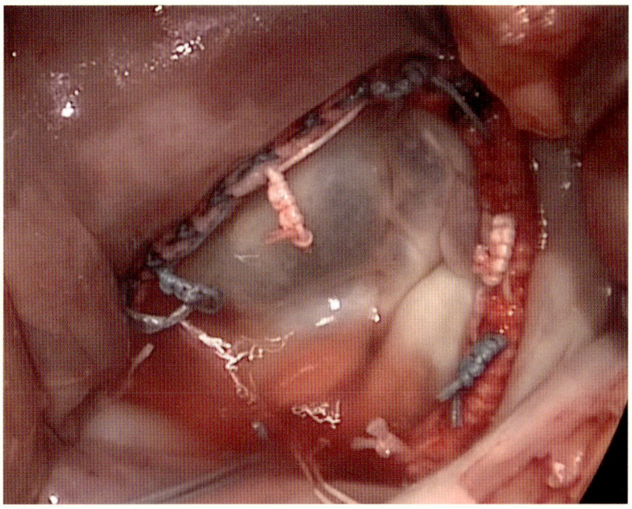

▼ リングを縫着した後で改めて水テストを行う。

十分に左室を張らせて行う。また，水を注入する際は上行大動脈に留置しているカニューレからエアを抜いて行うこと。

▼ 逆流が残っていた場合は原因を検索する。弁輪を引いたり形を変えたりして，弁輪の形が原因かどうか確認する。また，弁尖の形を変えると逆流の程度が変わるか確かめる。

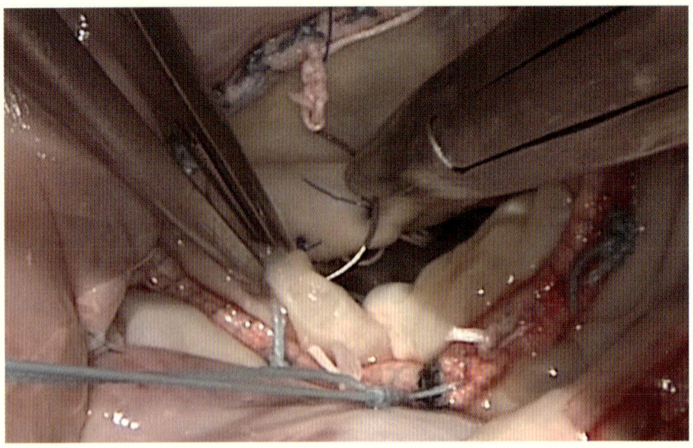

▼ 本症例ではP1とP2の間に間隙（indentation）があり，これが原因と考えたので5-0ポリプロピレン糸で閉じた。

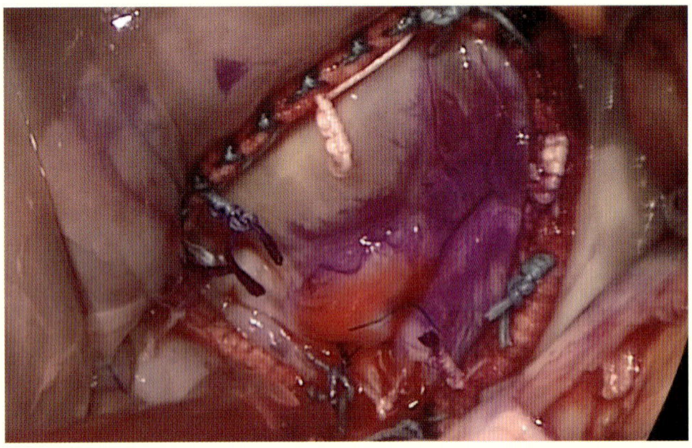

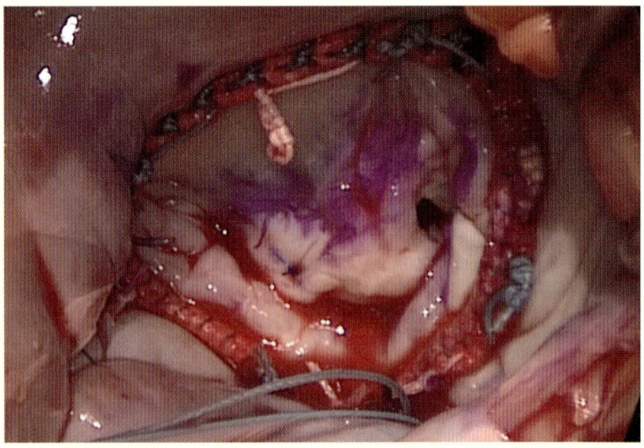

▼ 再び水テストを行い，逆流のコントロールを得たことが確認できたら，色を着けて弁の接合面積をチェックする。

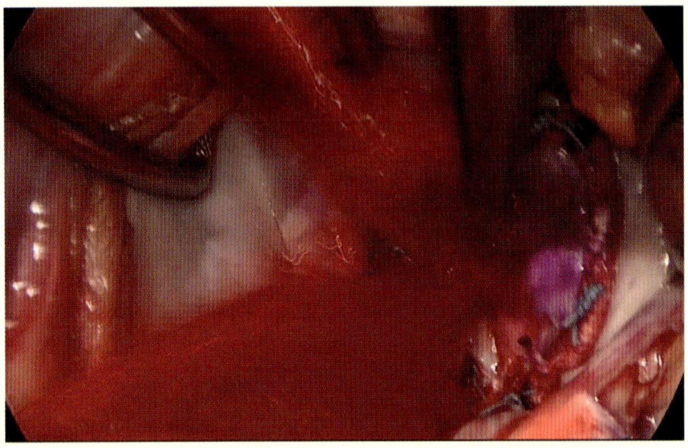

▼ 僧帽弁を鑷子等で意図的に開放した際に流出する水勢から，弁がどれくらいの圧力に耐えていたのかを感じ取れる。

上達のための アドバイス

リングが入ってしまうと弁下組織の操作が困難になるので，その前に逆流をほぼ制御しておくことが大切である。

（金村賦之）

▶ 動画29

前乳頭筋断裂

ここがポイント

- 弁輪, 弁尖, 腱索, 乳頭筋に操作を加える前に, まず十分な観察を行う。
- 脆弱な乳頭筋には人工腱索を立てない。
- 視野の確保が重要である。血液が視野を妨げないように, 吸引管を効果的に使用する。

1 僧帽弁の露出　0:00 ~

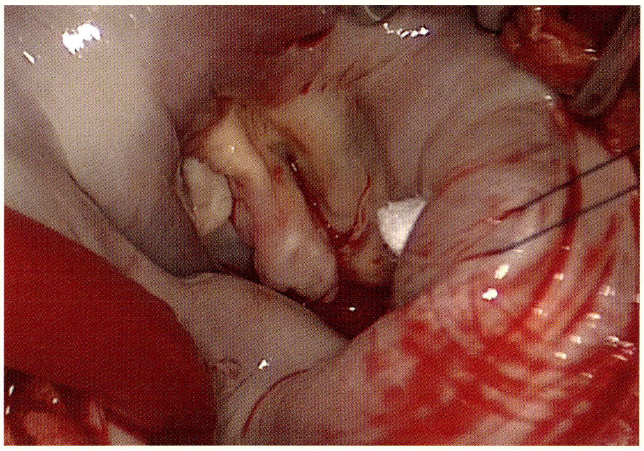

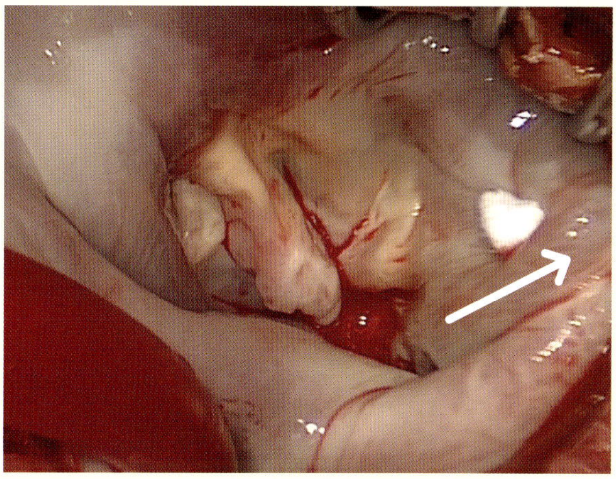

▼ 右側左房切開で僧帽弁を露出する。

▼ 術者の視野の右側, P3付近が左房壁に遮られることがある。プレジェット付き4-0ポリプロピレン糸をかけ右側に引っ張る（矢印）と視野が確保できる。糸は下大静脈の裏側を通して縦隔の外に固定しておくとよい。

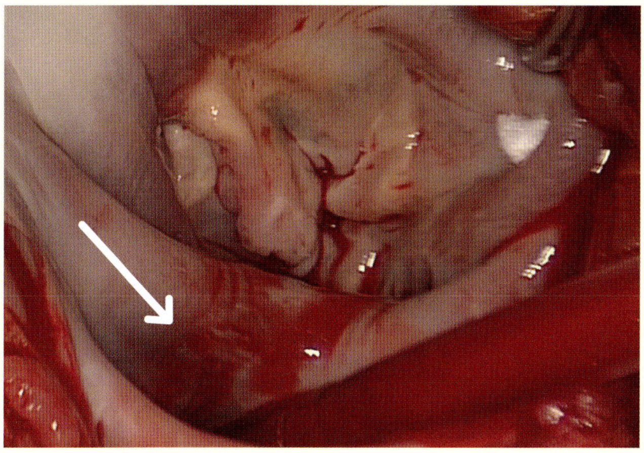

吸引管は肺静脈入口部（矢印）に置いておくと視野を確保しやすい。

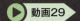

2 逸脱部位の検索

0:26 ～

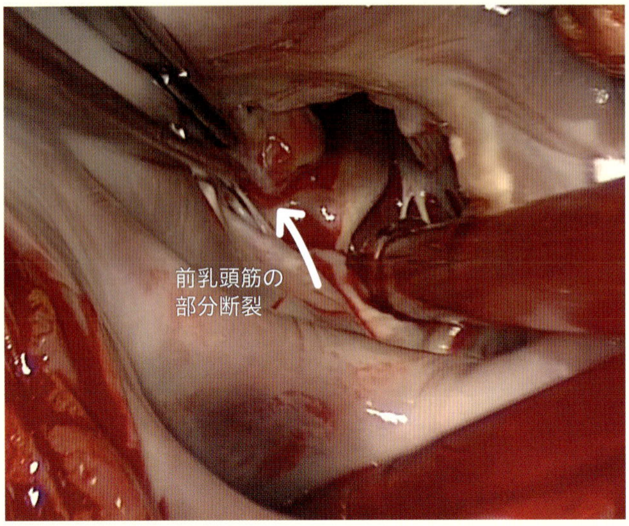
前乳頭筋の
部分断裂

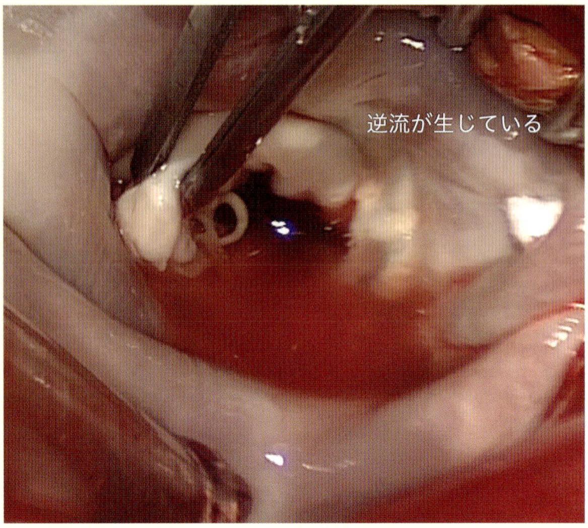
逆流が生じている

▼ 逆流の原因を検索する。

弁輪，弁尖，付属器（腱索，乳頭筋）を入念にチェックする。

▼ 本症例では部分断裂した前乳頭筋が確認できる（矢印）。これにより前尖の逸脱とそれに伴う逆流が生じている。

3 弁輪の糸かけ

0:42 ～

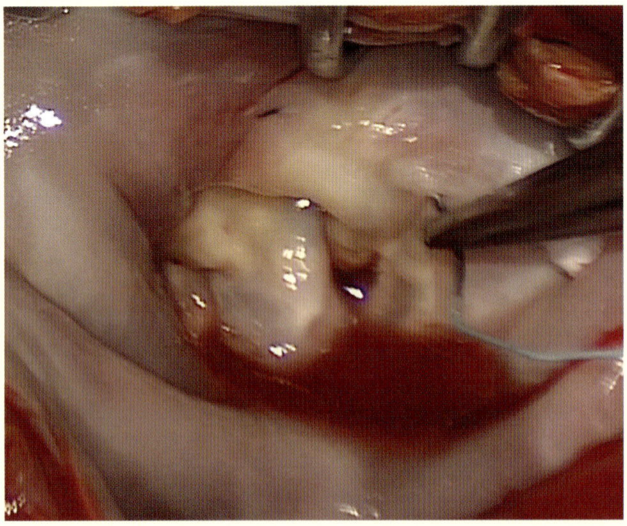

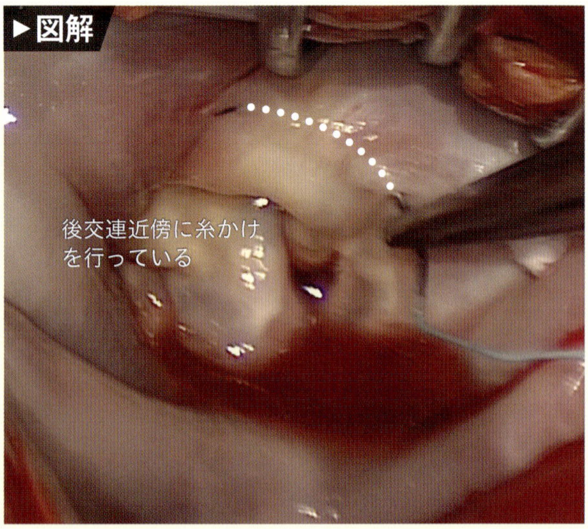
▶図解
後交連近傍に糸かけ
を行っている

▼ まず，僧帽弁輪に糸かけを行う（→ P.130）。

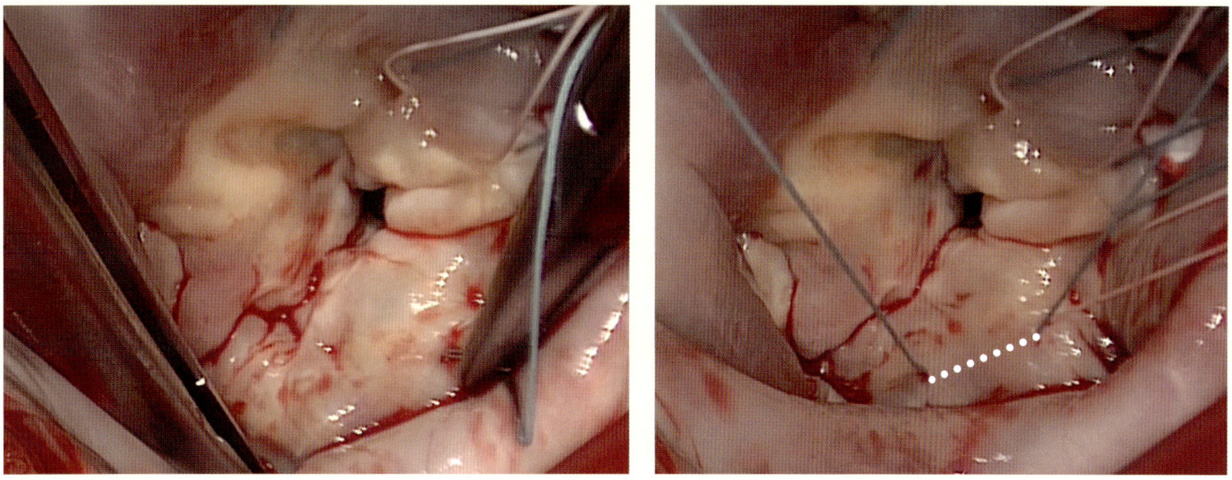

▼ 弁輪（点線）は，弁の黄色い部分の端よりも 1 ～ 2mm 外側である。

4 乳頭筋の糸かけ

2:33 ～

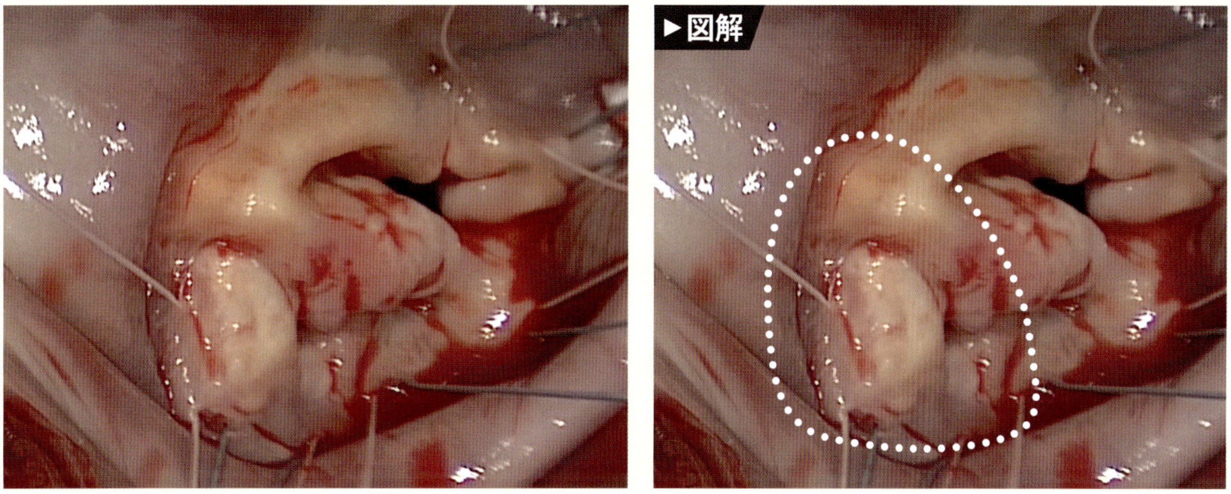

▼ 前交連部の弁輪に石灰化（点線）を認めた。

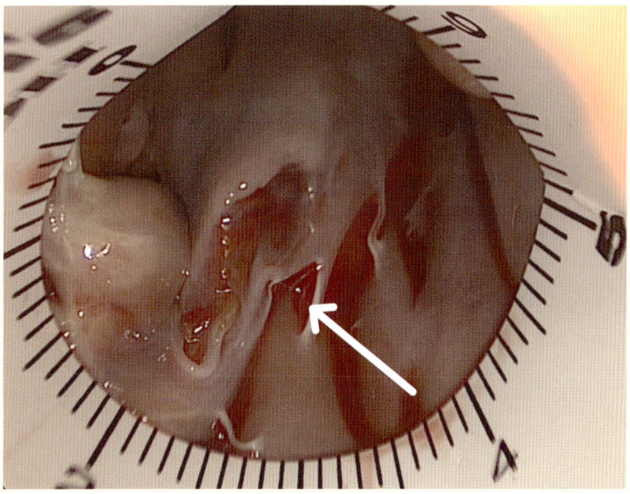

▼ 前乳頭筋の赤くなっている所が部分断裂している部位である（矢印）。虚血により脆弱になっている。

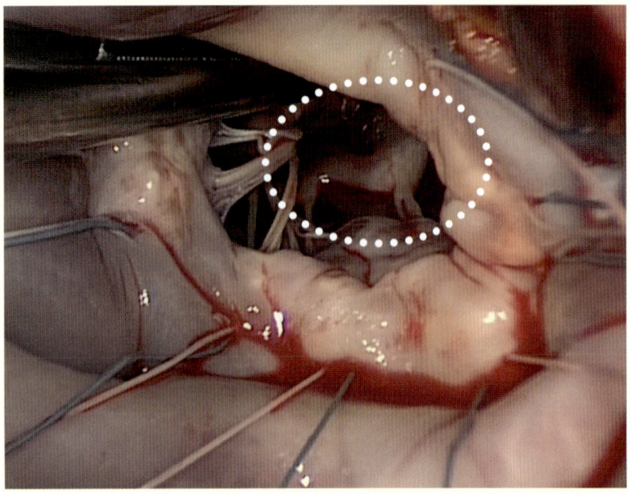

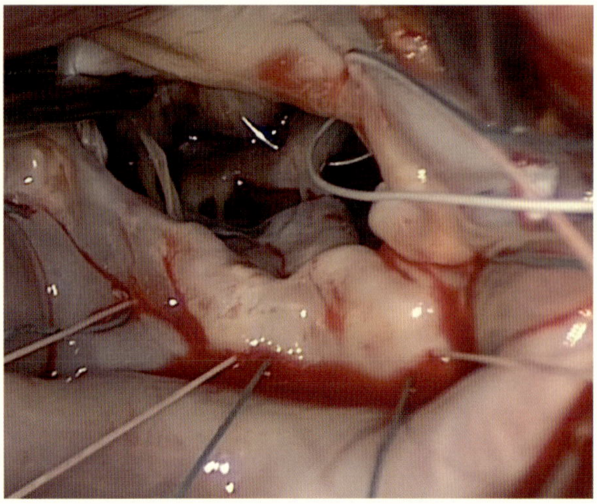

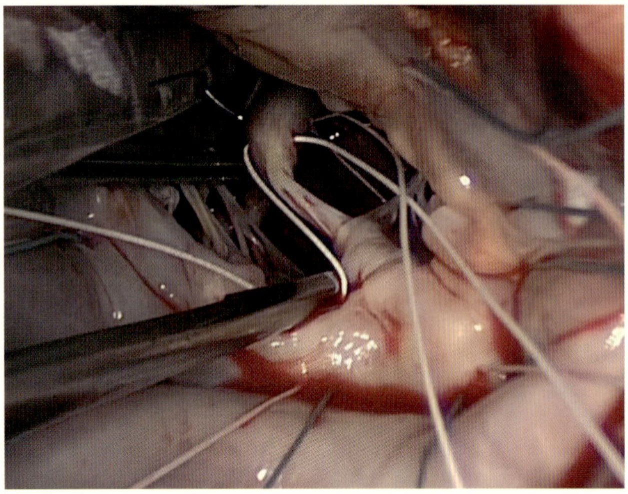

▼ 正常な後尖に腱索を出している健常な前乳頭筋（点線）に，プレジェット付き CV-5 をかける。

虚血を防止するため，乳頭筋に対して縦方向に糸をかける。

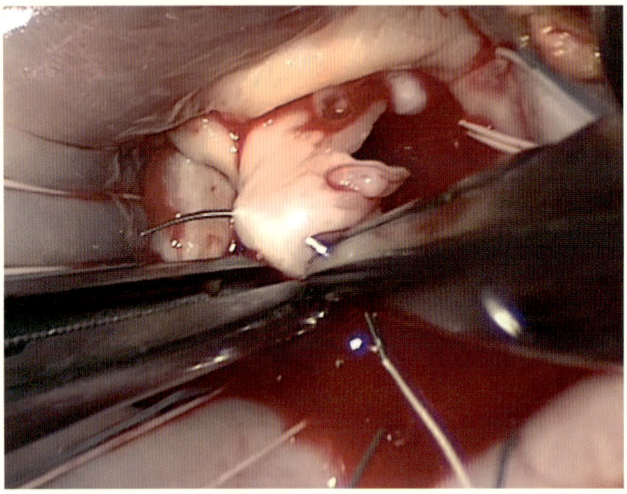

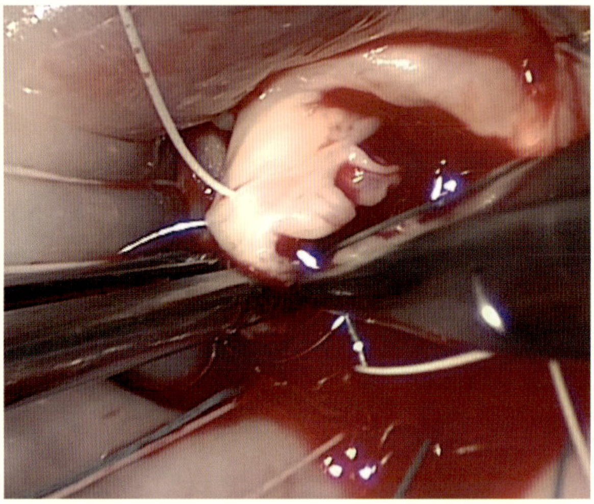

▼ もう一方のフェルトを付け，乳頭筋を挟んで結紮する（8 回以上）。

▼ その両端針を弁尖（一次腱索近傍）にかける。部分断裂の乳頭筋から出た腱索が付着していた位置に，糸をかける。

▼ 両針とも左室側から刺入し，左房側に刺出する。

5　水テスト　4:26～

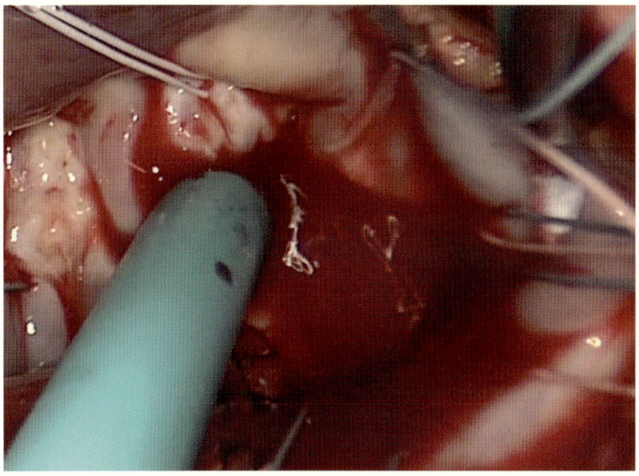

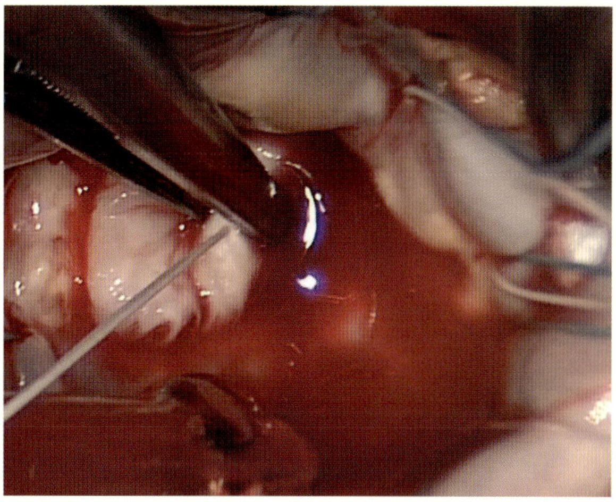

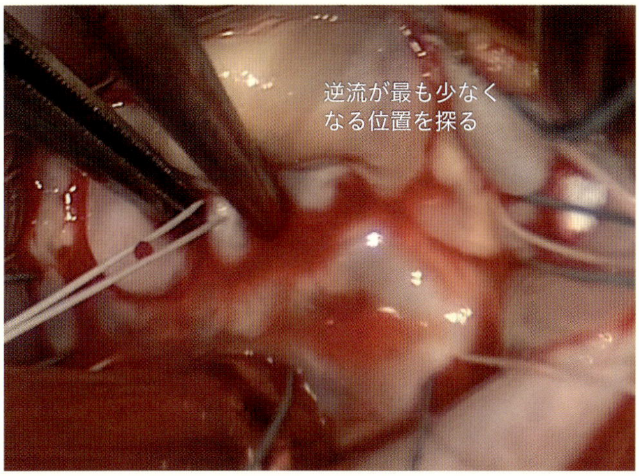

- 人工腱索の長さを決めるため，左室内に水を注入する。
- 弁尖の位置を少しずつ変え，逆流が最も少なくなる位置を探り，その位置で結紮する。

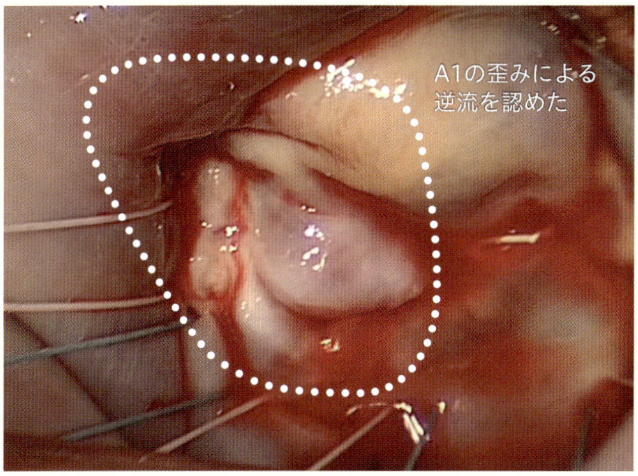

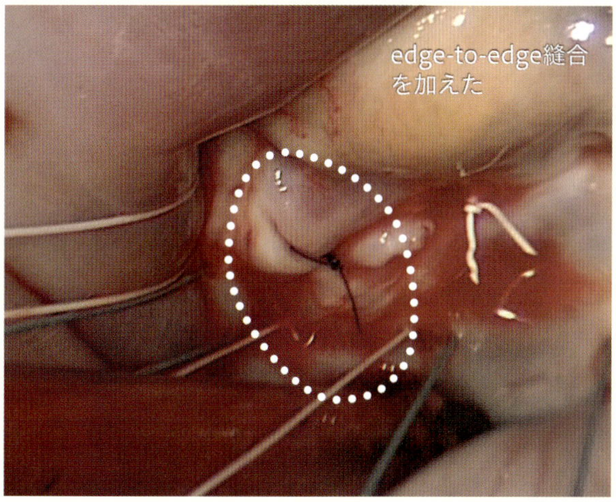

- 再び水テストを行ったところ，逆流はおおむね制御できていたが，前交連の弁輪部石灰化によりA1の歪みが生じており，逆流を認めた。
- 前尖A1と交連部弁尖とのedge-to-edge縫合を加え，逸脱を矯正した。

6 サイジング，リング固定 5:48～

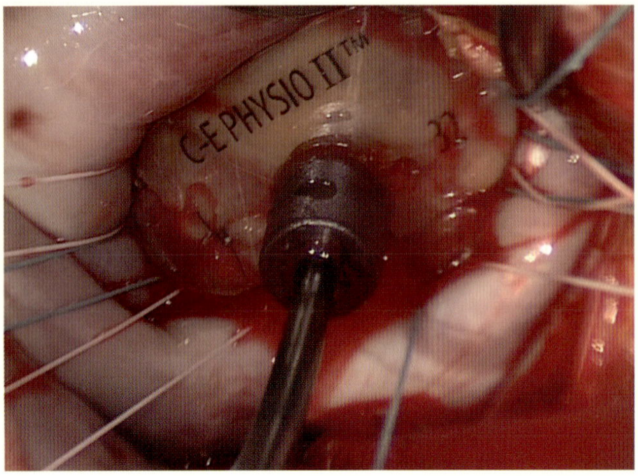

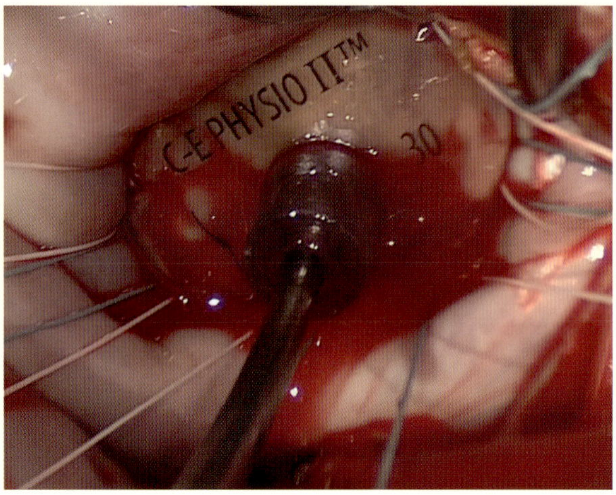

▼ サイジングを行う。前尖の高さと交連間の距離を測る。

▼ 直角鉗子などを用い前尖の腱索を牽引することで，前尖のサイズと同じサイズのリングもしくはバンドを選ぶ。

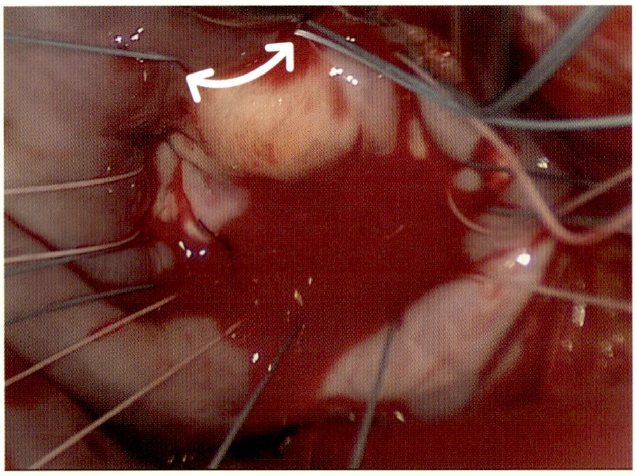

▼ フィジオフレックス®を使用するので，右線維三角から前尖弁輪に1針追加する（⟷）。

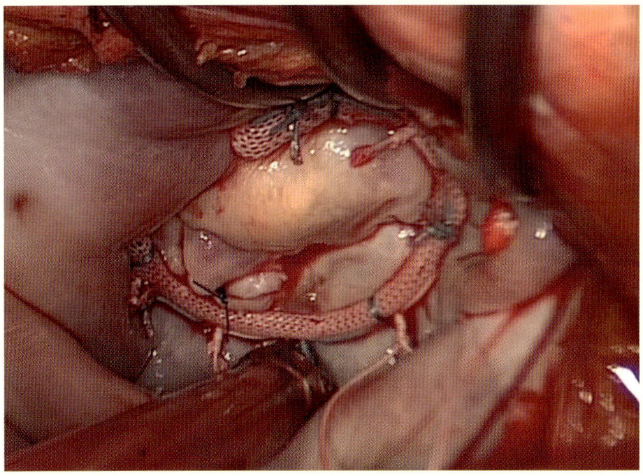

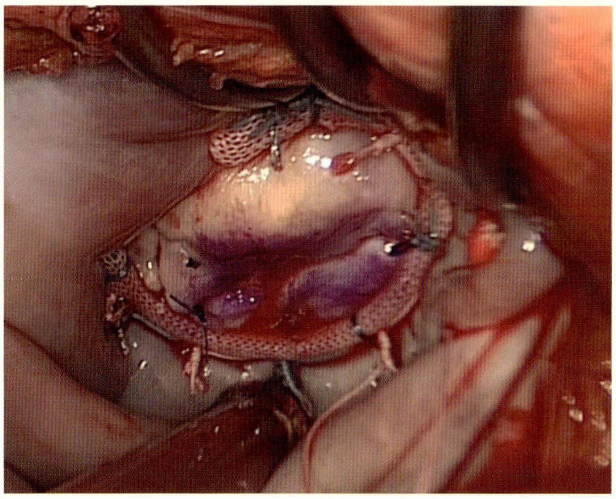

▼ 糸を結紮して水テストを行い，逆流がないことを確認する。

▼ 色を着けて coaptation の深さを確認する。

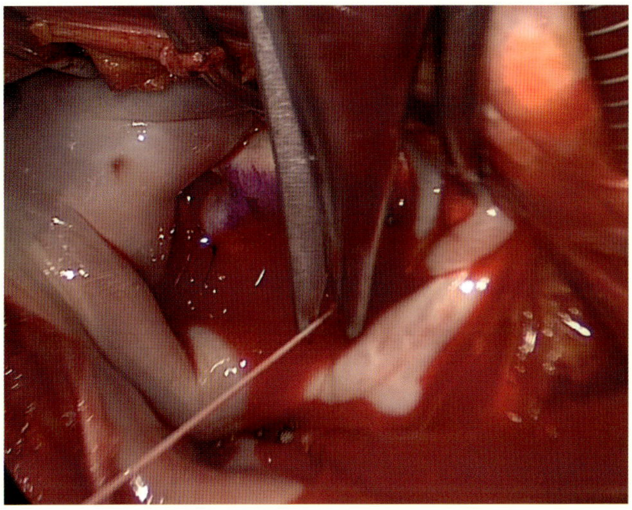

後尖弁輪の真ん中の糸は，形成が完成したところで切る。弁下組織に追加処置が必要な場合，この糸を引っ張ると操作しやすい。

上達のための アドバイス

- 乳頭筋にかけた糸を結紮する際は，手が入りにくく，乳頭筋を損傷してしまうおそれがある。その場合はノットプッシャーを使用することで，愛護的に結紮できる。

（金村賦之）

動画30

三尖弁輪縫縮術

ここがポイント

- 右房に切開を加える際に，深く刺入して中隔などを損傷しないように気を付ける。
- 房室結節近傍には針を刺入しない。
- 弁輪の糸かけの際は，大動脈弁や冠動脈を損傷しないよう深く刺入しすぎない。
- 結紮の際は組織が切れないよう愛護的に行う。

1 三尖弁を露出する 0:00 ~

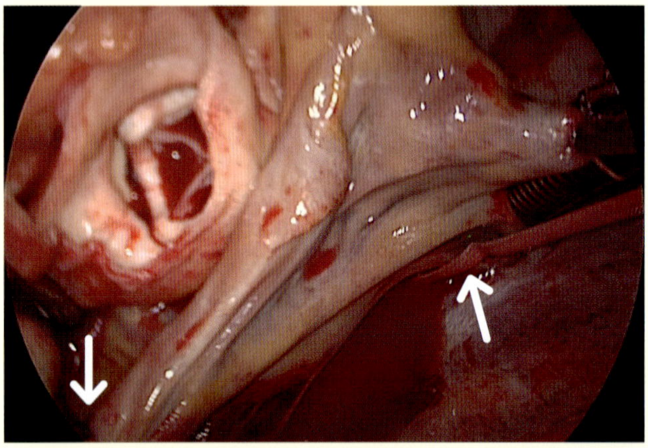

▼ 上下大静脈に脱血管を挿入し，ターニケットを用いて両方スネア（矢印）することで，右房内を無血野にできる。

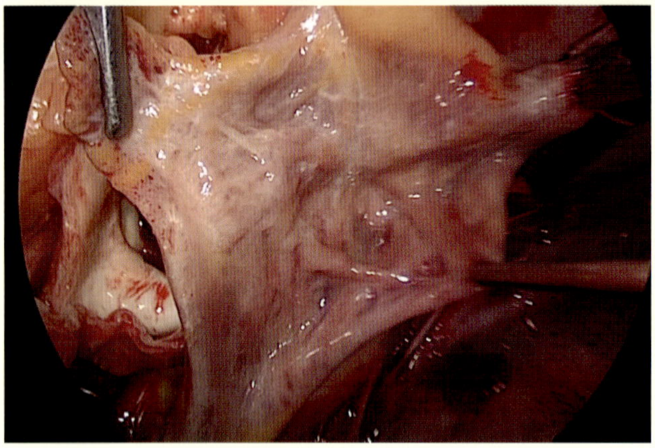

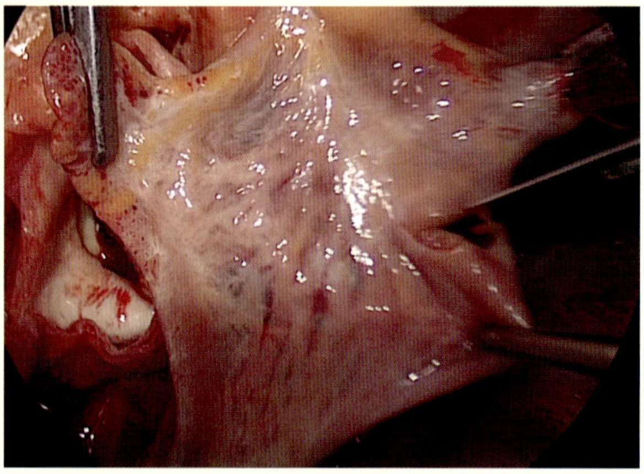

スネアすると右房内の血液が減る。メスで切開する際には，中隔などを損傷しないよう注意する。深く刺入しないこと。

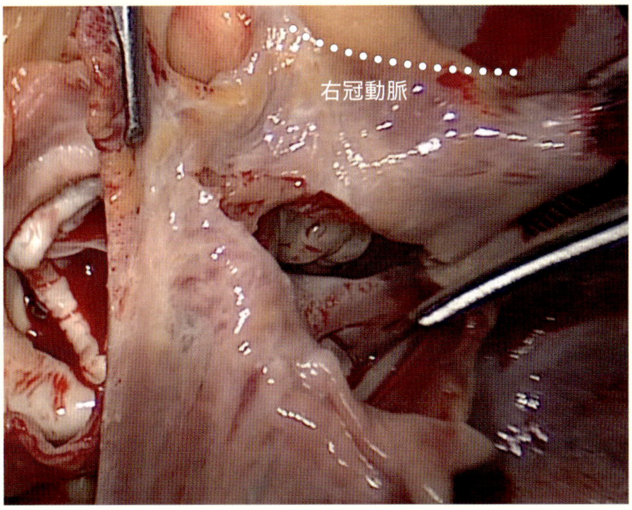

▼ 右房の切開は，下大静脈脱血管から 2cm 程度離れた部位から右心耳に向けて行うことが多い。

房室間溝（点線）には右冠動脈が走っているため，ここから十分離れるようにする。

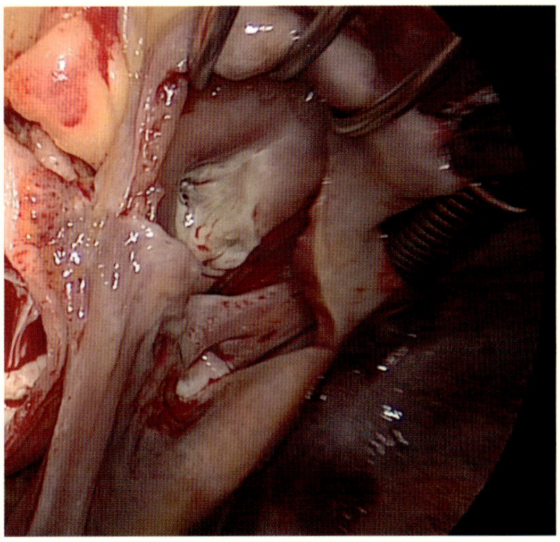

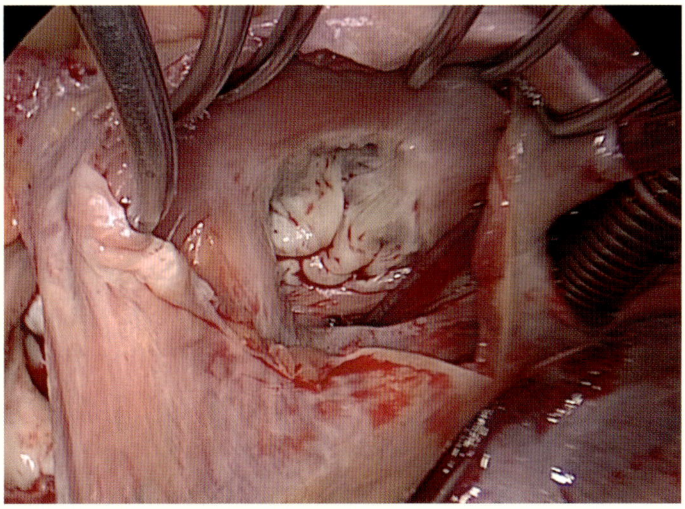

▼ 鉤を用いて三尖弁を露出する。

鉤は複数使って固定してもよいし，助手に持たせて適宜動かしてもらうようにしてもよい。本症例では 2 本の鉤を固定して視野展開している。

こうイメージする

▼ 三尖弁輪周囲の基本的な解剖を以下に示す。

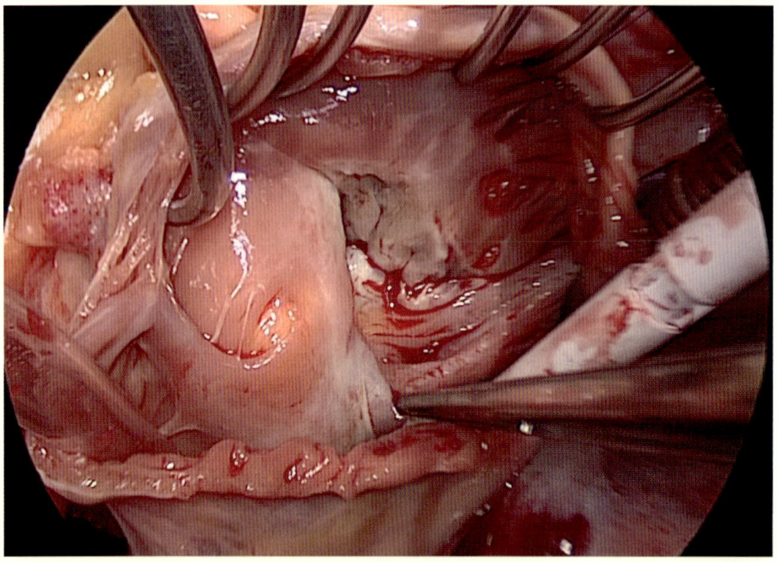

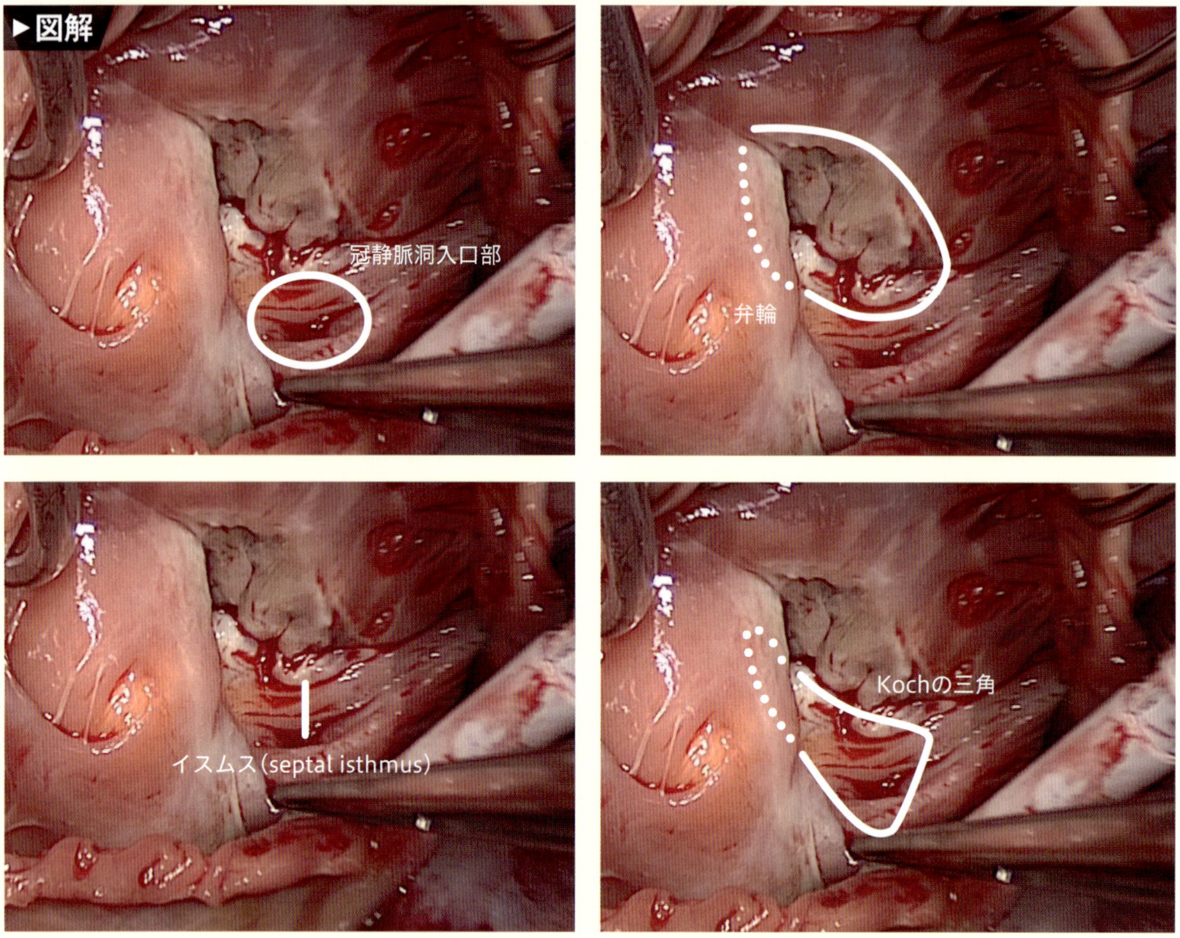

本動画では，Koch（コッホ）の三角の左側が右房壁で隠れてしまっている。点線部分に房室結節があるため，この近傍には針を刺入しないこと。

2 逆流のチェック 0:51 ~

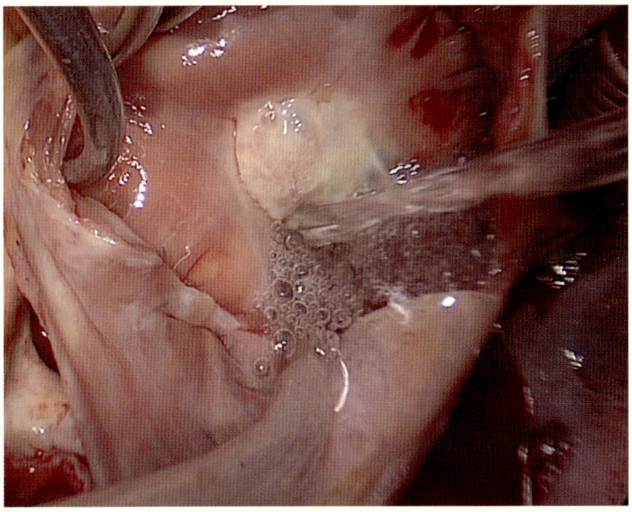

▼ まず水テストを行い，どのような逆流が生じているかをチェックする。

水テストで右室に水を注入することにより弁が張るので，交連の位置を確認しやすくなる。

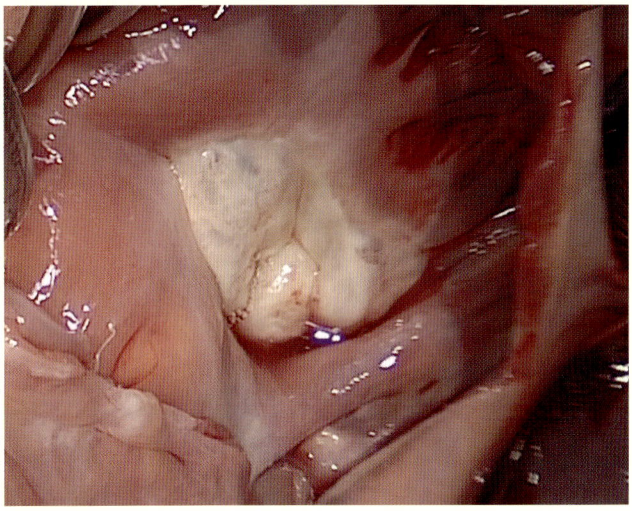

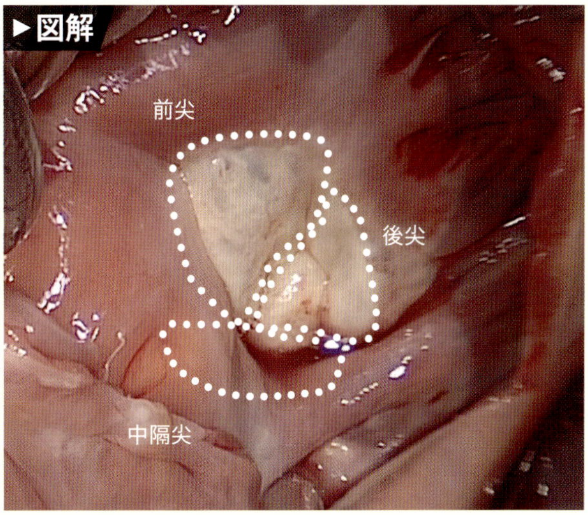

3 糸かけ 1:08 ~

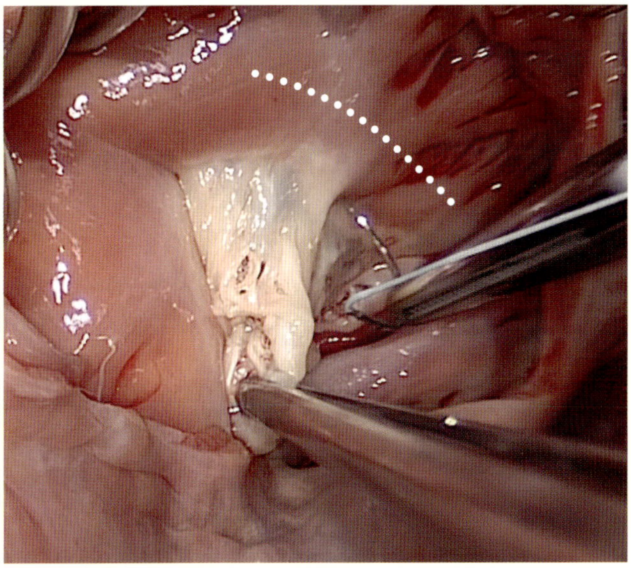

▼ 前尖－後尖の交連から糸かけを行っているが，点線部分に右冠動脈が走っているので，刺入するときは弁輪から離しすぎない。

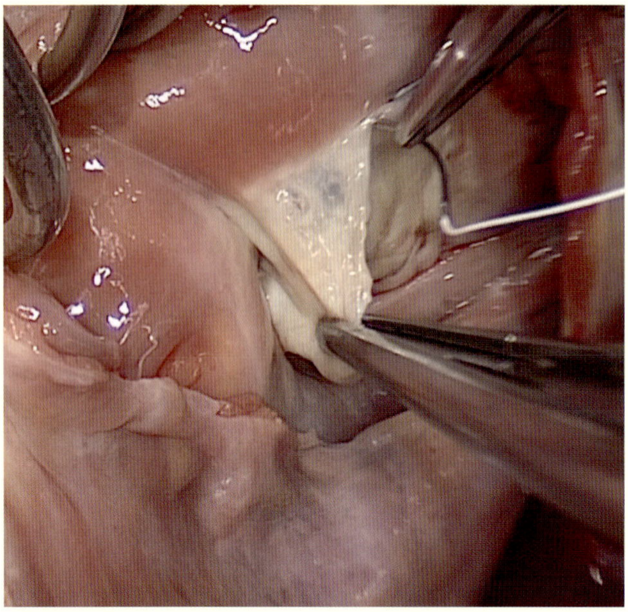

▼ 鑷子で軽く弁尖を牽引することにより，刺入部が明らかになる（弁輪と弁葉が見分けやすくなる）。弁尖は脆いので強く把持したり，引っ張ったりしない。

弁輪にはしっかり刺入し，いったん右室側に針先を出して，再度右房側に刺出するイメージで運針する。

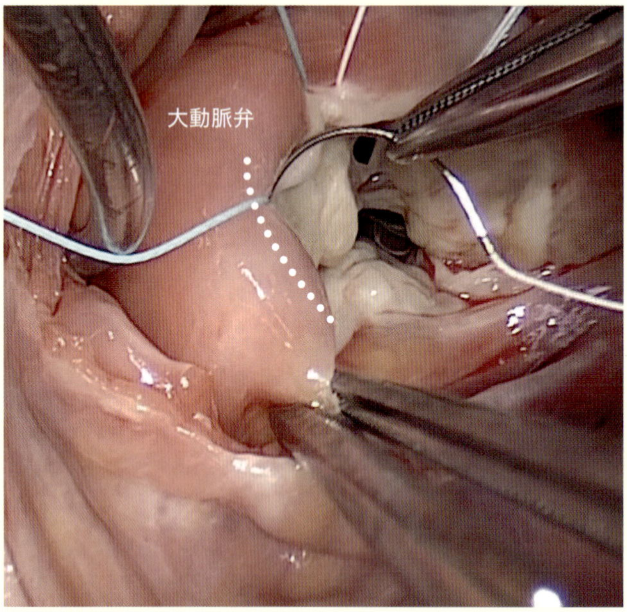

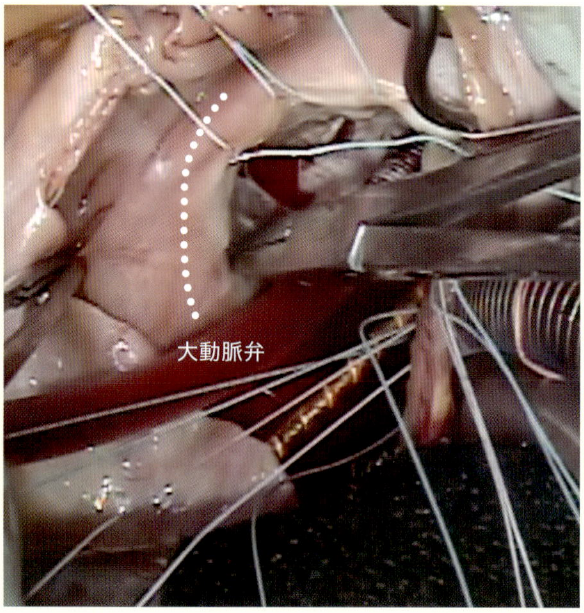

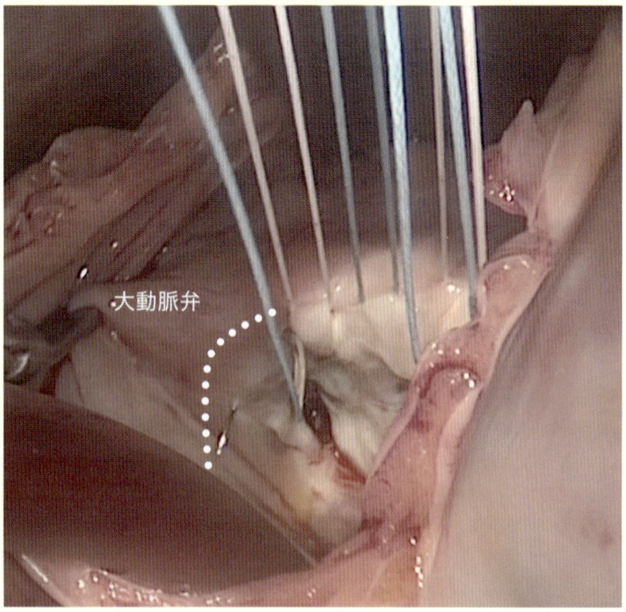

前尖の真ん中辺りから前尖－中隔尖の交連にかけて，近傍に大動脈弁（右冠尖－無冠尖）がある（点線）ので深く運針しない。

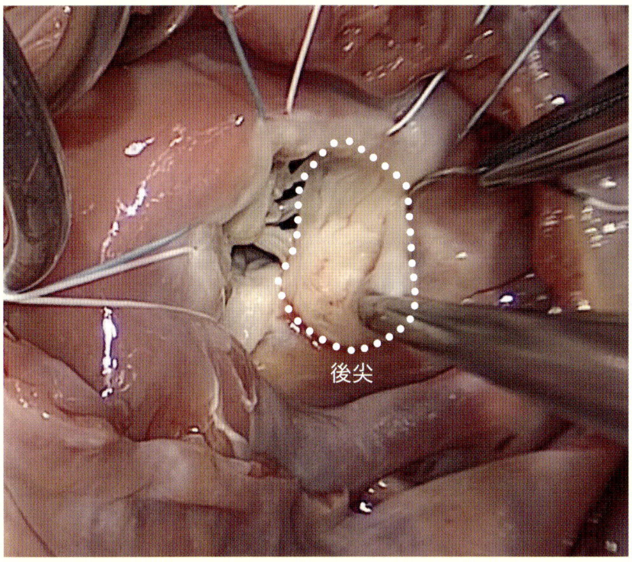

後尖弁輪への糸かけの際，交連近くでは背後に右冠動脈があるので深く運針しない。

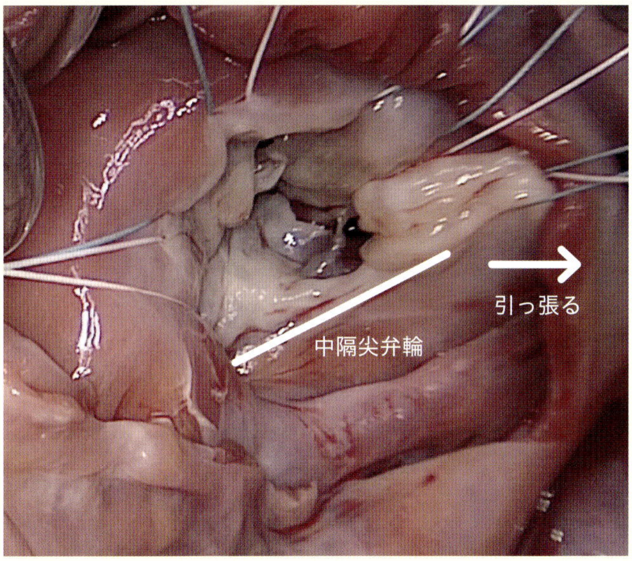

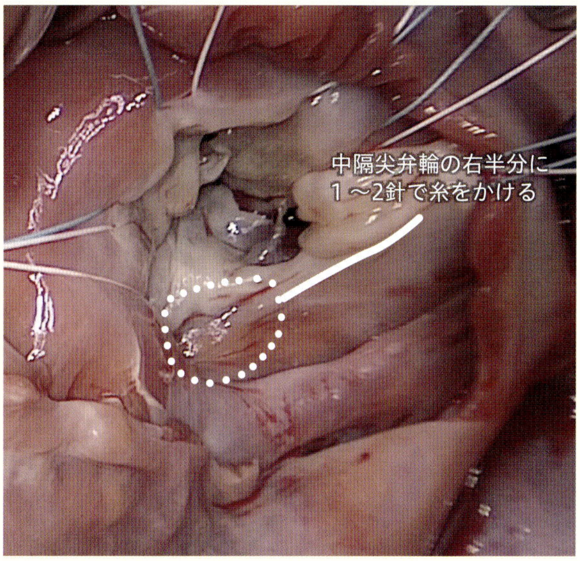

▼ 後尖に糸をかけた後に右側に引っ張る（矢印）と中隔尖弁輪（白線）が直線化される。この右半分に1～2針で糸を掛ける。

点線部分には刺激伝導系（房室結節）があるので糸はかけない。
中隔尖弁輪付近は脆弱なことが多いので，慎重かつしっかりと糸かけを行う。

4　サイズ測定

2:40 ~

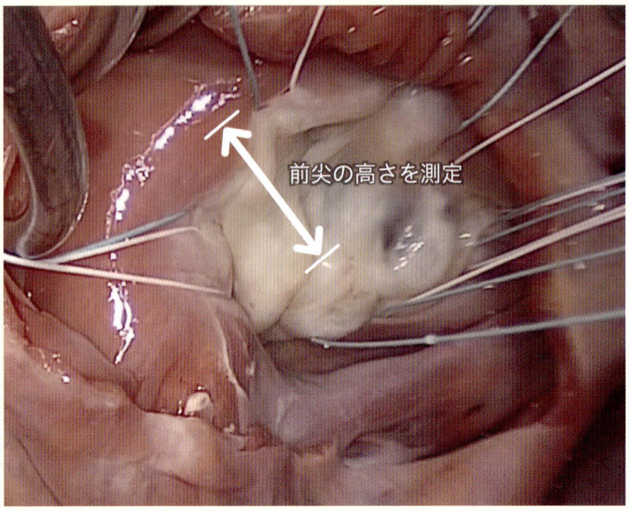

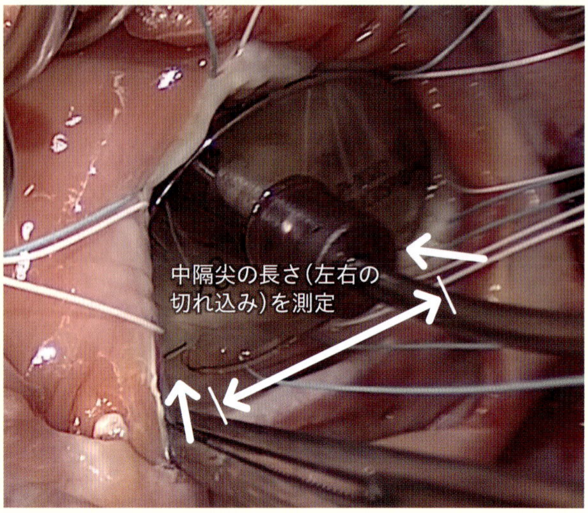

▼ サイザーで前尖の高さと中隔尖の長さ（左右の切れ込み）を測定する。測定を行わず決まったサイズの人工弁輪を用いている施設もあるため，施設の規定に準ずる。

5　人工弁輪を下ろす

2:57 ~

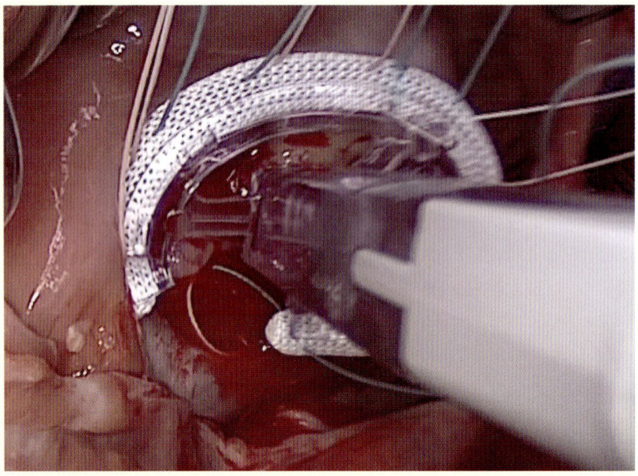

▼ 糸を通した人工弁輪を下ろすときは，糸を強く引っ張りすぎて弁輪組織がカッティングしないように気を付ける。

糸や人工弁輪に水をかけると滑りがよくなる。

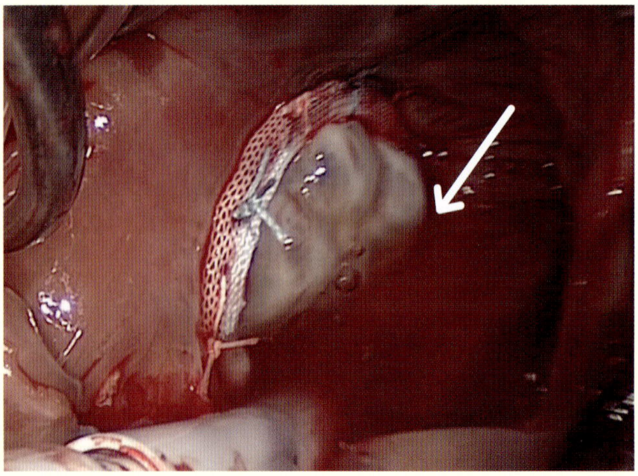

▼ 弁輪の糸を結紮した後に水テストを行ったところ，弁尖間からの逆流を認めた（矢印）。

三尖弁輪では特に，強く結紮すると組織がカッティングすることがあるので，愛護的に結紮を行うこと（特に中隔尖弁輪）。

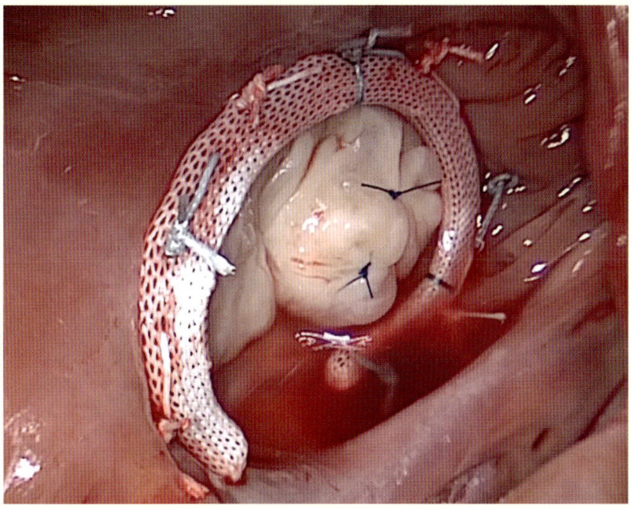

▼ 逆流の位置に5-0ポリプロピレン糸を用いてedge-to-edge縫合を加えた。これにより逆流は制御された。

上達のための アドバイス

- 弁輪の糸かけは容易な部位から行い，隣接する糸を牽引しながら視野を展開するのがポイントである。

（井戸田佳史）

動画31

メイズ手術，左心耳切除

ここがポイント

- 不完全な焼灼は新たな不整脈の回路を形成してしまうので，確実に焼灼を行う。
- 左心耳や肺静脈の損傷は修復が難しいので，極力丁寧な操作を心がける。

▼ 上行大動脈送血・上下大静脈脱血で人工心肺を確立する。

▼ 右下肺静脈と下大静脈の間を鈍的に剥離して，oblique sinus（下大静脈と右下肺静脈の間にある心膜腔のくぼみ）を開放する。

1 AtriCure® を挿入する

0:00 ~

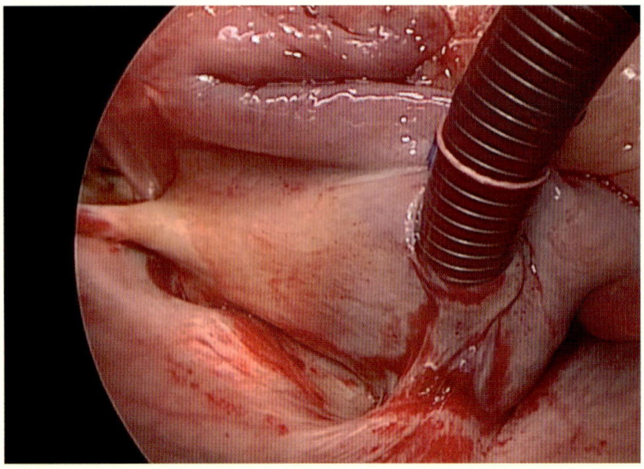

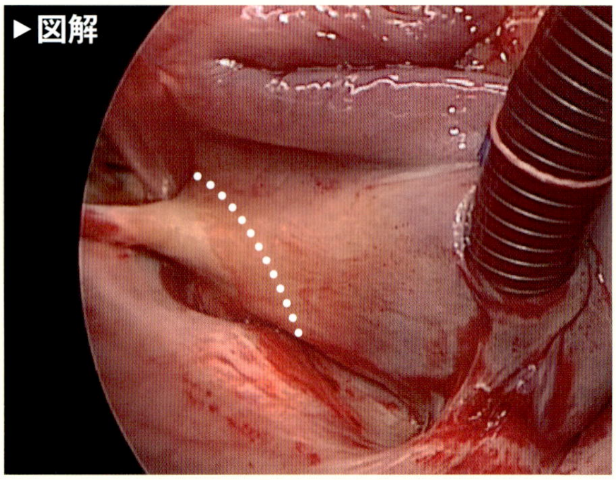

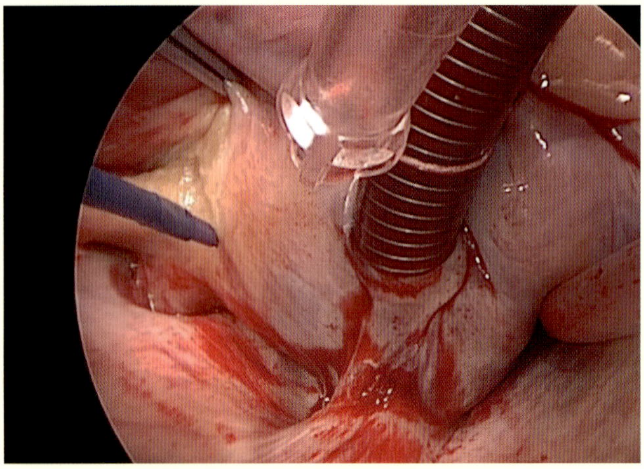

▼ Sondergaard's groove（Waterston's groove）を剥離（点線）して，AtriCure® で挟むスペースを確保する。

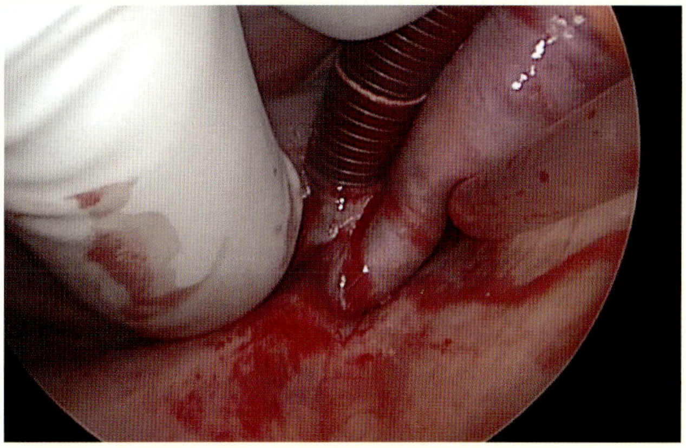

▼ Oblique sinus から左房後壁を通じて，右上肺静脈の頭側に指または鉗子を挿入し，AtriCure® を通すスペースを作る。

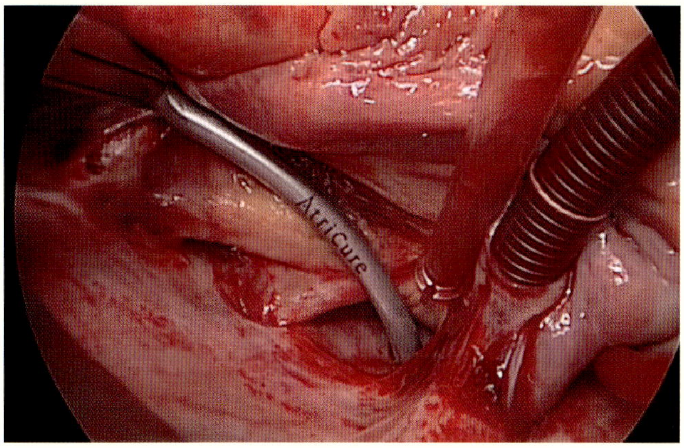

右肺静脈に AtriCure® を挿入する際は，頭側から挿入する。右下肺静脈は右上肺静脈よりも腹側にあるため，角度的にそのほうが挿入しやすいからである。

2　焼灼する　0:31 ～

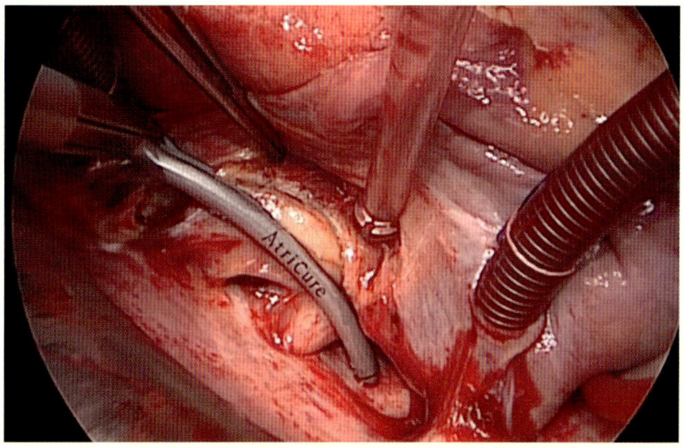

▼ 肺静脈隔離は位置を変えて 3 回焼灼している。

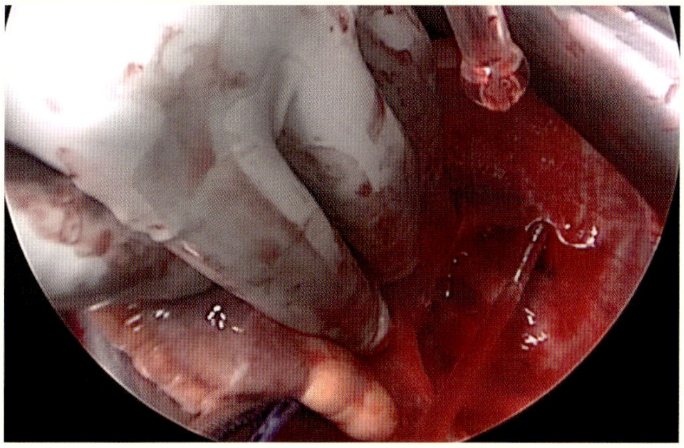

▼ 心臓を脱転して，左肺静脈および左心耳の位置を確認する。

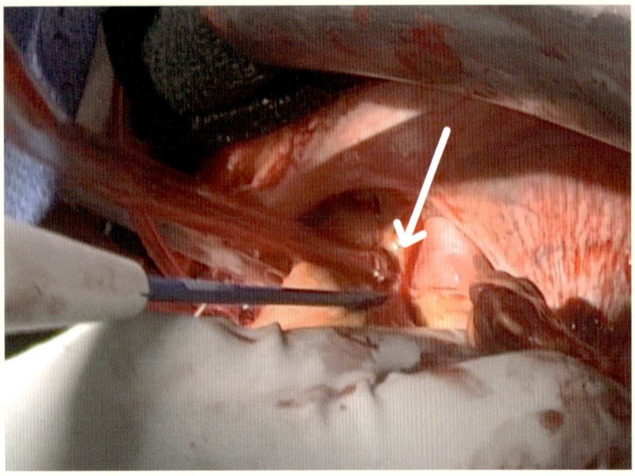

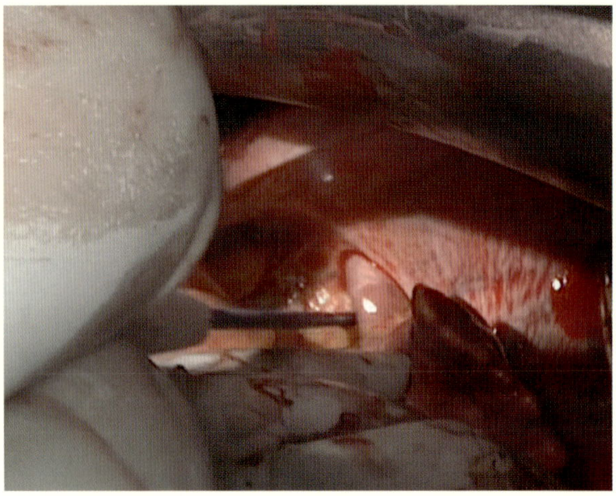

▼ 左肺動脈と左上肺静脈の間のマーシャル靱帯（矢印）を切離する。

助手にサクションの先端で肺動脈を軽く圧迫してもらい，血管を損傷しないように，軽く電気メスで靱帯を切離する。

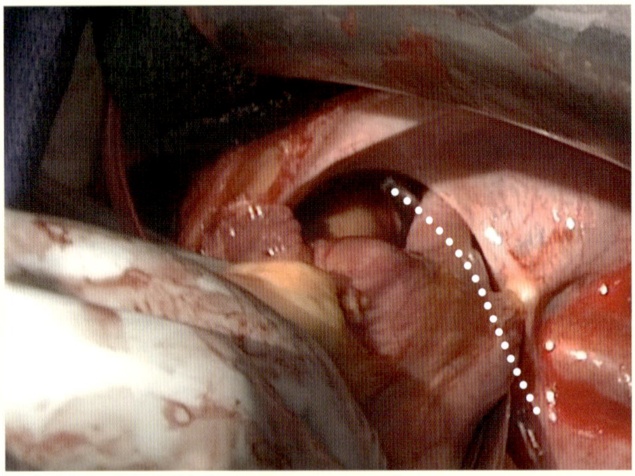

左肺静脈の背側をすべらせるようにして，ファバロロ鉗子を左肺静脈と左肺動脈の間のスペースに進める（点線）。この近傍を損傷すると，止血に難渋するので慎重に行う。

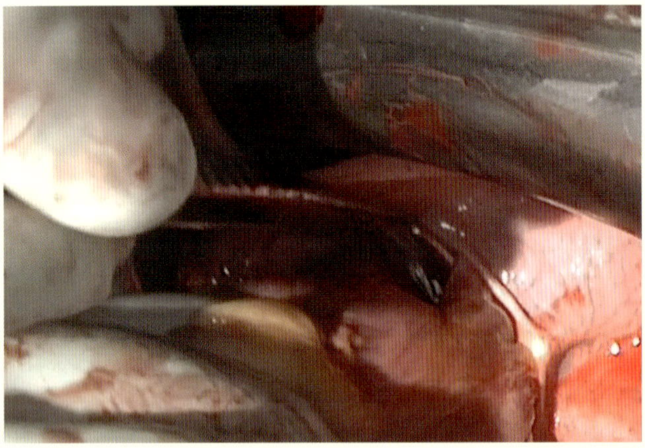

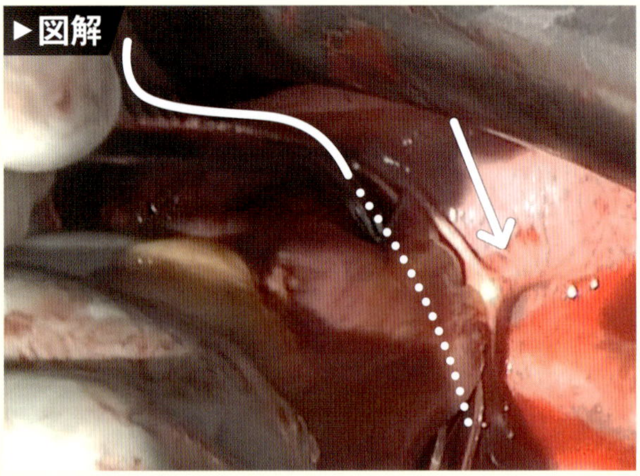

▼ ファバロロ鉗子（点線）でネラトンチューブ（白線）を把持して，チューブを左上肺静脈方向（矢印）に引っ張り出す。

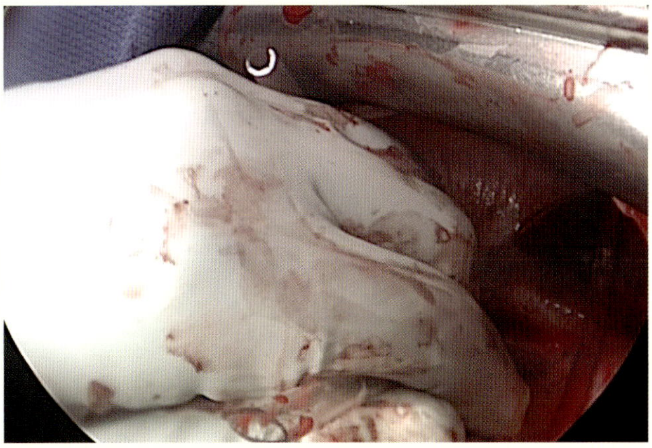

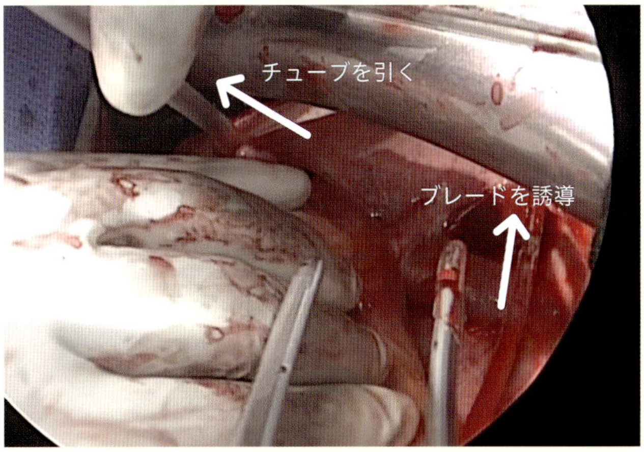

▼ AtriCure® の先端をネラトンチューブに接続し，チューブを引くことで AtriCure® のブレードを左肺静脈が噛める位置に誘導する。

腹側のブレードで左心耳や左房を損傷しないように気を付けながら行う。チューブをブレードから力任せに外すと，ブレードで血管を損傷する可能性があるので気を付ける。

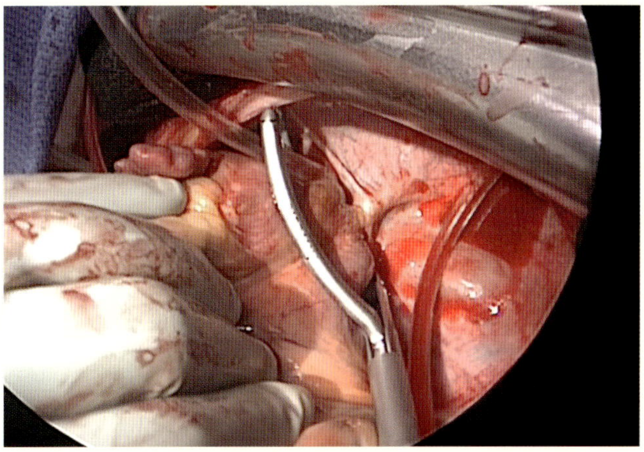

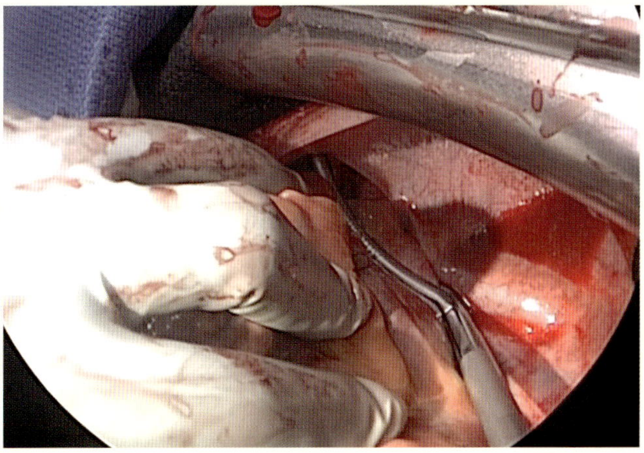

▼ 左肺静脈も 3 回焼灼する。

3 右房メイズ

1:35 ~

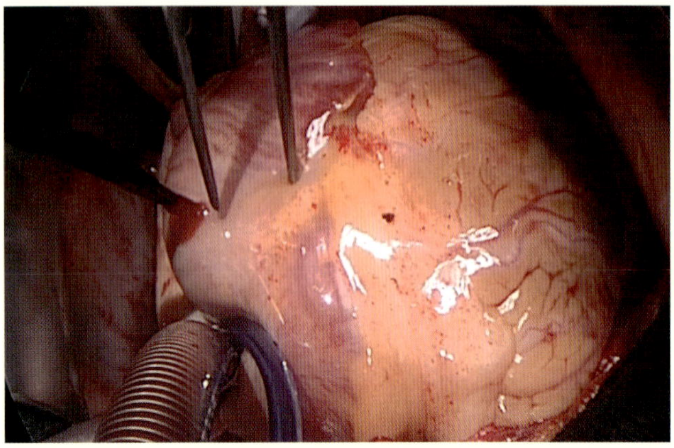

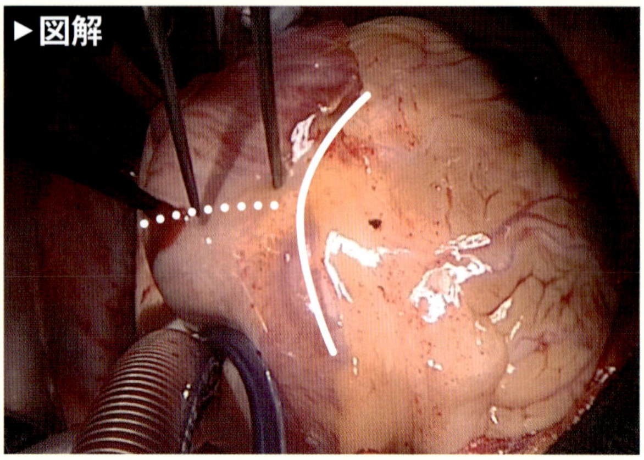

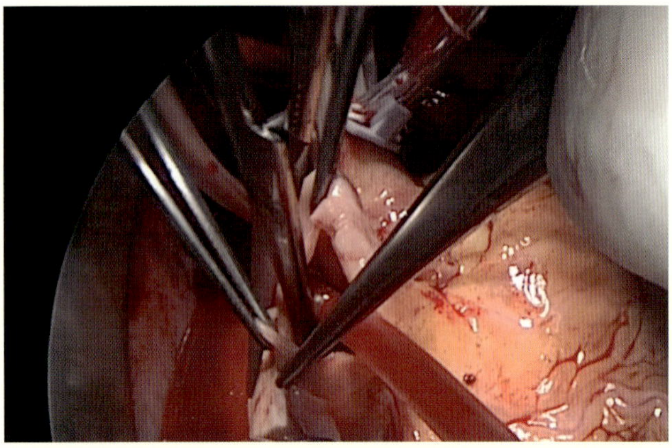

- 左室ベント・ルートベントを留置し，上行大動脈を遮断して心停止を得る。
- 上大静脈と下大静脈をスネアする。
- 右房を冠状溝（白線）に向かって切開する（点線）。

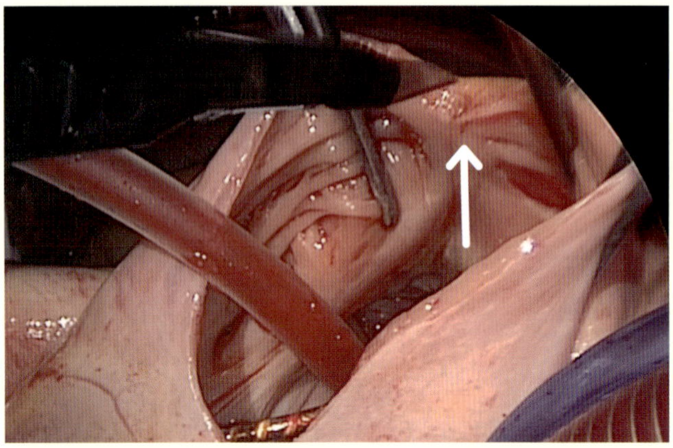

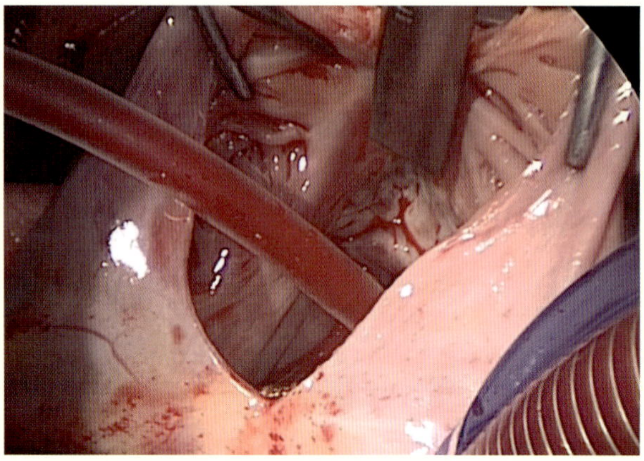

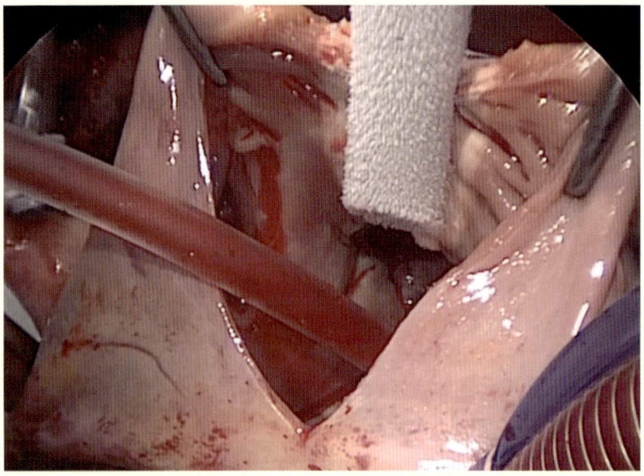

- 冠状溝には右冠動脈が走行している（矢印）ので，これを損傷しないように，注意深くメスで切開を進める。

三尖弁輪から約 1cm ほどのところまで確実に心房筋を切開する。切開縁と三尖弁輪の間の心房筋は，焼灼後のリエントリー回路となるので，ここは凍結凝固を行う。

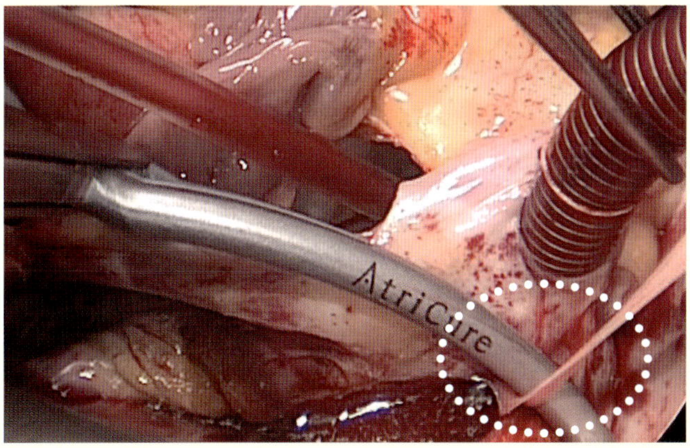

▼ 下大静脈（点線）方向に AtriCure® のブレードを挿入する。その際スネアを解除する必要があるが，脱血管のエアロックに注意する。

▼ 右房壁は 2 回焼灼する。

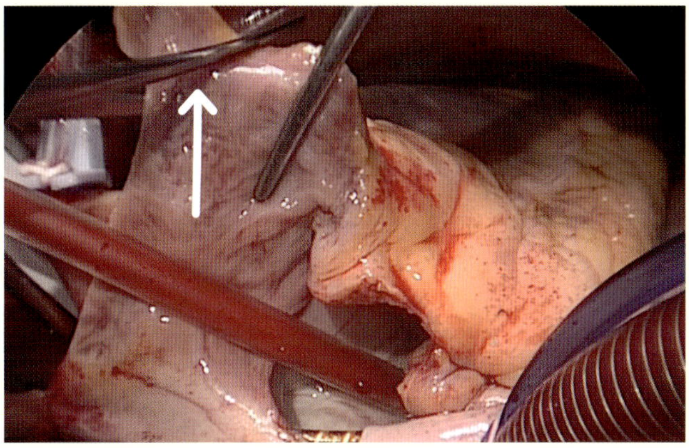

▼ 右心耳の先端を切除する（矢印）。

4　左房メイズ　2:37 ～

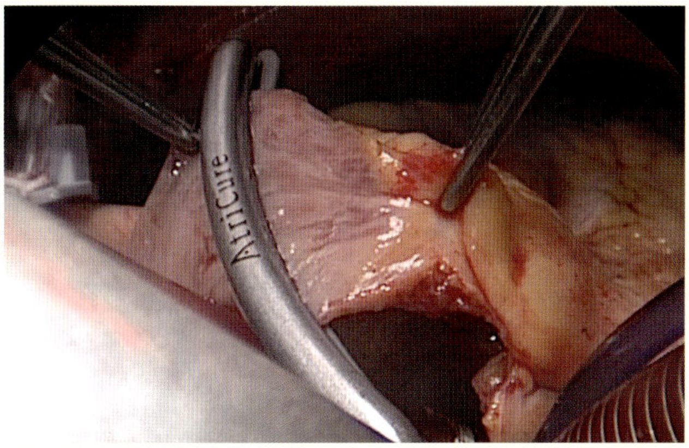

▼ そこから AtriCure® を挿入し，2 回焼灼する。

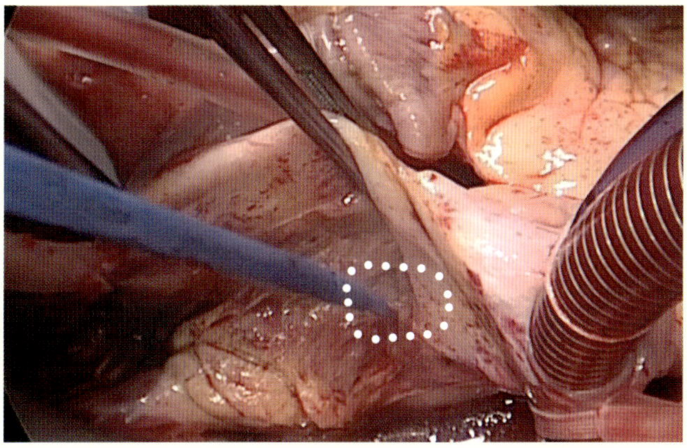

▼ Sondergaard's groove を卵円窩近傍（点線）まで剥離し，右側左房切開を行う。

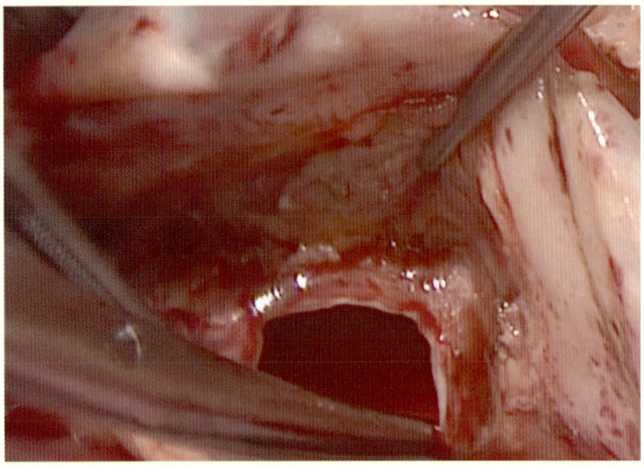

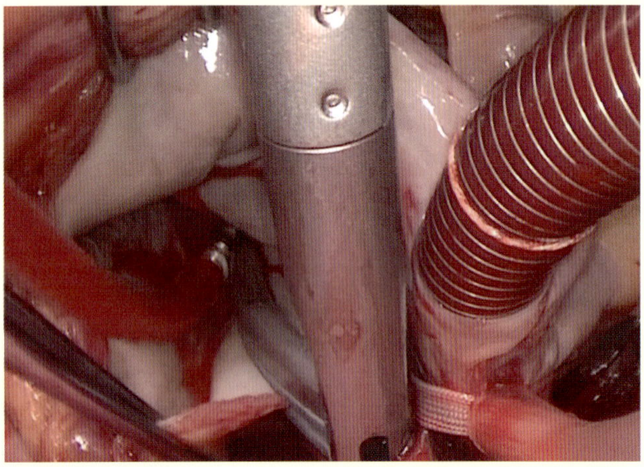

▼ 十分に視野を確保して，僧帽弁・左右肺静脈・左心耳の位置を確認する。

▼ ボックスの下端の焼灼線を作るために，AtriCure® の先端を左下肺静脈に挿入し，3 度焼灼する。

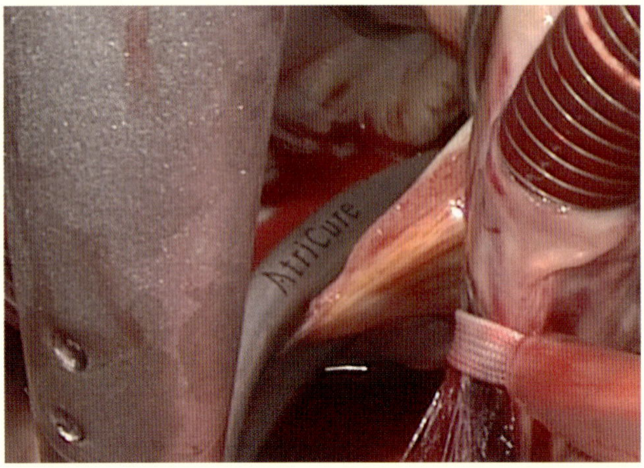

▼ 僧帽弁輪近く（P2 と P3 の間付近）までブレードを進めて焼灼する。

心房切開線と僧帽弁輪の間をしっかり焼灼しておかないと，僧帽弁輪周囲を回旋するリエントリー回路を作ってしまうので，ここも 3 度焼灼している。
一方で，弁輪を越えて弁尖まで挟んで焼灼すると弁尖を損傷してしまうので気を付ける。

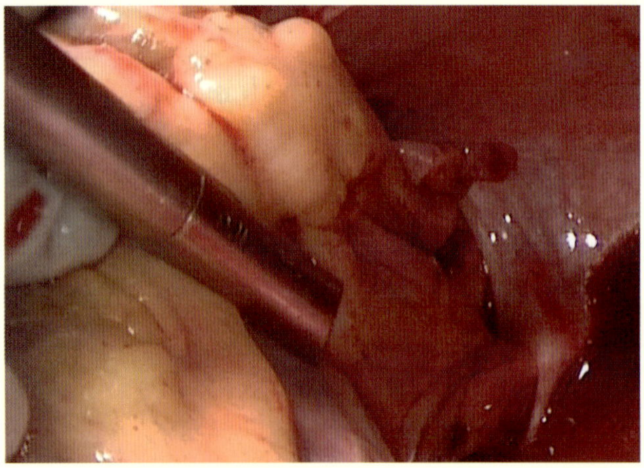

▼ 術者から見て僧帽弁輪の右下部分（P2 から P3 にかけて）の外側には冠静脈が走っている。

この冠静脈を覆っている心房筋も完全に焼灼しないと，僧帽弁輪周囲を回旋するリエントリー回路を形成してしまう。
AtriCure® で僧帽弁輪を挟んで焼灼した後に，心外膜から冠静脈を冷凍凝固する。焼灼ラインを延長するように冷凍凝固を行う。

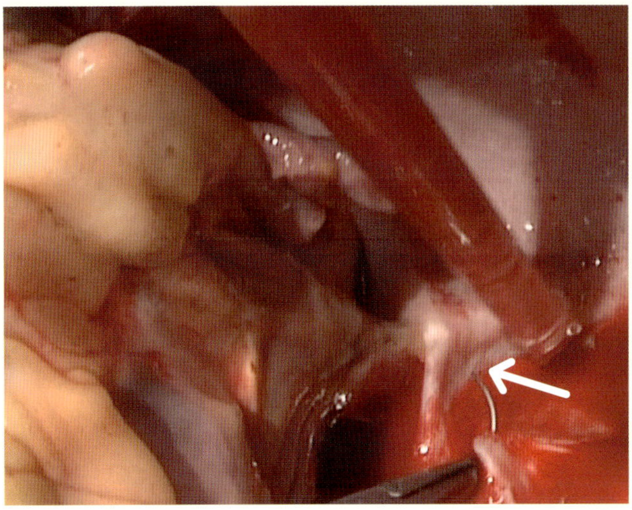

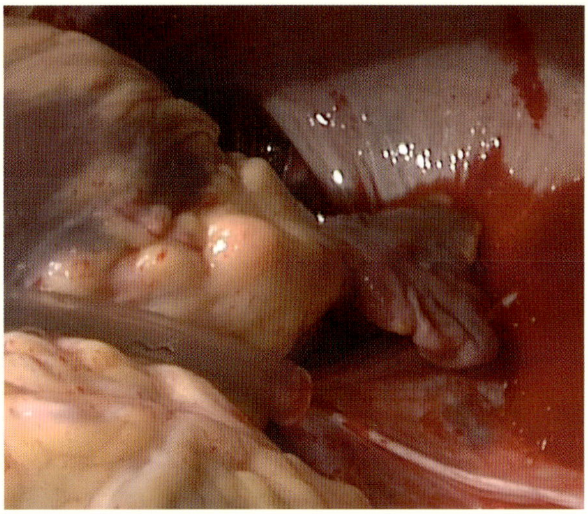

▼ 心臓を脱転したまま，心嚢腔の最も低い部分に糸をかけ（矢印），ターニケットでつり上げる。

▼ これを術者側に牽引し固定する。これにより，左心耳が見える。

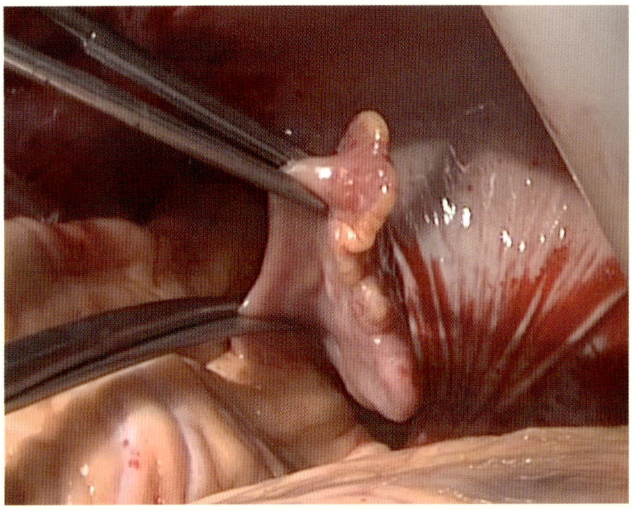

▼ 左心耳を持ち上げ，縫い代を残して切除する。

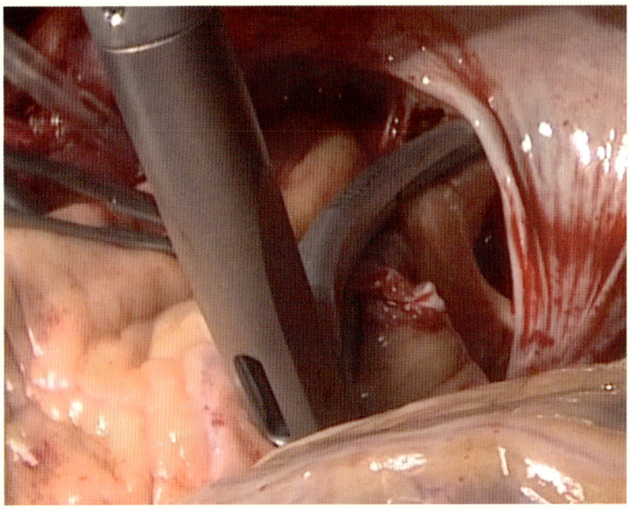

▼ ここから，さらに左上肺静脈に向かってブレードを挿入し，焼灼する（3回）。

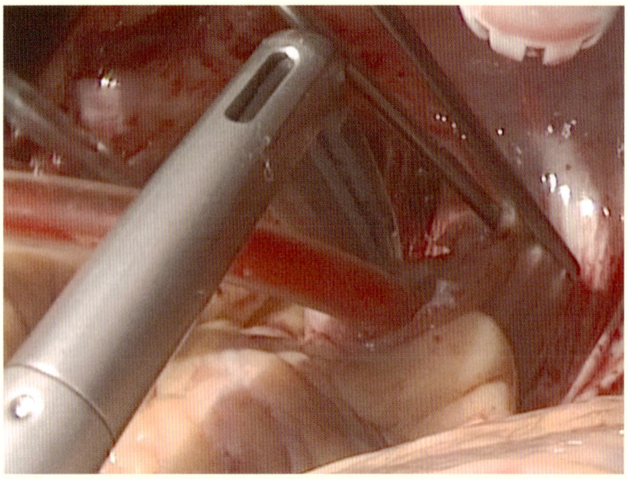

▼ さらに，ブレードの手前側を左房内腔に挿入し，左房天井部を焼灼する（3回）。これによりボックスの上端の焼灼線を作成することができる。

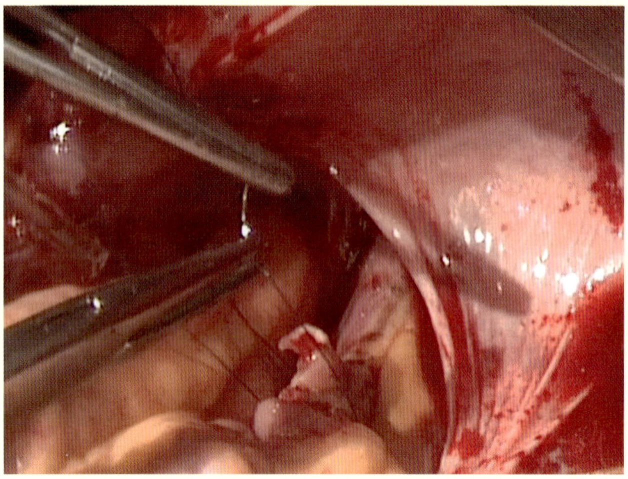

▼ 左心耳を2層に縫合閉鎖する。

この部分からの出血は，心拍動開始後は止血困難なので，丁寧に確実に縫合する。

5 参考動画：左肺静脈の剥離 7:01 ～

上達のための アドバイス

実際に手技を行わないとイメージが湧きにくい。踏まなければならない手順が多いため，何度もイメージトレーニングを行い，抜けがないようにすることが重要である。

（金村賦之）

V 大動脈

▶ 動画32

全弓部人工血管置換術
（循環停止，選択的脳灌流，末梢側吻合，頸部分枝再建，中枢側吻合）

ここがポイント

- 血栓を大動脈内に落さないように気を付ける。
- 外膜を損傷せずに残すことが重要である。
- 頸部３分枝すべてにカニュレーションを行い脳保護を行う。
- 反回神経や気管支動脈を損傷しないように気を付ける。

1 大動脈解離 心タンポナーデ解除 0:00 ~

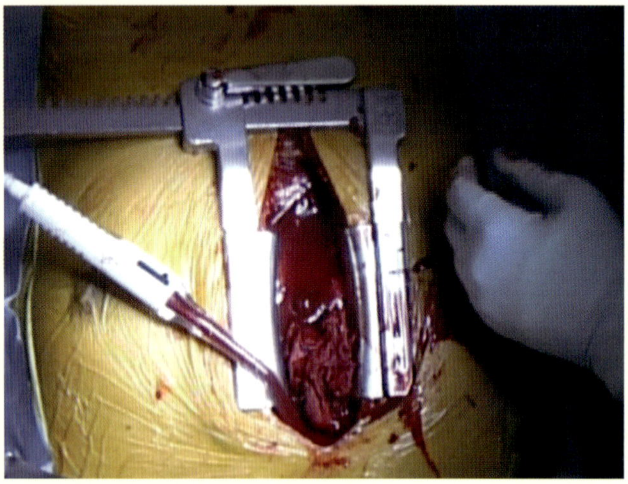

タンポナーデ症例では血圧が低く，早くドレナージしたくなるが，高用量のカテコラミンを使用していることが多いため，一気にドレナージを行うと過度に血圧が上がってしまい，大動脈破裂や解離の進展のリスクがある。血圧を見ながら徐々にドレナージを行うこと。

▼ 麻酔科医と連携し，カテコラミンを調整する。

2 （補足）循環停止後の大動脈剥離 2:09 ~

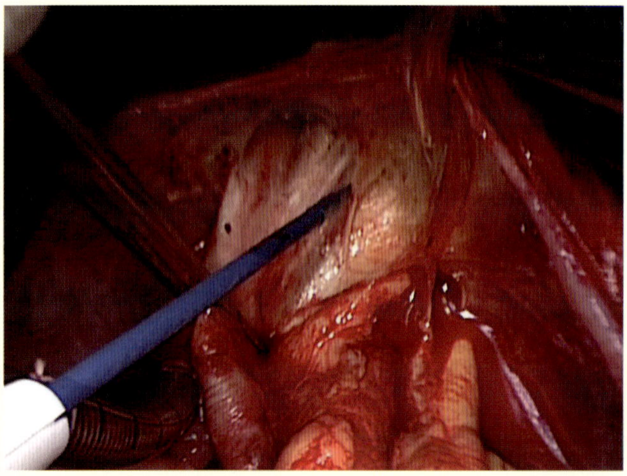

▼ 循環停止とし，送血管を抜いて大動脈の剥離を行う。

とにかく外膜の温存を意識して剥離する。Zone 3では反回神経に注意すること。循環停止中は，小さな血管を離断しても出血せず気が付かないことがあるので，血管を見落とさないようにする。

3　（補足）頸部分枝送血　4:53 ～

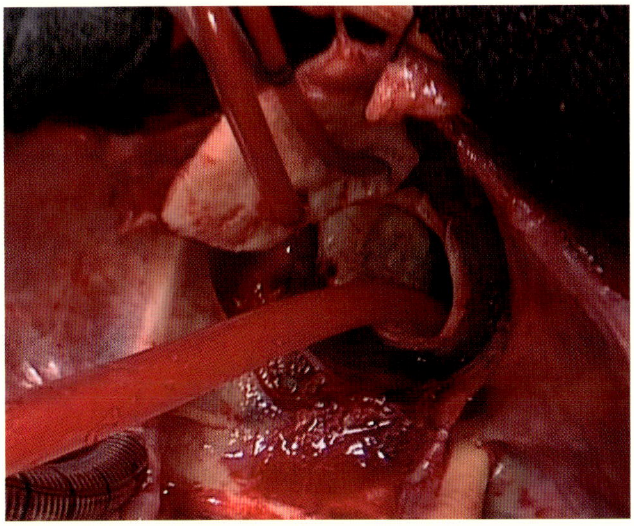

▼ 真性瘤で Zone 3 での末梢吻合を行う。
▼ マリアブルカテーテルを慎重に挿入する。

術前CTで頸部分枝の性状をチェックし，不良であれば末梢に剥離を進めて，性状良好な部位から挿入することを心がける。

▼ 鎖骨下動脈への灌流は，深く入れすぎると椎骨動脈を越えてしまうので，2 ～ 3cm 程度であることが多い。術前 CT で確認しておくこと。
▼ トリミングした後，マリアブルカテーテルを引き上げて固定しておくと，末梢吻合の視野がよりよくなる。

4　循環停止　6:36 ～

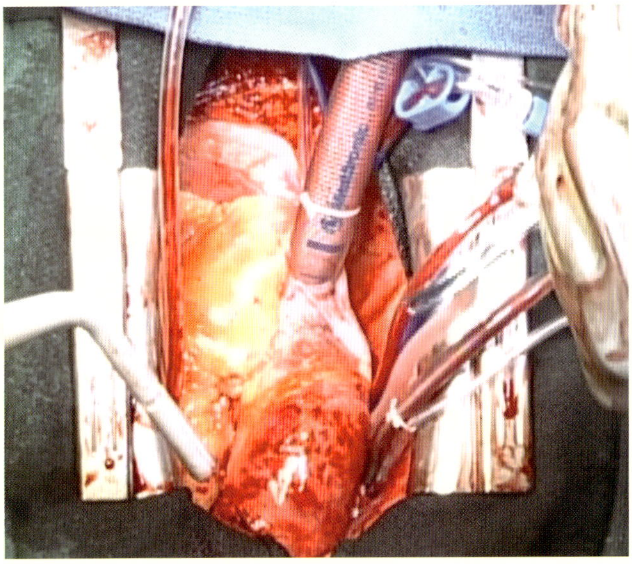

▼ 深部温度（膀胱温または直腸温）28℃で循環停止する。
▼ 上大静脈をスネアし，逆行性脳灌流，心臓の逆行性冠灌流を開始する。

5 大動脈の離断

6:49 ~

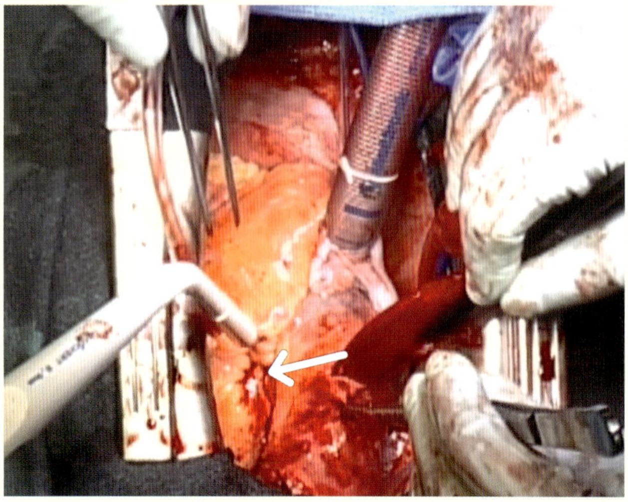

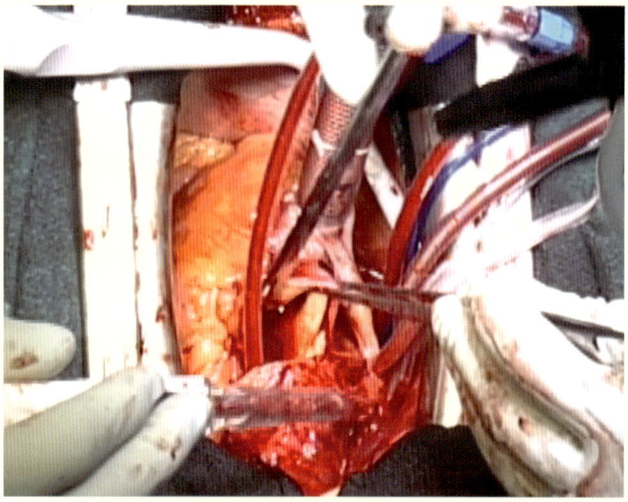

▼ 肺動脈の直上付近（矢印）で大動脈を横切開する。まずは外膜のみ切開を行い，血栓型であれば血栓を残さないよう丁寧に除去する。

血栓を血管外に落としてしまうと，その後の操作で末梢側に流れ込むなどして塞栓の原因にもなるので，慎重に除去する。

▼ ドボンサッカーを末梢側に入れ視野を確保する。

▼ ある程度切開部の血栓が除去できたら（開存型であればそのまま），内膜も切開する。

▼ 大動脈を完全に離断する。

癒着がなければ，肺動脈の直上付近が最も組織を見分けやすく，離断しやすい。

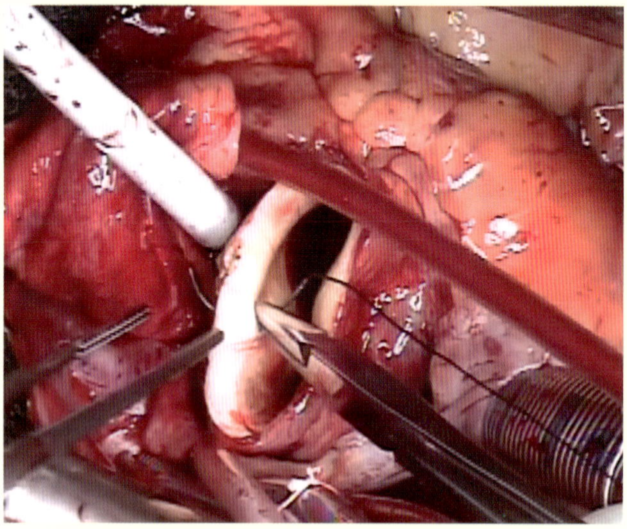

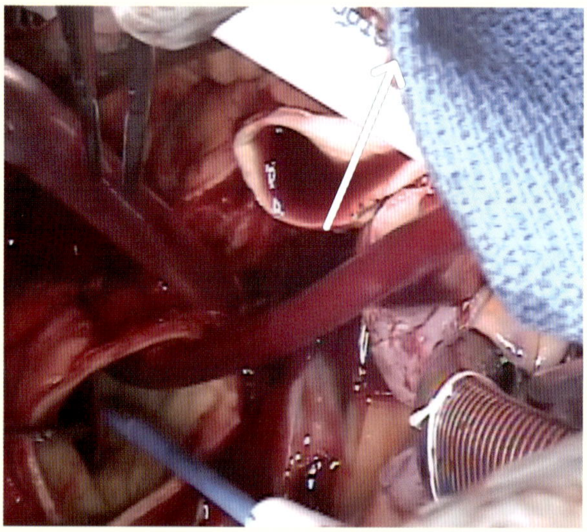

▼ その後，逆行性心筋保護液が流れ込んできたり，心腔内にゴミが流れたりしないように，また視野を確保する意味でも，中枢側の大動脈をつり上げる（矢印）。

6　大動脈の剥離　　7:57 ~

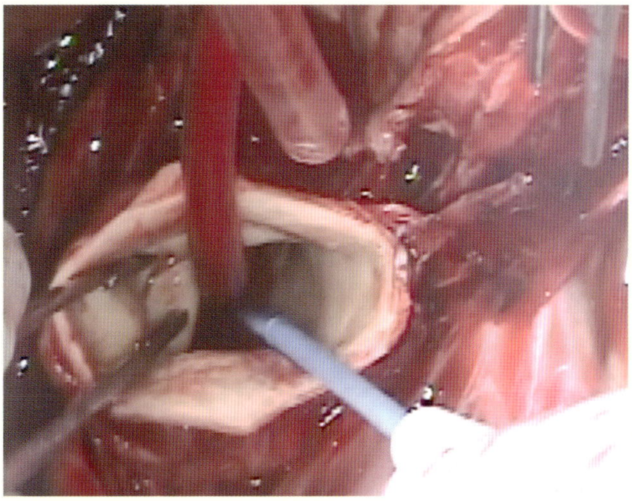

▼ 内側からエントリーを検索する。

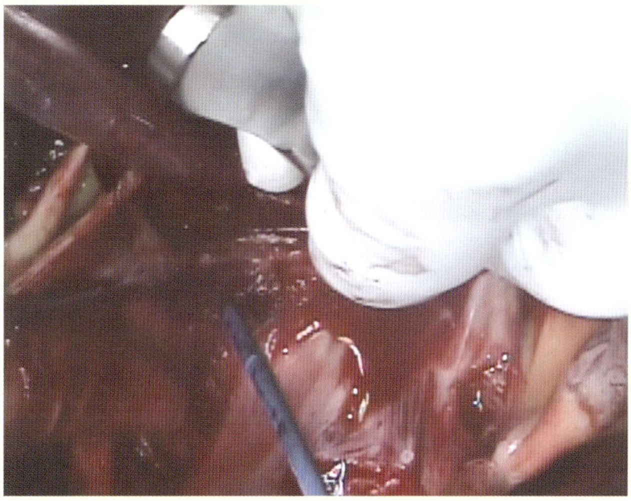

▼ 続いて，末梢側の大動脈の剥離を進める。

外膜を落とさないこと，傷付けないことが肝要である。肺動脈と大動脈の間の動脈幹遺残組織の切開は，特に慎重に行う。

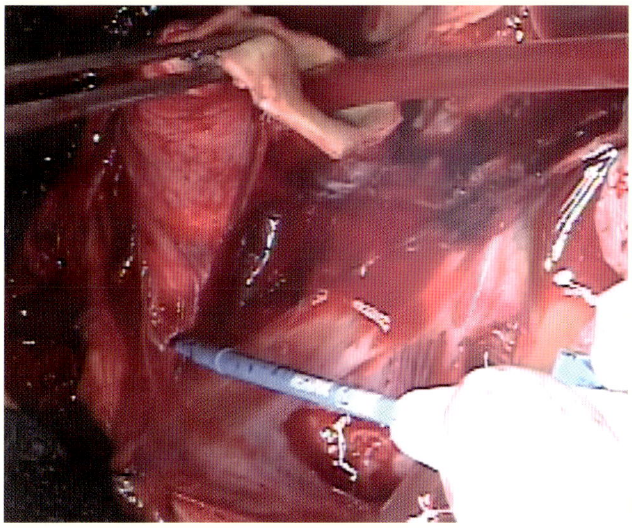

▼ 大動脈を軽く牽引しカウンタートラクションをかけながら剥離していく。

7 順行性脳灌流開始

9:21 ~

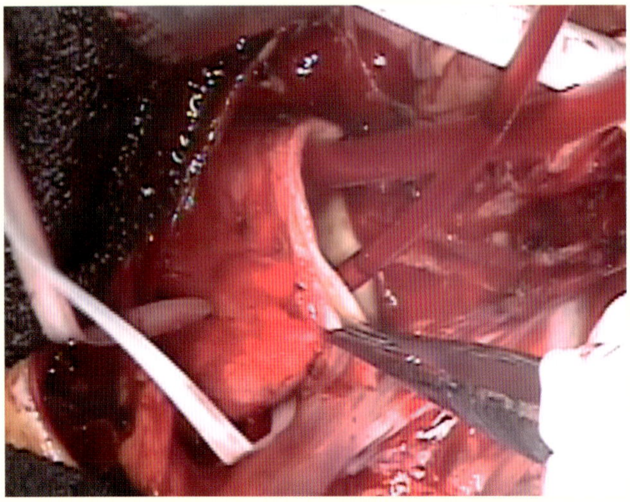

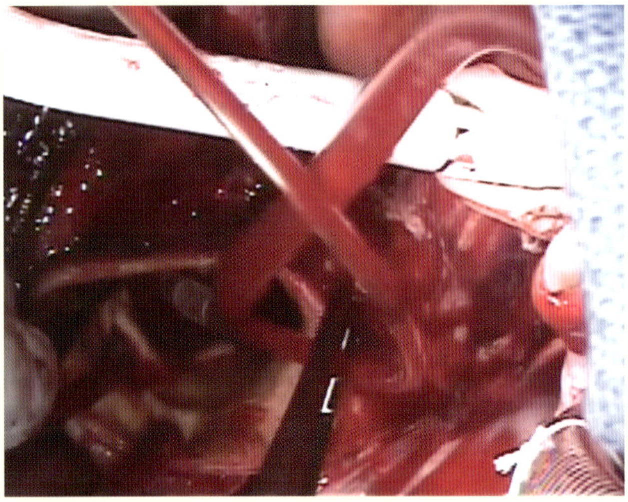

▼ 選択的順行性脳灌流を開始する。

▼ 原則，第1～3分枝すべてにカニューレを挿入し灌流する。左鎖骨下動脈への灌流は，脊髄領域への血流供給のため，または terminal PICA 症例を考慮し，必要と考える［terminal PICA：後下小脳動脈（PICA）で椎骨動脈が終了しており，反対側の椎骨動脈との交通がない］。

▼ 逆行性脳灌流と併用する場合は，逆行性脳灌流のスネアを解除するのを忘れないこと（脳浮腫を防ぐため）。

▼ 腕頭動脈は血管径が太く，全例スネアしターニケットで締めることを推奨する。

左総頸動脈，左鎖骨下動脈のスネアは必須ではない。スネアする場合は外膜を損傷しないように注意すること。
吻合の際にターニケットを引き上げて固定しておくことで，浅く，上向きで運針しやすい角度で吻合できるのがスネアの利点である。

8 トリミング，サイジング

9:42 ~

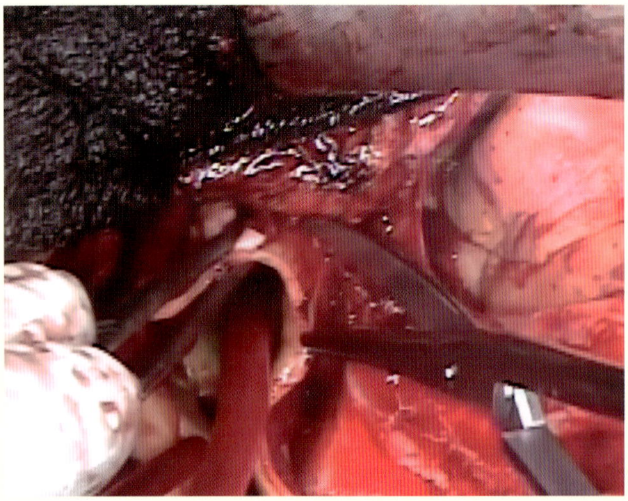

Zone3 でのトリミングを行う際は，反回神経と気管支動脈に注意が必要である。

▼ 反回神経損傷は嗄声だけでなく，術後の嚥下障害，誤嚥性肺炎などにつながるため，必ず同定し，決して損傷しないようにすること。

▼ 気管支動脈の位置はバリエーションに富むが，太めの血管として同定できることがある。気付かずに離断すると，循環停止後に止血が必要となり手間がかかる。

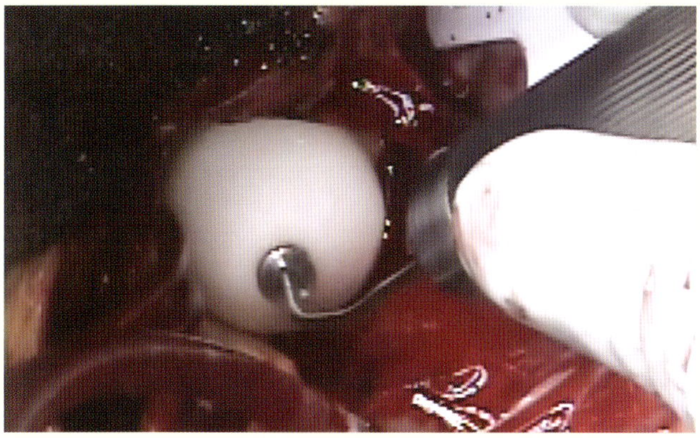

▼ トリミングした後に，必要に応じてサイジングを行う。

9　ターンナップ吻合，エア抜き，止血確認　12:01 ～

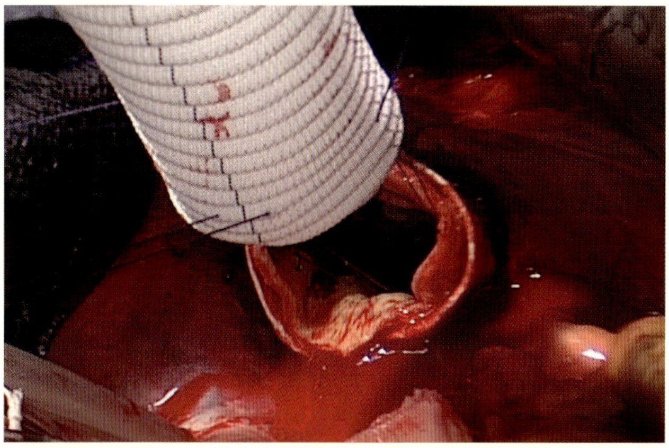

▼ 外フェルトを置いて，4-0（真性瘤では3-0のこともある）のU-sutureを吻合血管の0時，3時，6時，9時に均等に置く（4点固定法）。
▼ その後，4針のそれぞれを人工血管に内外でかけて，人工血管を落とし込む。
▼ 人工血管をターンナップさせて形を作ってから，4針それぞれを結紮する。
▼ それぞれを結紮した後，1/4周を両側から進んで結紮する。

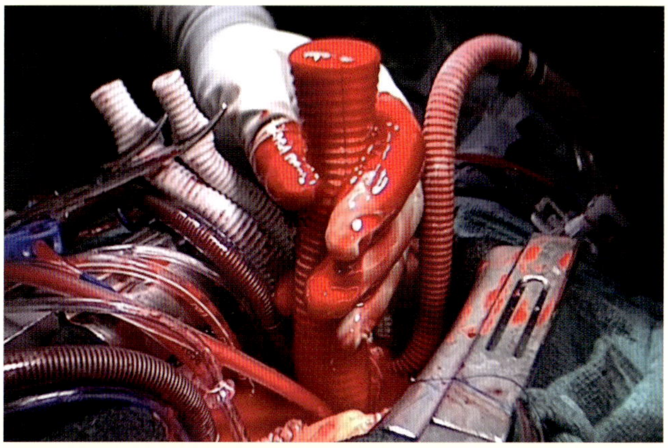

1/4ごとの吻合になるので，緩むことが皆無であり，また人工血管と多少の口径差があっても均等に吻合できる。

▼ 外フェルトを置いて吻合するが，大動脈解離症例では，外膜を落とさないように注意が必要である。
▼ 末梢吻合が終わったら，無血野を確保して，水分を完全になくした状態にしてバイオグルーを塗布する。完全に固まるまで2分待つ。ヘパリン下においても針穴出血がなくなるので，時間を惜しんではならない。水分に触れさせないこと，2分待つことで，追加針はまず不要である。
▼ 当院では，末梢側の大動脈内のエア抜き，デブリスフラッシュアウトのために，全例で大腿動脈送血を併用している。大腿動脈から送血を行い，これらが終わったら，人工血管を遮断し，側枝からの順行性送血で循環再開とする。ここで，出血がないことを確認する。

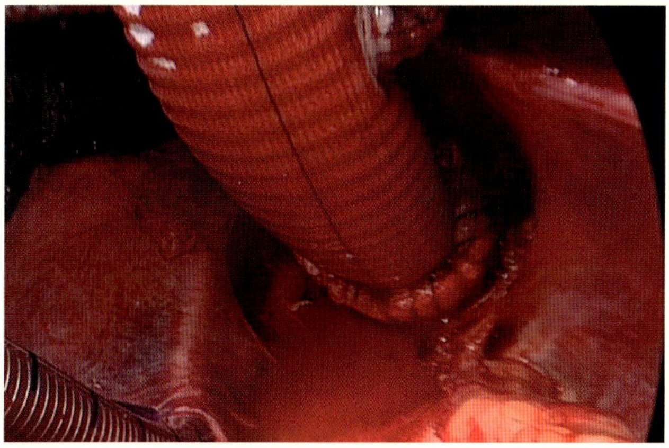

10 腕頭動脈－人工血管吻合（頸部分枝再建） 18:30～

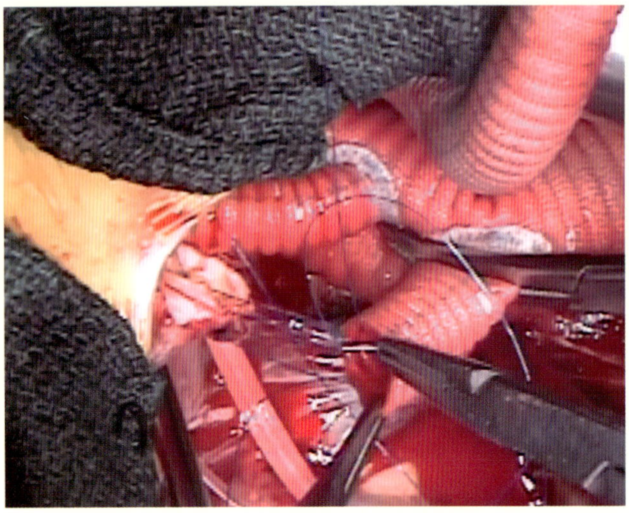

血管が脆弱な場合があるので，裂かないように丁寧に吻合する。
しっかりとエア抜きを行う。

- 解離が及んでない場合は4-0，及ぶ場合は5-0を用いてパラシュート吻合を行う。
- 背側をfar sideからnear sideに縫ってきて，パラシュートを下ろし，腹側を縫う。数針を残して頸部分枝をデクランプしエア抜きを行う。残りを縫って結紮したら，人工血管の遮断鉗子周囲のエア抜きのために，その末梢の人工血管を鑷子で遮断し，デクランプする。針を刺してエア抜きをしっかり行うこと。
- 長すぎると屈曲の原因になるので，やや短めにする。ACP用のカテーテルは挿れたままで吻合を開始し，腹側を残して抜去するか，最後まで残しておいて吻合後に抜去し，神経鈎を用いて糸を締め直す方法もある。また，頸部分枝を遮断して吻合することもある。

11 参考動画：頸部分枝再建（高画質） 21:09～

12 断端形成 中枢吻合 26:04～

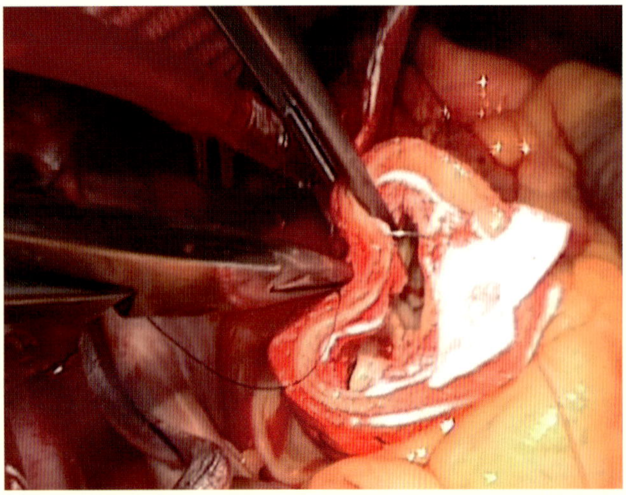

断端形成は，巾着効果で血管が縮縮されないように気を付ける。
バイオグルーは薄く塗布する。
中枢吻合の際は，背側からの出血リスクを軽減するために，背側をある程度吻合したら，固定して糸を乗り換えて吻合を進める。

- 解離症例では，まず偽腔の血栓を丁寧に取り除いた後に，バイオグルーを塗布して内膜と外膜を固定する（ガーゼを入れて内腔にバイオグルーが流れるのを予防する)。

▼ バイオグルーはwetな環境では機能しないので，ガーゼで血液を拭き取った後，偽腔にバイオグルーを塗布する。なるべく薄く，1～2mm程度になるようにして，鑷子で優しくつかんで固まるのを待つ。

▼ 無冠尖のnadirにバイオグルーが集まって，分厚くなることがある。3mmを超えて厚くなりすぎると，遠隔期の中膜壊死につながり，再解離の報告があるので注意が必要である。

▼ また，交連部の位置が大幅にずれて固定されると，大動脈逆流の原因になるので，やや内膜側を高く引っ張り気味にして固定するほうがよいだろう。

▼ また，術前に血性心嚢液を認めていた症例では，基部付近，特に無冠尖で外膜が薄く裂けていることがあり，見落とさないように注意すること。

▼ その後，内側，外側にフェルトを挿入し，4-0の水平マットレス縫合およびover-and-over縫合で断端形成を行う。

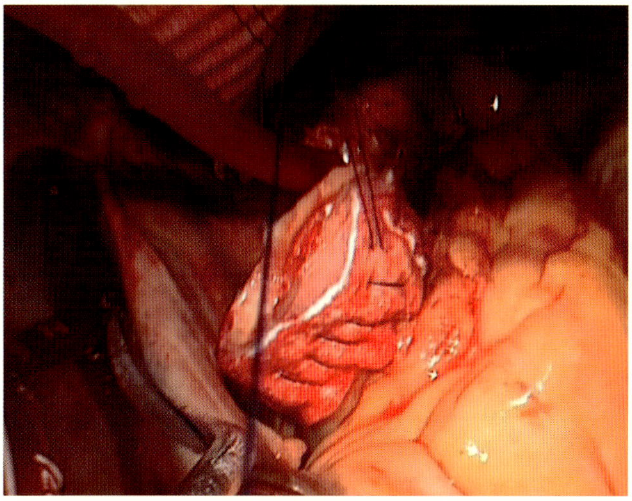

水平マットレス縫合は，巾着効果で血管径が縮縮されないように，斜めもしくは縦にジグザグに刺入点を変えていく。内側のフェルトが血流でめくれないように，下端をしっかりとるようにする。フェルトによる術後溶血症例の報告もある。

▼ 外フェルトと自己血管の間にハイドロフィット®を塗布すると，血管の形が固定されるため縫いやすくなり，また針穴からの出血予防にもなる。

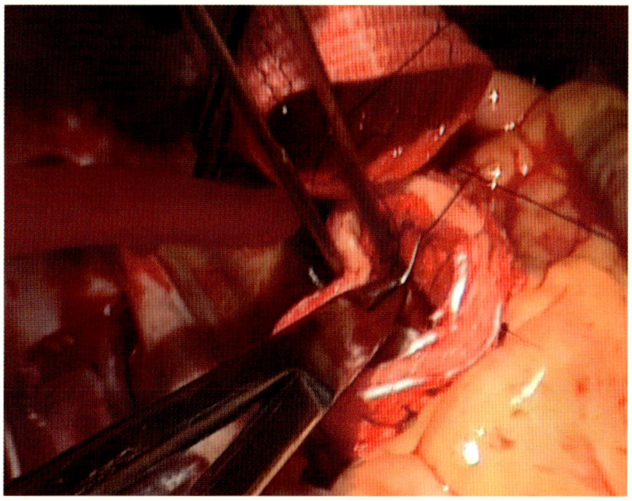

▼ 人工血管を適切な長さに切って，中枢吻合に移る。長すぎると人工血管の屈曲の原因となる。

▼ 4-0ポリプロピレン糸を用いて，パラシュート吻合を行う。頸部分枝は厚めにとり，パラシュートで下ろした後は，新たな針で固定する。

神経鉤で緩みを取ったら，反対側にも新しい針を用いて固定する。こうすることで，背側の糸の緩みを防ぎ，出血のリスクを軽減できる。

▼ 残りをお互いにover-and-over縫合で進み，結紮をして終了となる。

バイオグルーを使用する場合は，できるだけdryな環境で使用するために，ベントをきかせて塗布するほうが効果的である。

13 参考動画：中枢断端形成（ホリゾンタルのみ） 30:14～

14 参考動画：中枢吻合（別角度） 33:39～

上達のための アドバイス

- 末梢吻合と頸部分枝の吻合は，とにかく外膜を損傷せずに残すことが重要である。肺動脈との間は組織の同定が困難な場合もあるが，肺動脈寄りで剥離するように心がける。

（中原嘉則）

Ⅵ　心室中隔穿孔

動画33

心室中隔穿孔閉鎖
(米田−David法，infarct exclusion法＋patch法)

ここがポイント

- 梗塞心筋は脆弱なので健常心筋に糸をかける。
- 梗塞心筋と健常心筋の境界を把握する。
- 乳頭筋には糸をかけない。

- 本症例は，左前下行枝領域の心筋梗塞後に生じた心室中隔穿孔（心尖部中隔）である。
- 上行大動脈送血，上下大静脈脱血で人工心肺を確立し，上行大動脈を遮断して順行性に心筋保護液を注入し心停止を得た。左室ベントを深く入れると，脆弱な左室を貫通することがあるので気を付ける。

1 心臓の持ち上げ 0:00 ~

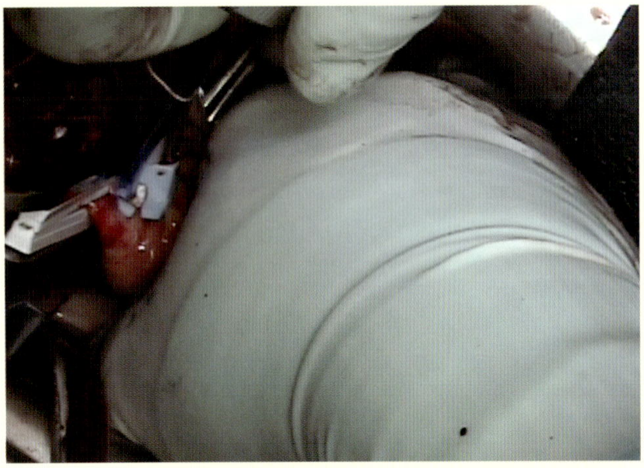

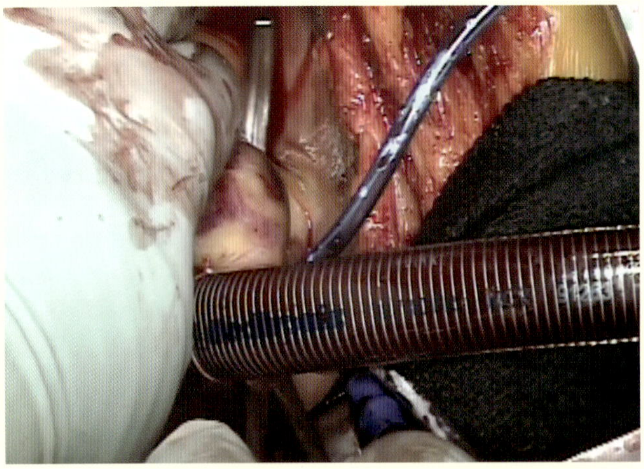

- ネットを用いて心臓を持ち上げる。横静脈洞(transverse sinus：→ P.79）にファバロロ鉗子を挿入し，ネットの紐の片方を引っ張り出した。
- また，右下肺静脈と下大静脈の間の疎な結合組織を鈍的に剥離して，oblique sinus に到達できるようにした。ここにファバロロ鉗子を挿入し，ネットのもう片方の紐を引っ張り出す。これによりネットを心臓の真裏（oblique sinus）まで誘導する。

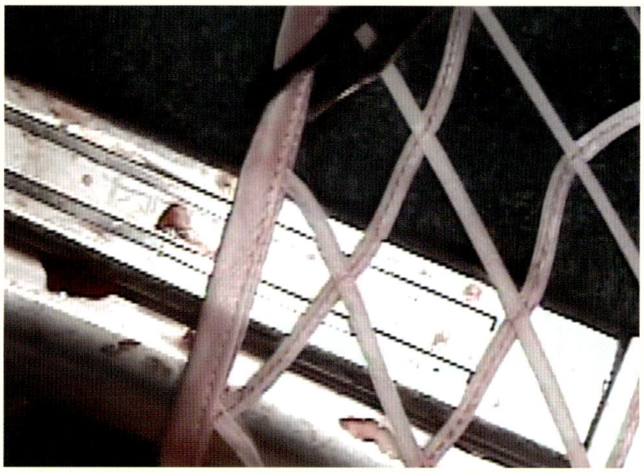

▼ これらの両紐を術者側に固定し，ネットは引っ張り出して助手側の胸壁に固定した。

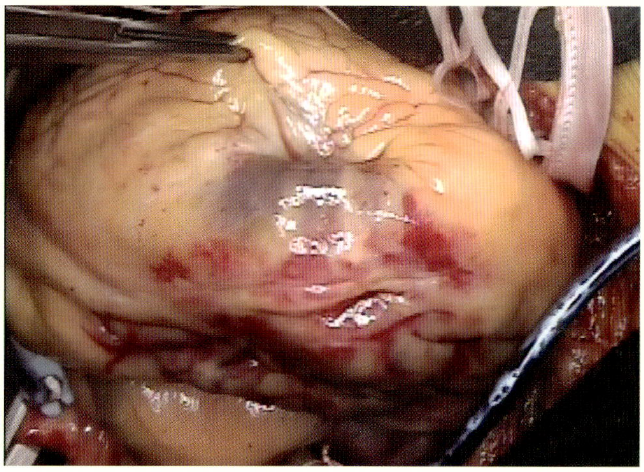

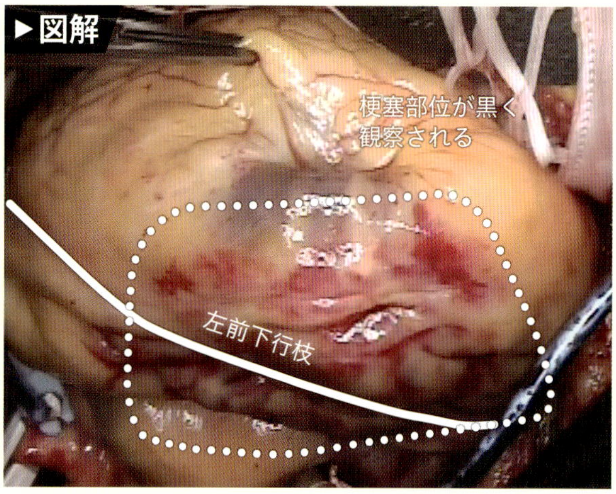

▼ 心臓が持ち上がってくるので，梗塞部位（点線）をよく観察する。

2 切開

0:26 ～

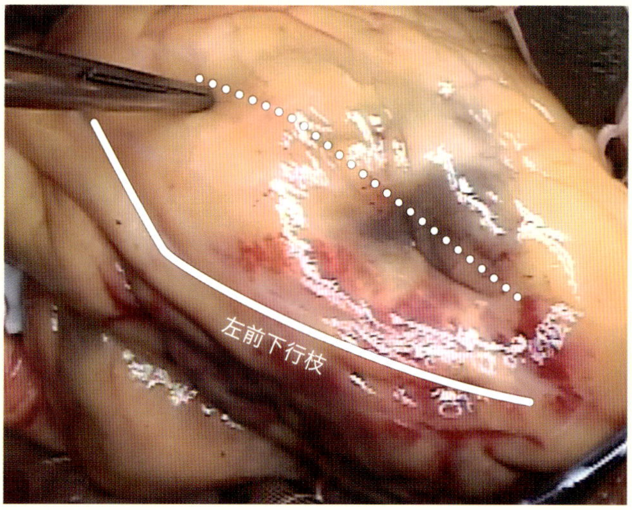

▼ 左前下行枝よりも助手側で，左前下行枝に平行に左室切開を行う（点線）。

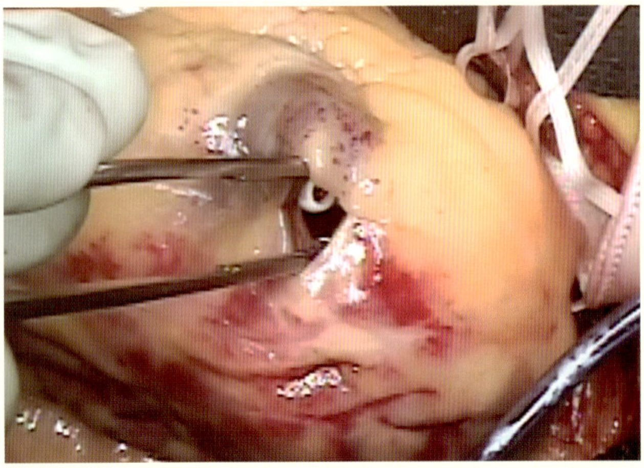

▼ 尖刃メスで2cm程度の切開をおく。本動画では左室ベントの先端を確認できる。

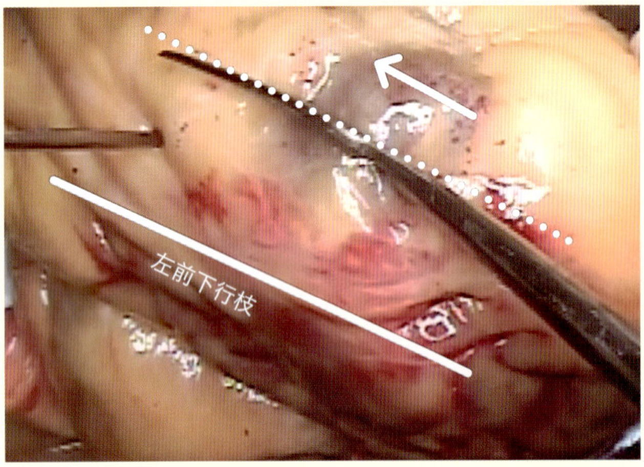

▼ メッツェンで切開を広げる。左前下行枝と平行に切開する（点線）。

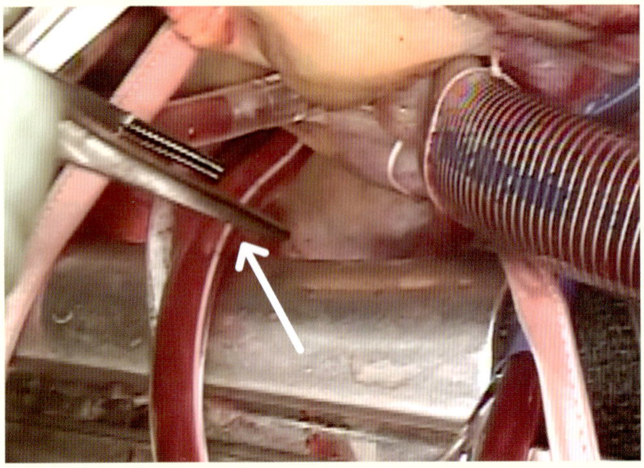

▼ 左室ベントが術野の妨げになりそうだったので，少し引き戻した（矢印）。

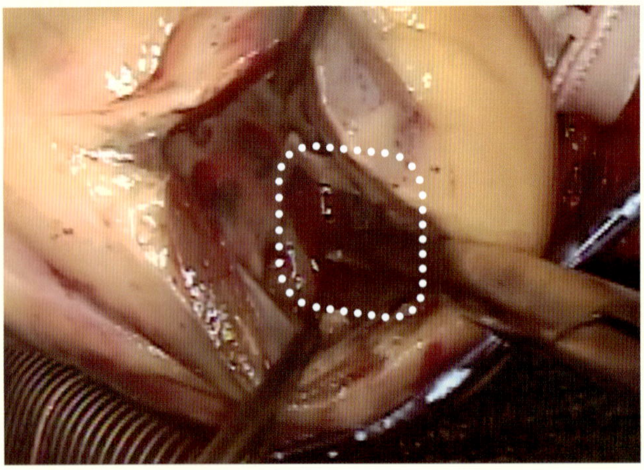

▼ 左室を切開すると，心尖部中隔に穿孔部位（点線）を確認できる。

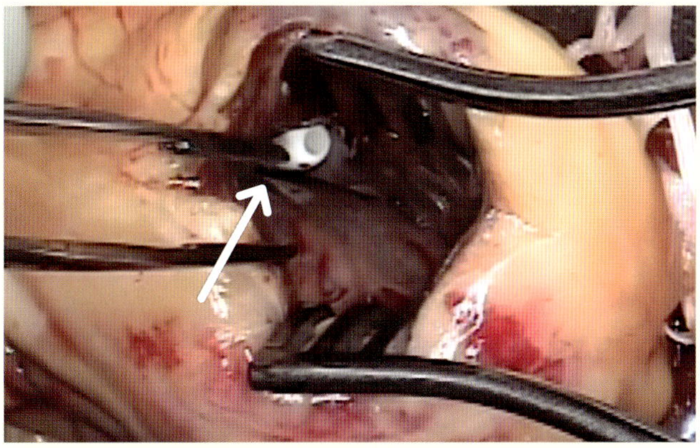

▼ 開創器で左室内の視野を確保する。奥に見えているのは左室ベントの先端（矢印）である。

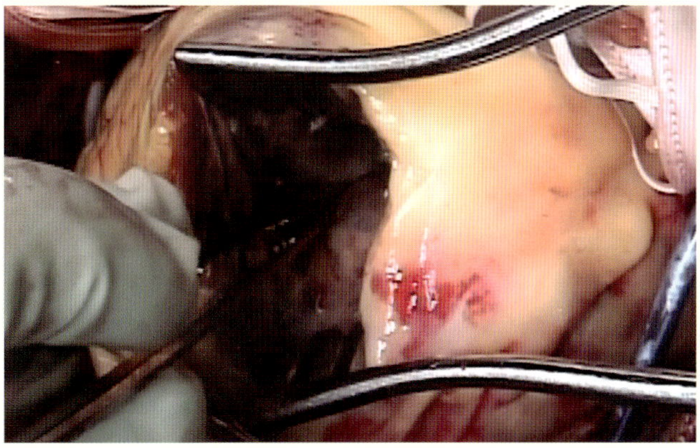

▼ 左室の健常心筋と壊死心筋の境界を探る。

こうイメージする

▼ 2つの乳頭筋が見える。右側にあるのが後内側（posteromedial）で，左側が前外側（anterolateral）である。

▼ 乳頭筋の付着部がどこであるか確認しておき，後で針糸をかけないように気を付ける。

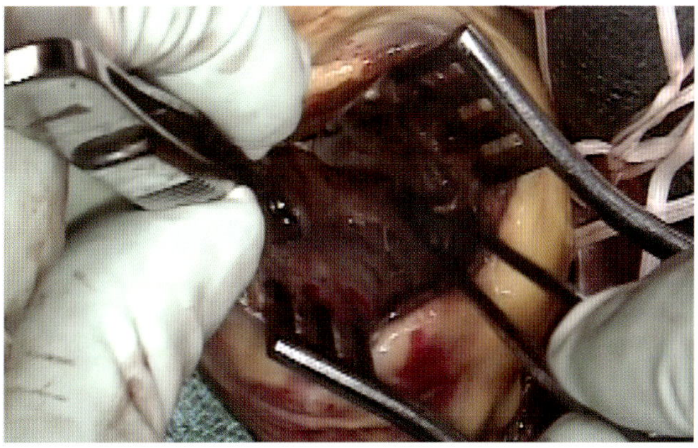

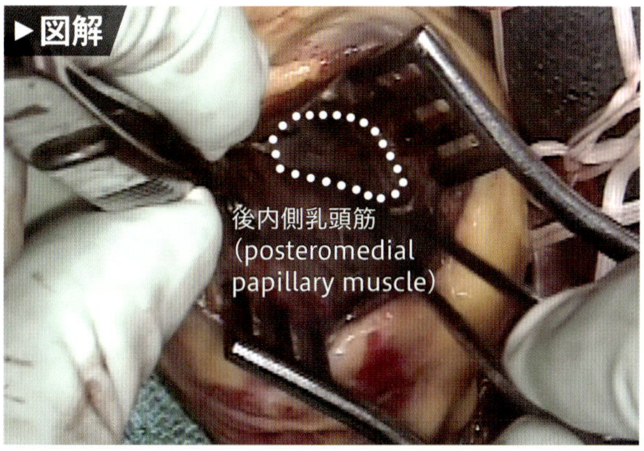

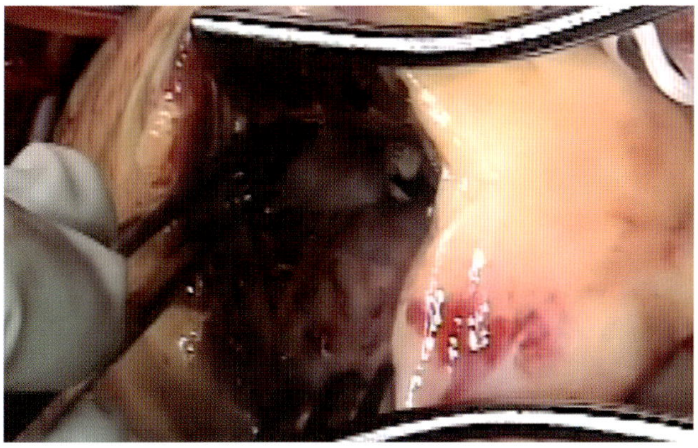

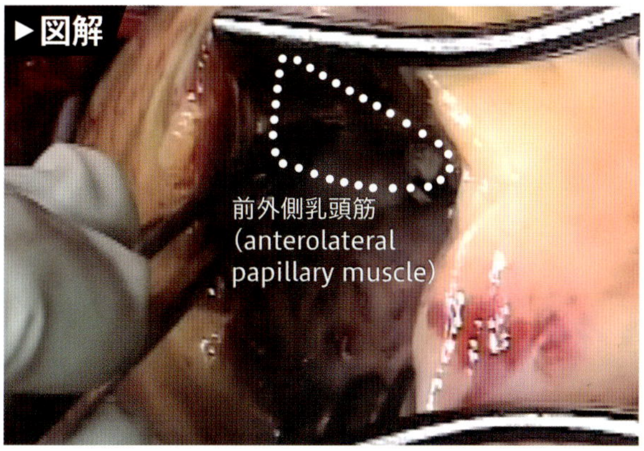

3 マーキング

2:00 ~

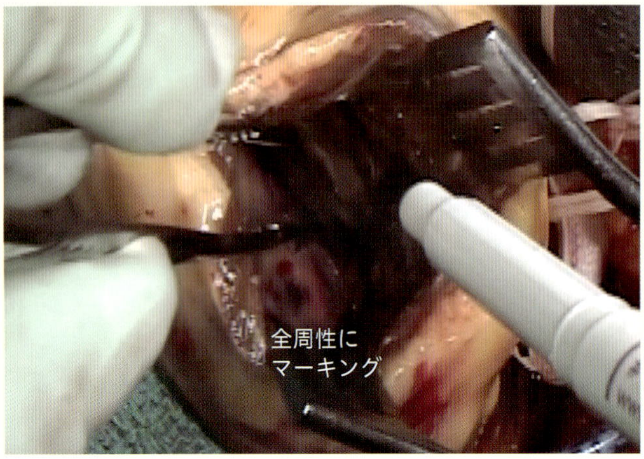

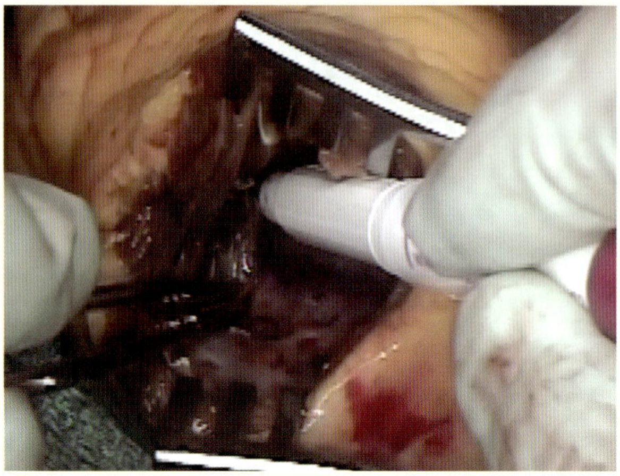

色調の変わっている部分が健常心筋と虚血心筋の境目と考えられるので，これを全周性にマーキングしておく。

4 糸かけ

2:31 ~

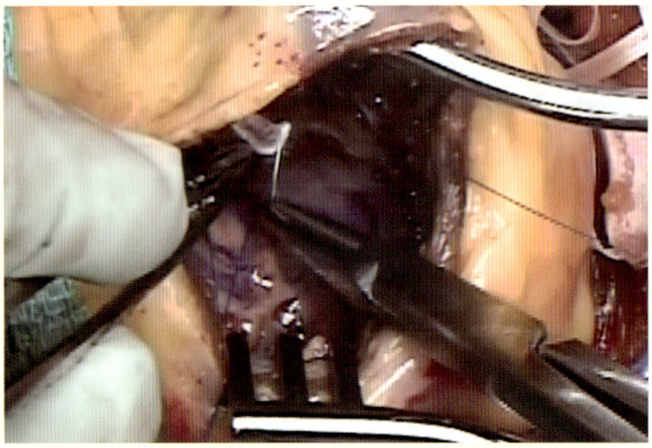

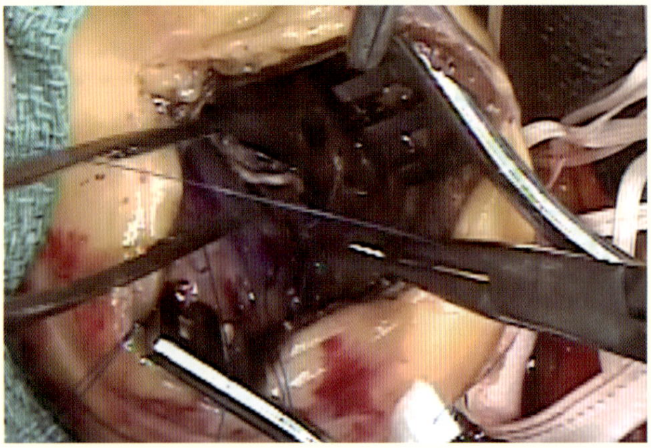

- プレジェット付き3-0ポリプロピレン糸を中隔心筋にマットレス縫合で通していく。
- 弁置換のときと同様に，隣り合うフェルト同士の間隔が空きすぎないように糸をかけていく。健常心筋から刺入し，マーキング部位に刺出する。

カッティングするとシャントが残ってしまうので，健常心筋にしっかりかけること。
針を鎌状に把持すると運針しやすい。

乳頭筋の近傍では乳頭筋に刺入しないように気を付ける。

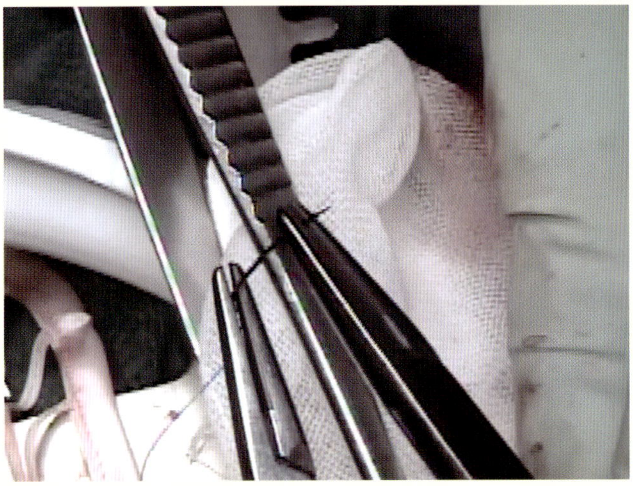

▼ 左室自由壁部分は左室外から刺入する。

針が届かないので，針の彎曲を緩くして長さを出すと，内腔まで到達できる。

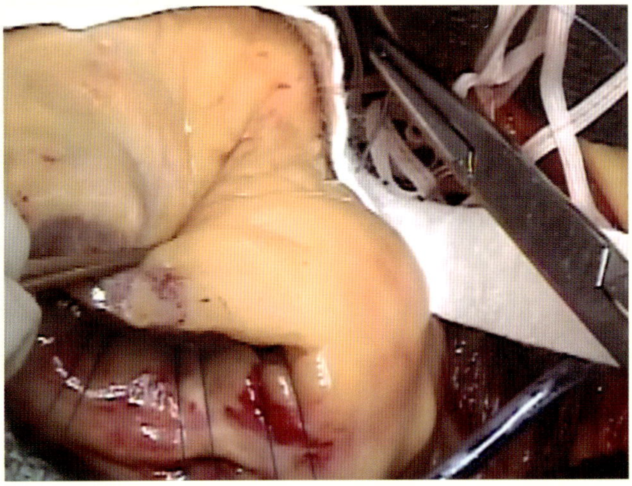

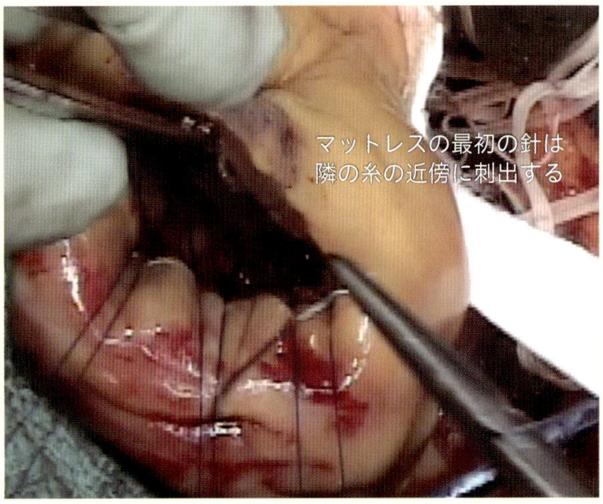

▼ フェルトを介在させて左室外から針を刺入し，左室内腔側から刺出する。

このとき，マットレスの最初の針は隣の糸の近傍に刺出する。シャントが残ってしまうことがあるからである。

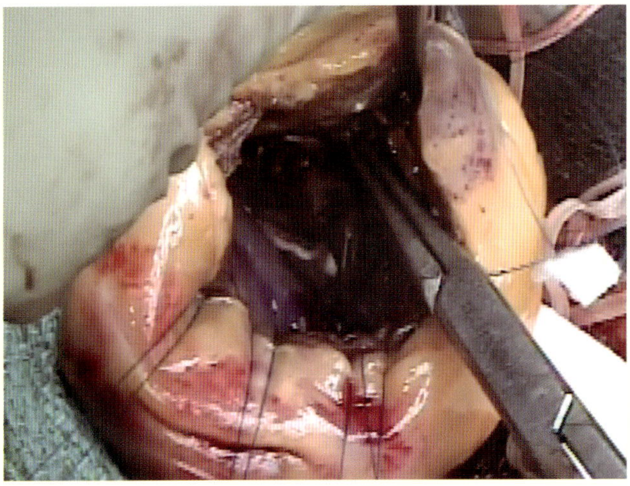

▼ マットレス縫合のもう一方の針は，隣の糸から1～2cm程度空けて，マーキング部位に刺出する。

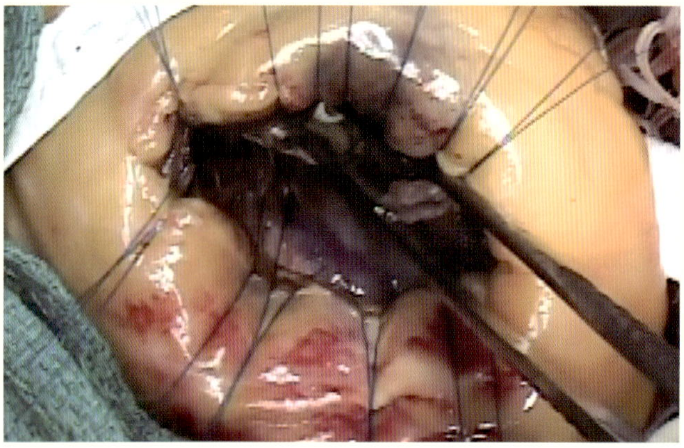

▼ 全周性に糸をかけたら，弁置換と同様にホルダーで糸を固定しておく。

5 パッチ準備 5:48 ~

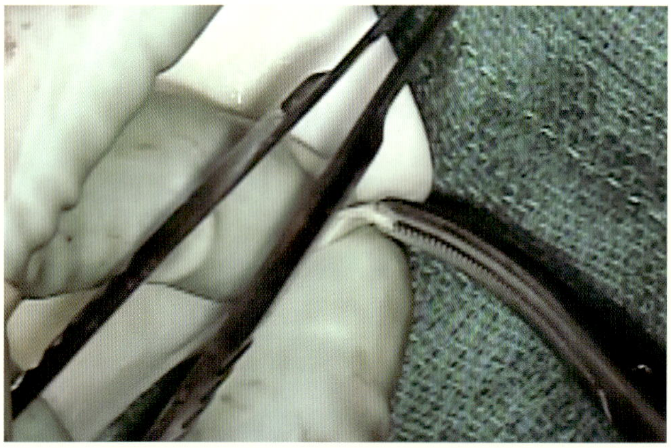

▼ ウシ心膜パッチを半分に折って二重にし，両端をペアンで固定する。

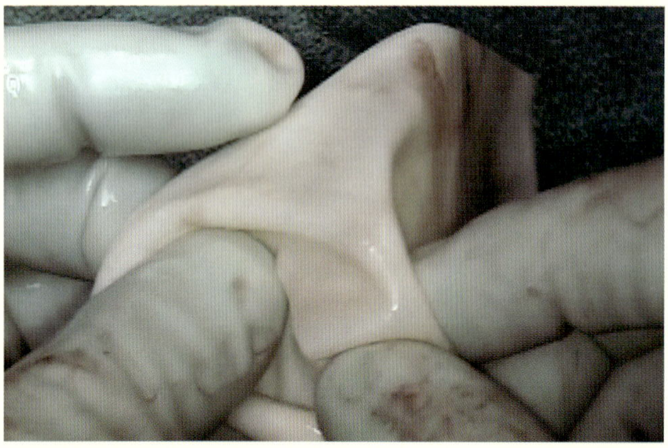

▼ 5-0 ポリプロピレン糸を用い水平マットレス + over-and-over で縫合し，筒状に成形する。

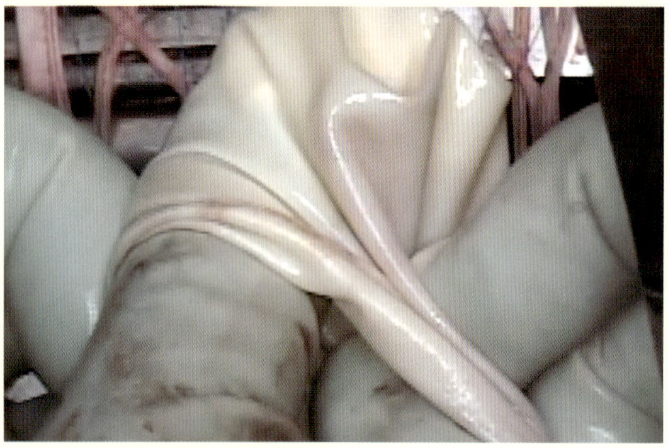

▼ パッチを裏返す。ウシ心膜を左室に吻合した後に再度裏返しにするが，その際に健常な左室側に縫い目の突出が出てこないようにするためである。

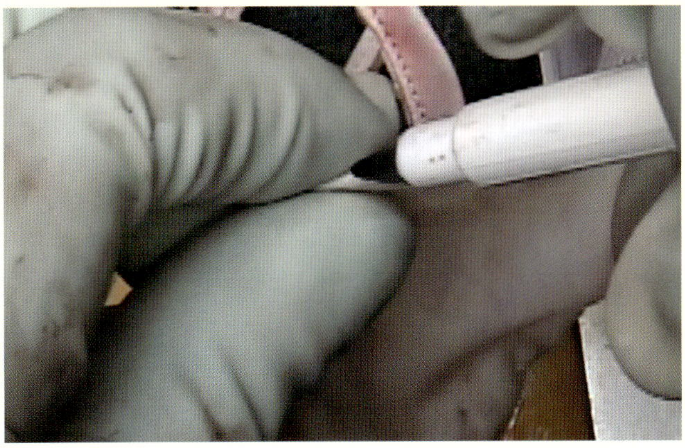

▼ 90° ごとにマーキングを行う。

6 パッチ糸かけ 7:27 ~

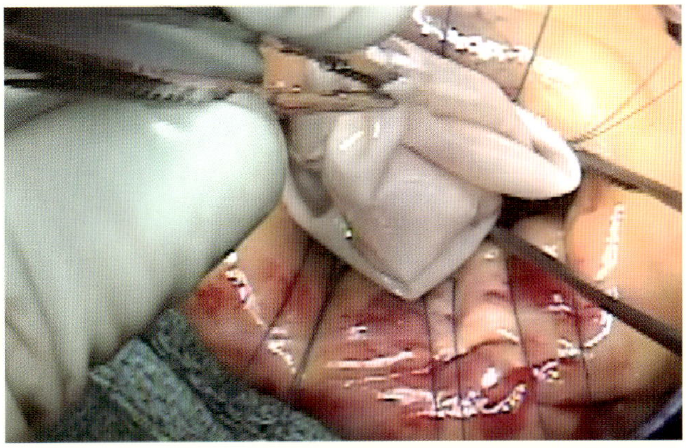

▼ 筒の色を付けた側を手前に向けたまま，反対側を縫合予定線よりも奥に押し込んでおく。

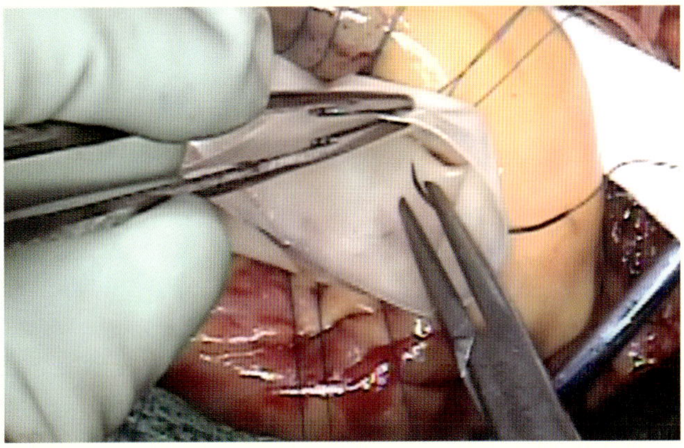

▼ 4 箇所のマーキング部分を目印として，マットレス縫合の針糸を順にかける。

筒の端から 1~2cm の部分に刺入する。

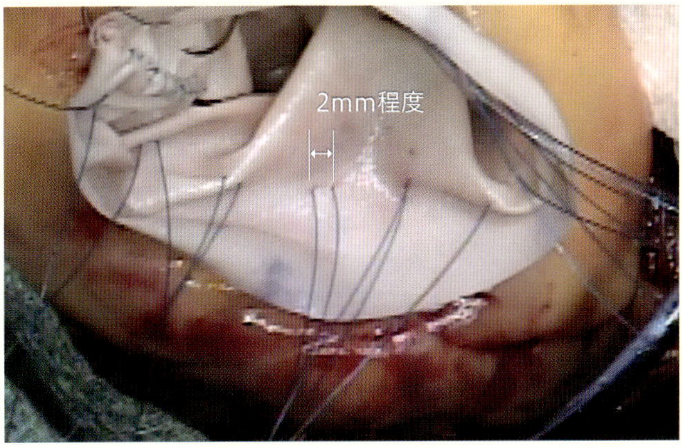

▼ 糸の間隔は弁置換のときと同様で，隣同士のマットレス糸の間隔は 2mm 程度とする。

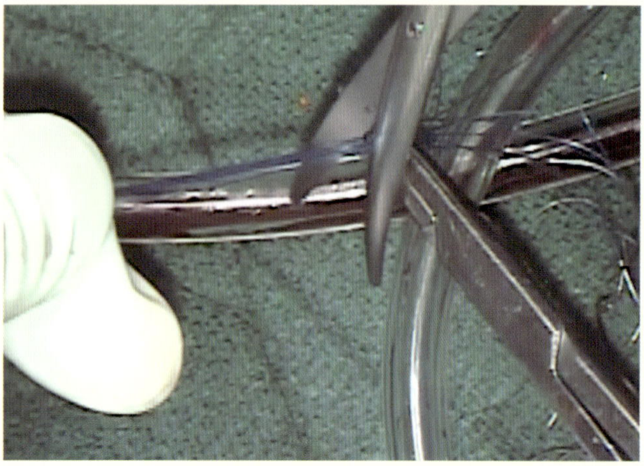

▼ ウシ心膜に全周性に糸をかけたら針を落とす。

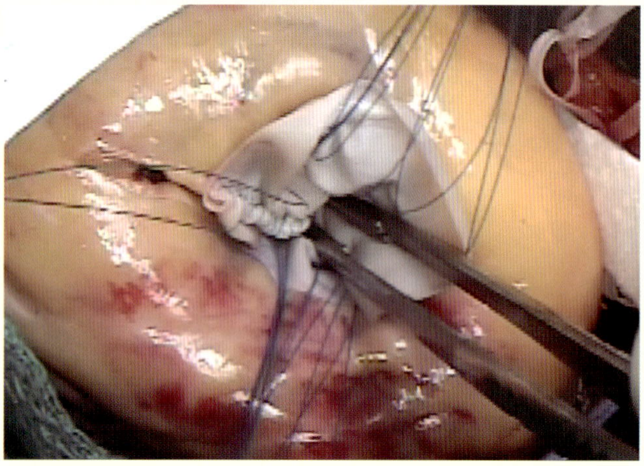

▼ 浮き上がってきたウシ心膜を縫合線の辺りまで落とす。

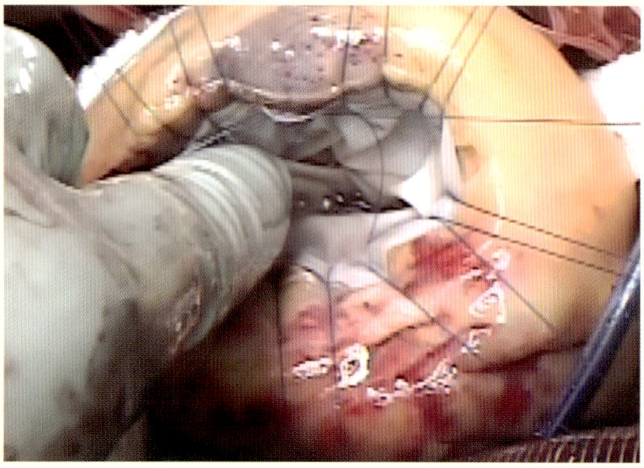

▼ すべての糸を緩まないように結紮する。

組織が脆弱になっている可能性があるので，強く結紮してカッティングを起こさないように気を付ける。

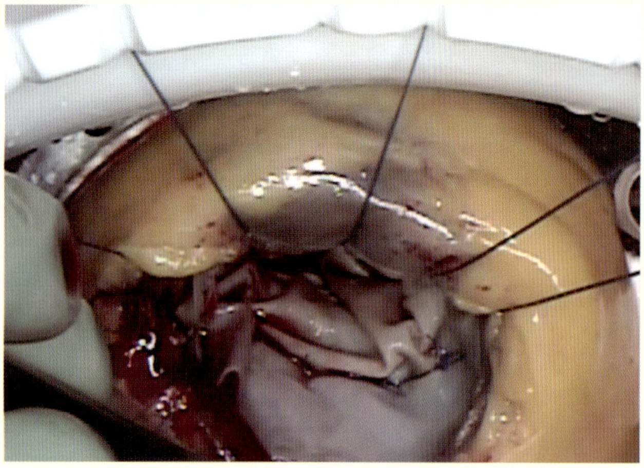

▼ 左室自由壁側の糸は，切らずに引っ張って固定しておくことで視野が確保できる。

7 縫合

8:56 ~

こうイメージする

▼ 縫合線を示す。後に連続縫合で補強する。

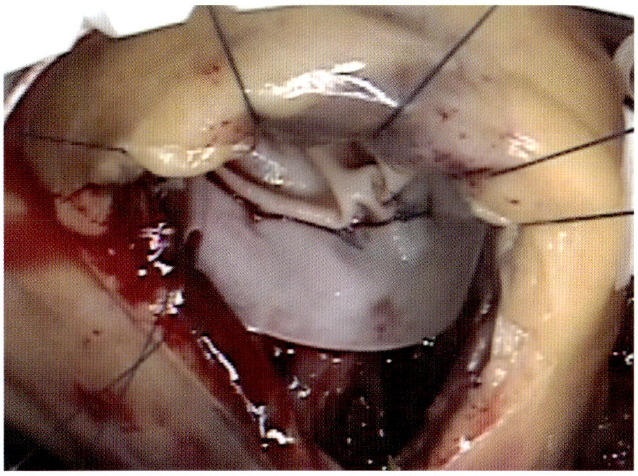

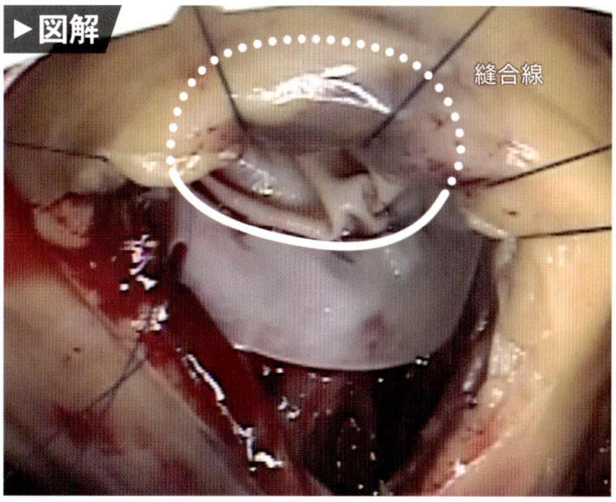

▼ 点線部分が穿孔した心尖部中隔である。この穿孔部分をもう１枚のウシ心膜でパッチ閉鎖する。

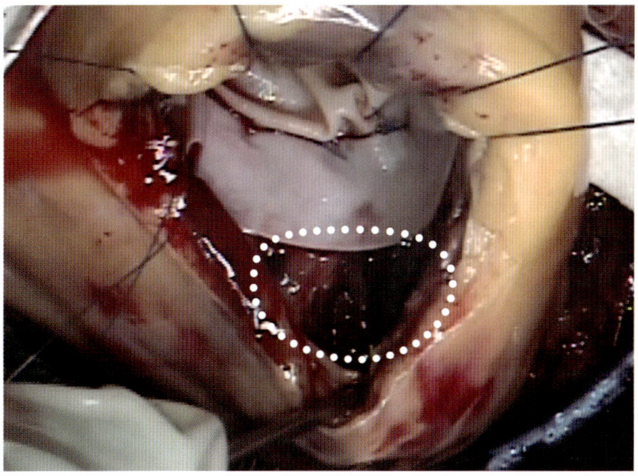

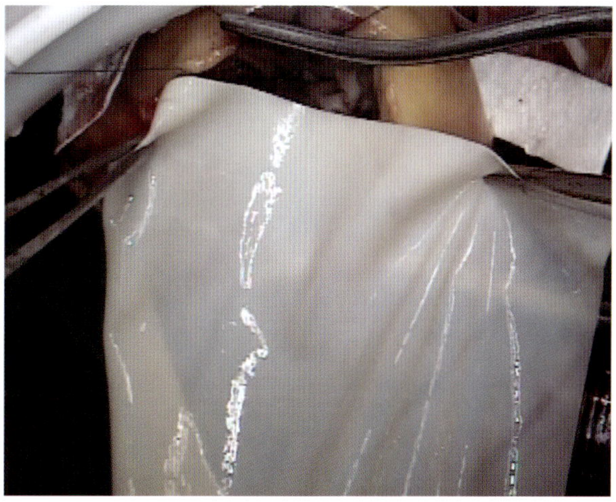

▼ まず，点線部分にもう１枚のウシ心膜を縫い付けて中隔側の縫合線を固定し，さらに心膜を延長する。

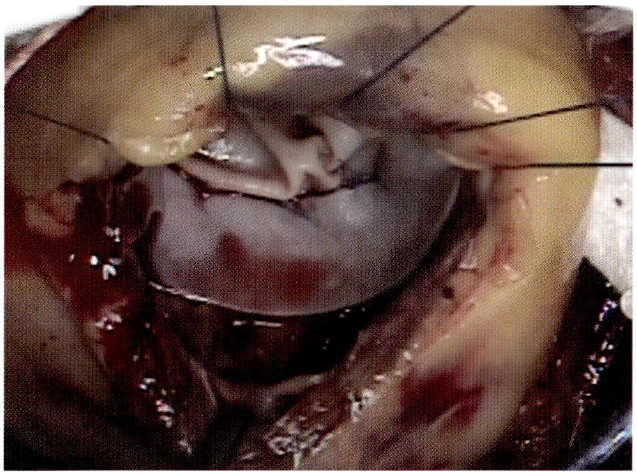

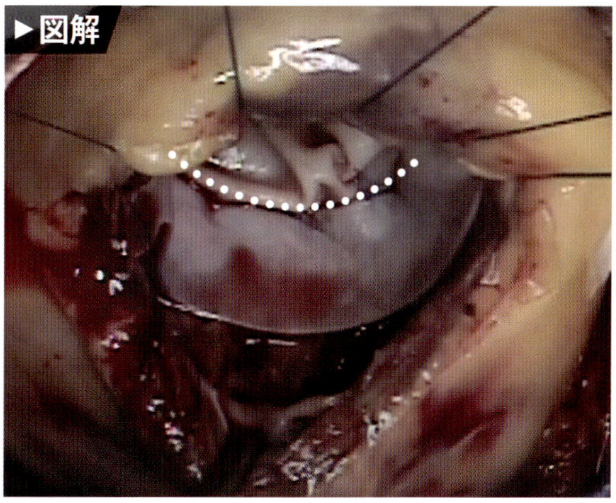

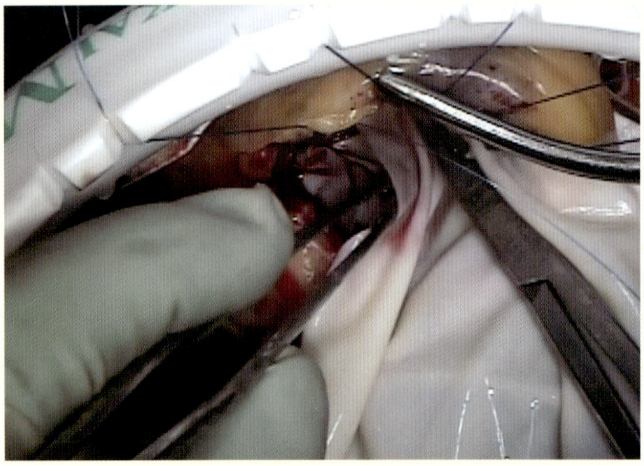

▼ 3-0 ポリプロピレン糸両端針を用いて，2 枚目のウシ心膜→ 1 枚目のウシ心膜→奥の健常心筋→ 1 枚目のウシ心膜→ 2 枚目のウシ心膜の順に針を通す（over-and-over 縫合）。

健常心筋に確実に刺入すること。

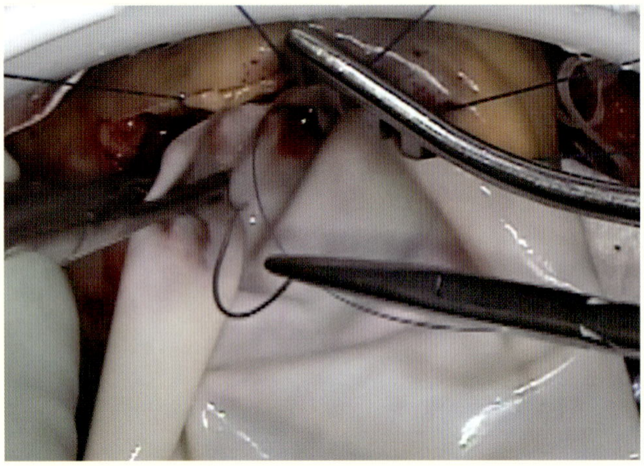

▼ 両端の針で 2 度 over-and-over 縫合を行い，中隔心筋の右端でこの糸同士を結紮する。

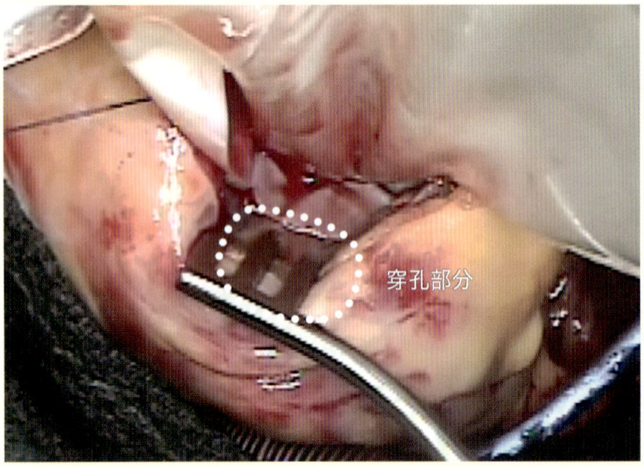

▼ 連続縫合した後に 2 枚目のウシ心膜をめくると，1 枚目のウシ心膜のマージンと穿孔部分が見える（点線）。

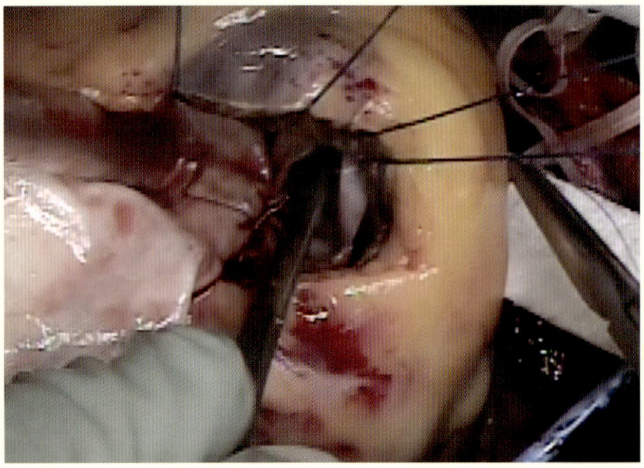

▼ 次に自由壁側の縫合ラインを補強する。

▼ 右端は，フェルト→左室自由壁心筋→ 1 枚目ウシ心膜→ 2 枚目のウシ心膜の順にマットレスに通す。刺出部位は 1 回目の縫合ライン近傍である。

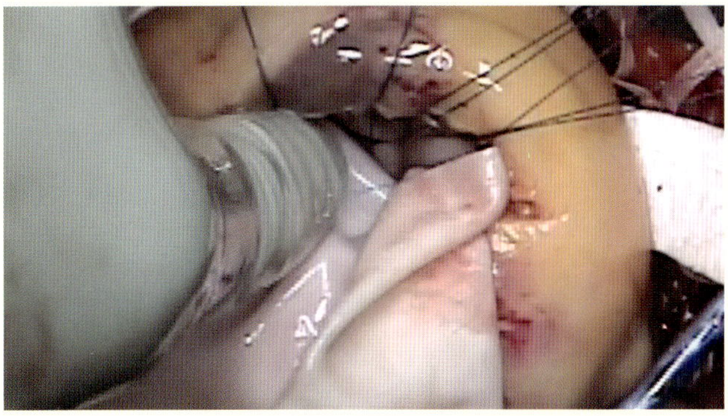

▼ 両端の針を通したら結紮する。

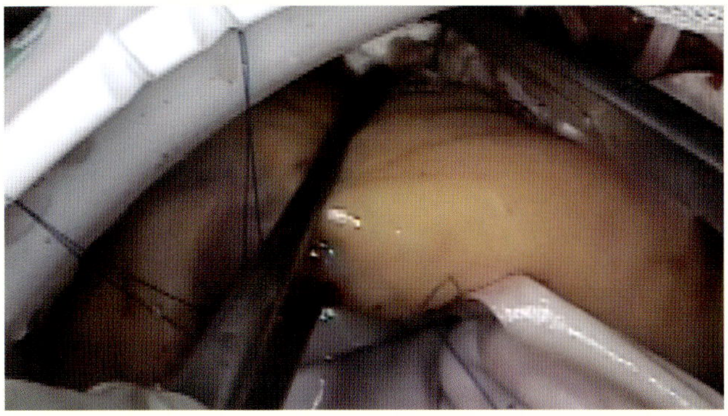

▼ まずは片方の針で，1 枚目のウシ心膜（1 回目の縫合線近傍）→自由壁心筋→フェルトの順に通し，これを，フェルト→自由壁心筋→ 1 枚目のウシ心膜（1 回目の縫合線近傍）の順に通す（水平マットレス縫合）。

▼ 左端の左前下行枝近傍（自由壁心筋と中隔心筋の境界近く）まで行う。

▼ これをいったん心腔の外に固定する。

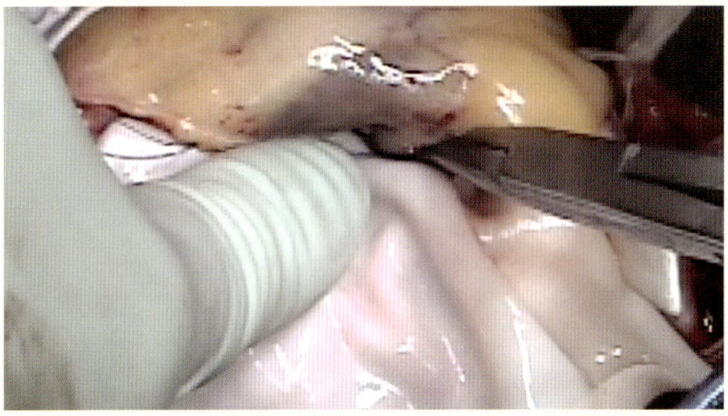

▼ もう片方の針で，2 枚目のウシ心膜を水平マットレス縫合で切開口近傍まで縫い上がって固定する。

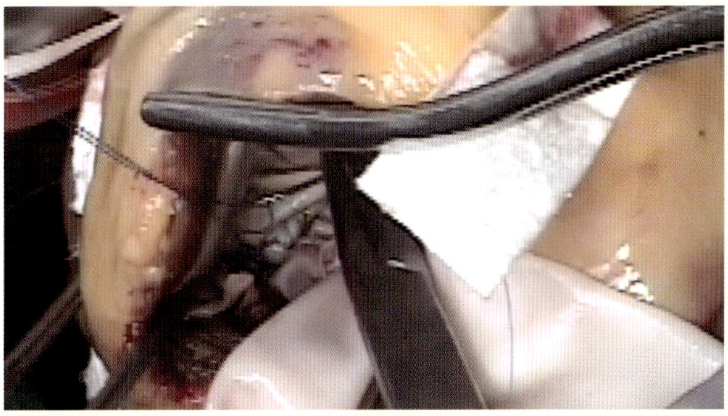

▼ 縫合線の左端付近の，まだ補強していない部分を補強する。

▼ 3-0 片針を用いて，1 枚目ウシ心膜→健常心筋→ウシ心膜と通して結紮する。1 回目の縫合ラインを over-and-over 縫合で時計回りに縫い上がる。

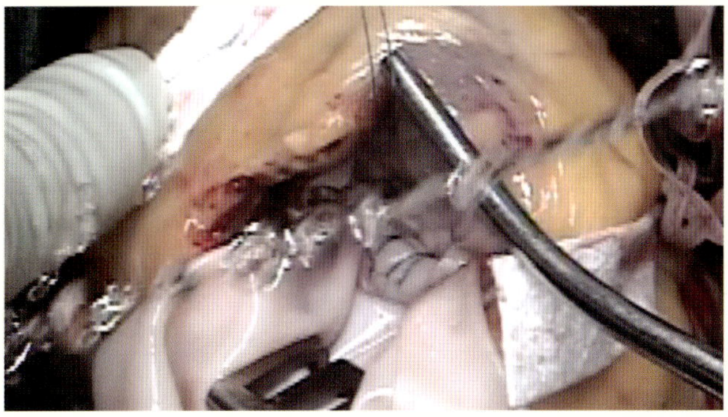

▼ 中隔から自由壁になる部分で，自由壁を水平マットレス縫合で時計回りに縫い，先ほど固定しておいた糸と結紮する。これで 1 回目の縫合線を補強したことになる（自由壁側は水平マットレス縫合，中隔側は over-and-over 縫合）。

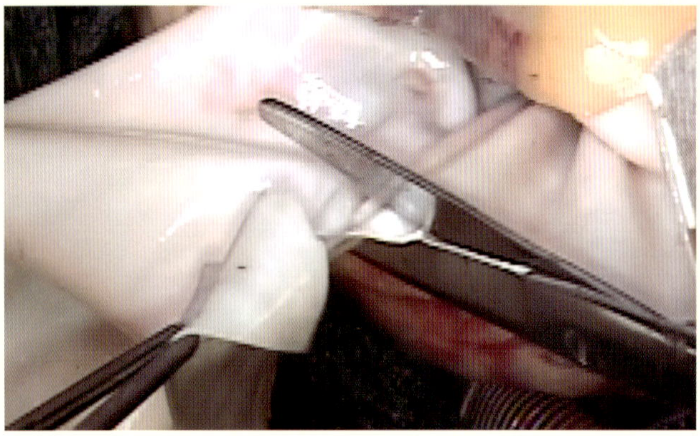

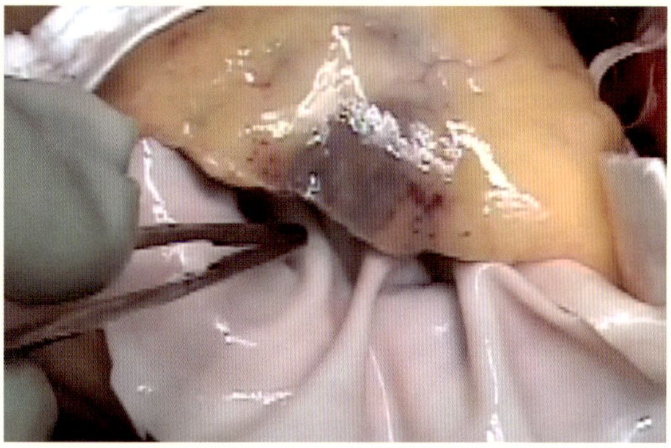

▼ 2 枚目のウシ心膜を，切開部から 2cm 程度離れた部分で切る。

8 閉鎖

14:03 ～

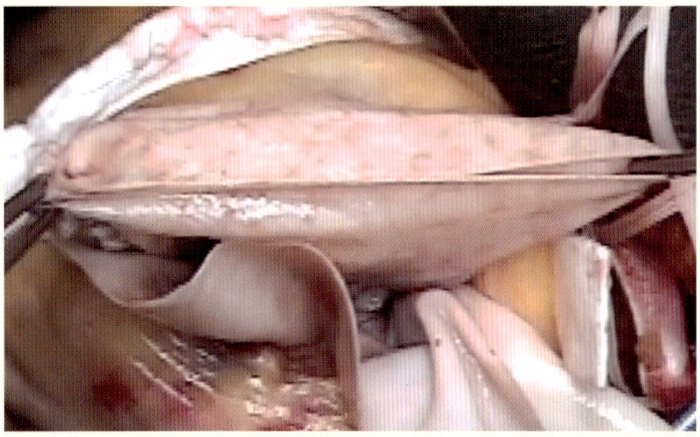

▼ 縫合線よりも奥にしまい込んでいたウシ心膜を引っ張り出す。

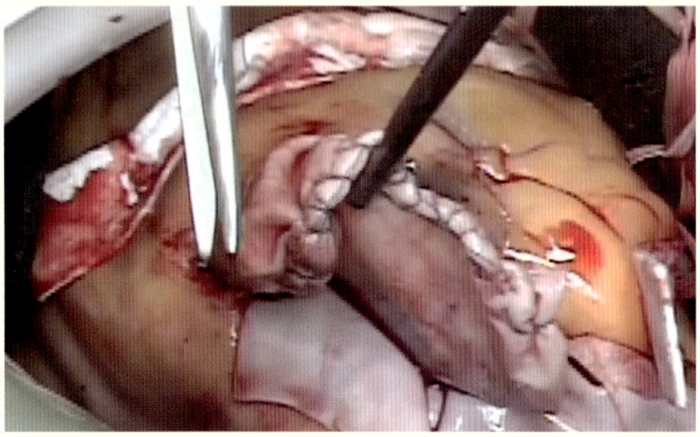

▼ これを 5-0 ポリプロピレン糸で閉鎖する（水平マットレス＋ over-and-over 縫合）。

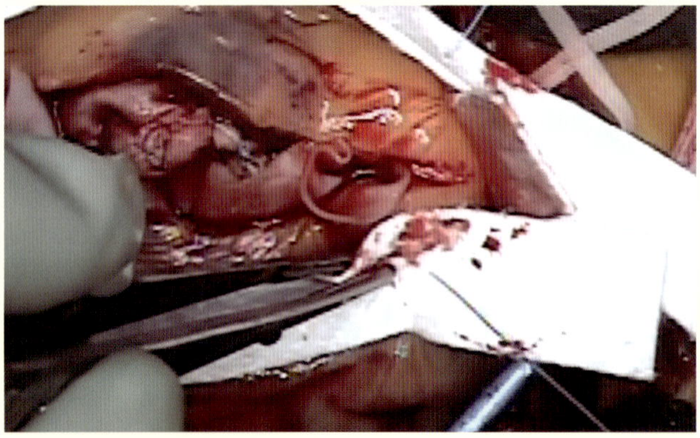

▼ 左室心筋の切開線を挟むようにフェルトを使用し，フェルト→心筋→ 2 枚目のウシ心膜→心筋→フェルトの順番に針を通し，マットレス縫合で糸をかける（3-0 タイクロン ™）。

袋状にした 1 枚目のウシ心膜には糸をかけず，左室腔内にしまい込むようにする。

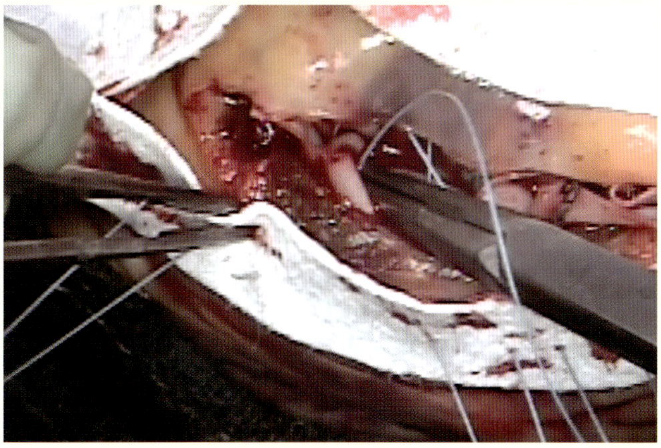

▼ 左室切開の左側（術野の左側）では，2枚目のウシ心膜パッチをしっかり拾って，穿孔部分がパッチで完全に閉鎖されるようにする。

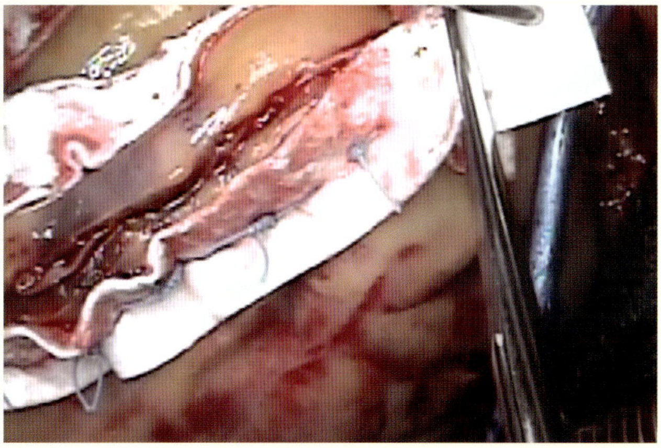

▼ 糸を結紮する。

組織が脆弱なので強く締めすぎないように気を付ける。

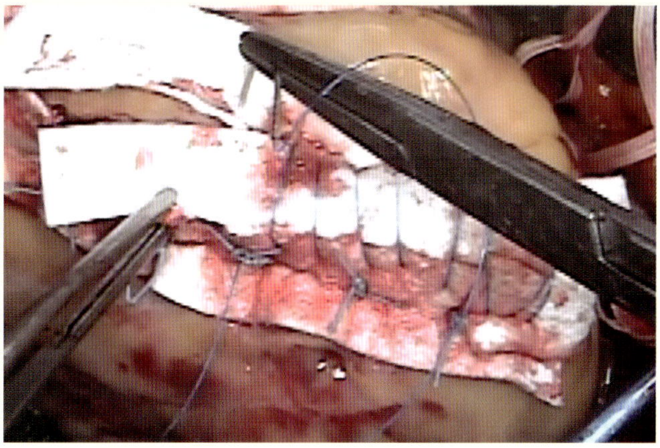

▼ 切開線にもう1枚フェルト帯を介在させ，3-0ポリプロピレン糸，over-and-over 縫合で二重に縫合閉鎖する。

上達のための アドバイス

- 本術式におけるポイントは大きく２つある。１つは心室中隔における梗塞部と健常部の見極めである。健常部のみに確実に針を通し，心筋のカッティングを防止することが重要である。
- もう１つはパッチ容積を小さくしすぎないことである。左室容積に対してパッチ容積が小さくなりそうなときは，心膜パッチを２枚使用して１回拍出量を確保する。余裕のあるパッチを形成することで縫合ラインに過剰なストレスがかからず，心筋のカッティングによる遺残短絡の発生を回避できる。
- 近年，心室中隔穿孔に対する手術術式として，右室切開による二重パッチを用いた術式が広く行われるようになっている。しかし，本術式は左室破裂症例にも応用できることから，確実に習得しておくべき術式と考える。

（金村賦之）

Ⅶ 肺血栓塞栓症

動画34

肺血栓塞栓症

ここがポイント

- 術野が狭いので，周辺の臓器（上大静脈，上行大動脈，肺動脈など）を牽引するなどして効率よく視野を確保することが重要である。
- 肺動脈は脆弱なので丁寧な操作が必要である。
- 本症例は右房および左右肺動脈の血栓塞栓症である。

1 カニュレーション，遮断，心停止

- 上行大動脈送血および上下大静脈脱血で人工心肺を確立する。
- 肺動脈にアプローチしやすくするために，できるだけ上行大動脈の遠位に送血管を留置し遮断する。
- 右房内に血栓があるため逆行性冠灌流用カニューレは挿入せず，順行性冠灌流により心停止を得る。

2 上大静脈周囲の剥離

0:00 ~

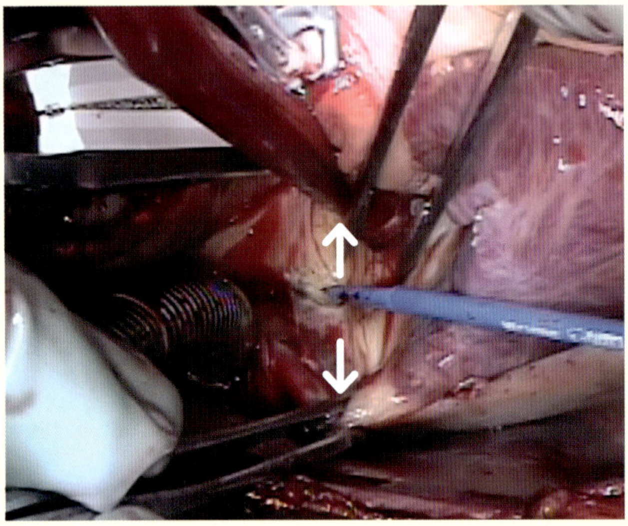

- 上行大動脈と上大静脈を牽引（矢印）し，右肺動脈周囲を剥離し露出する。

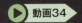

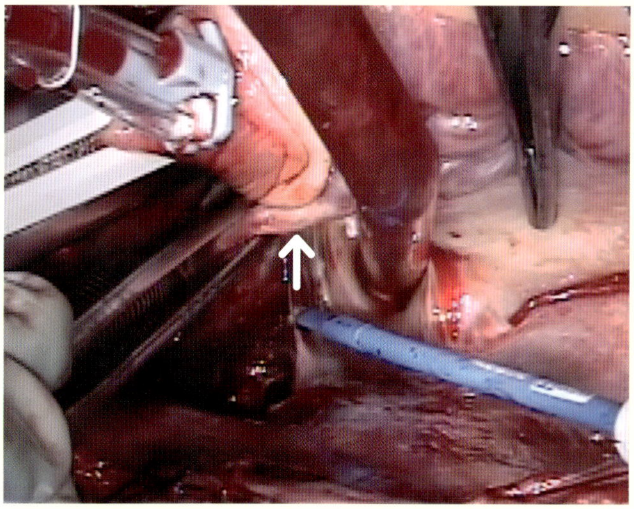

▼ 上大静脈を反対側に牽引し（矢印），右肺動脈のさらに遠位を剥離し露出する。

肺動脈周囲には余剰組織が多いため，肺動脈自体が十分に露出されるまで剥離を行う。肺動脈と上大静脈は十分に剥離しておき，できるだけ広い範囲で肺動脈にアプローチできるようにする。

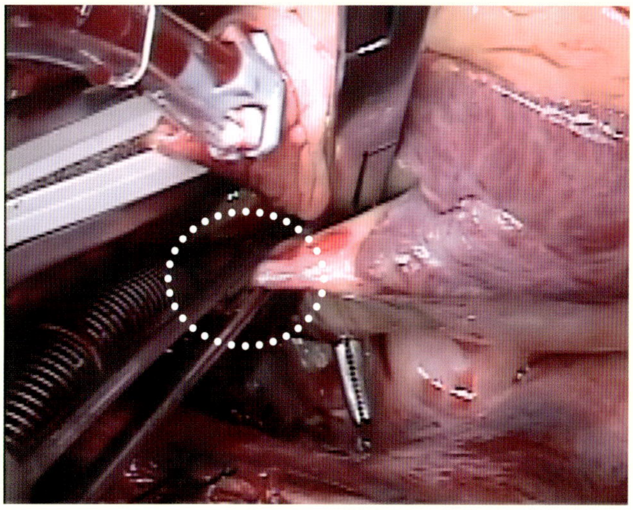

▼ 右肺動脈と上大静脈の間のスペースに直角鉗子を挿入し，テーピングする。これをターニケットで締め，右房への血流を制御する。

このとき，鑷子で上大静脈を軽くつまみ（点線）天井方向に牽引することで，直角鉗子による上大静脈の損傷を防ぐことができる。

▼ 下大静脈も同様にターニケットで締める。右房内に存在する血栓に触らないよう，逆行性心筋保護用のカニューレは挿入しない。

3 右房内血栓の摘出

0:23 ～

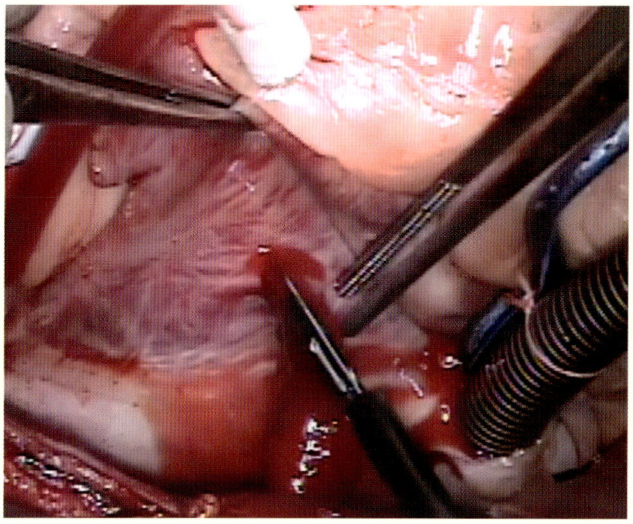

▼ 右房に切開を加える。

11 番メスで切開を加える際には，深く刺入しすぎて心房中隔などを損傷しないように気を付ける。

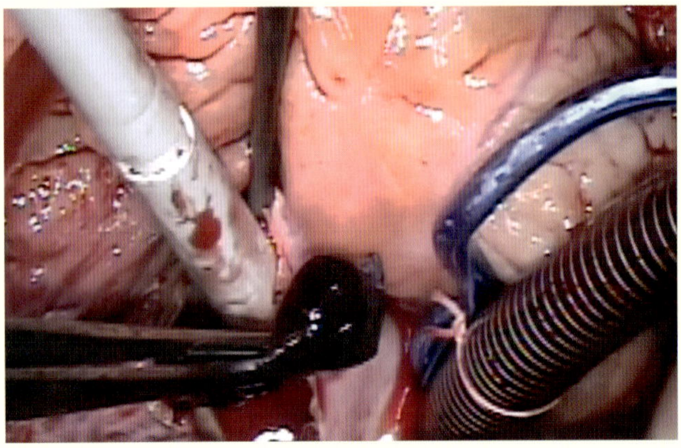

▼ 右房内の新鮮な血栓を除去する。

4 右肺動脈の露出と血栓摘除 0:44 ~

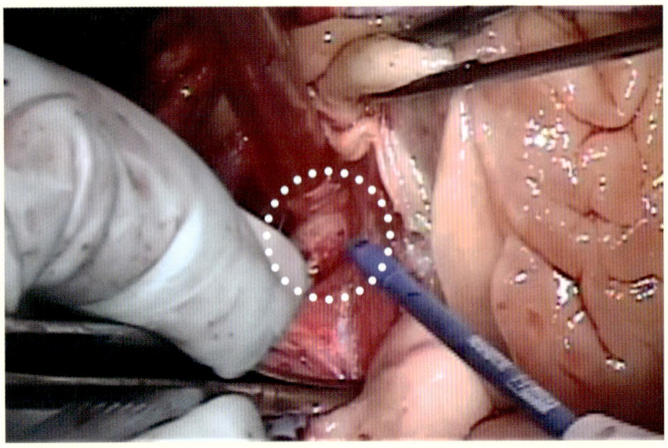

▼ 肺動脈は多くの組織に覆われているので，これを剥離し肺動脈自体を露出する（点線）。

深く剥離しすぎて肺動脈を損傷しないように気を付ける。

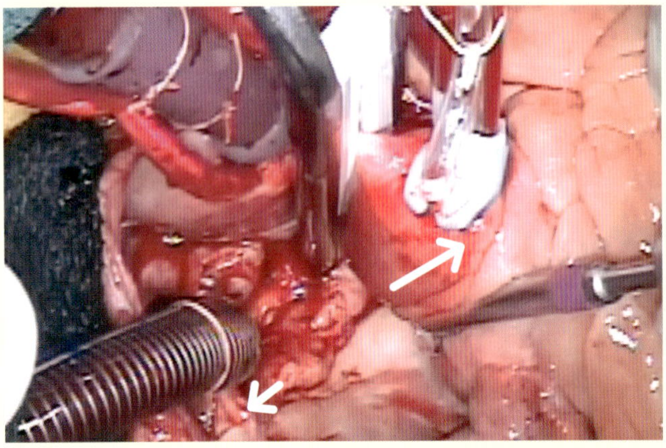

▼ 上大静脈と上行大動脈を牽引し（矢印）視野を確保する。

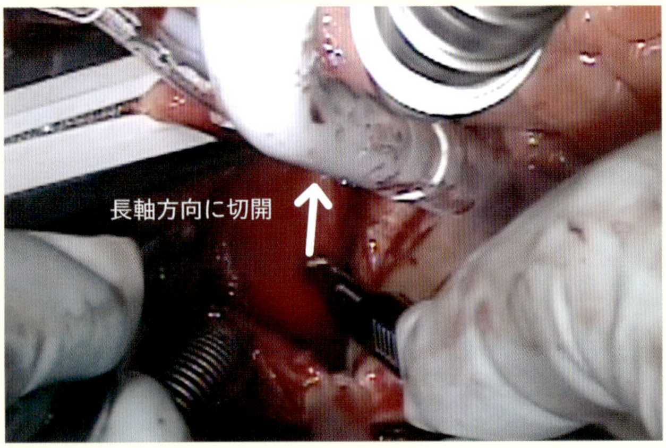

▼ 右肺動脈に切開を加える（矢印）。

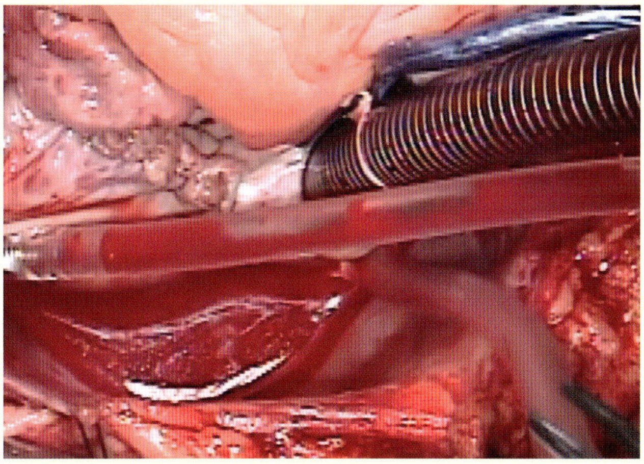

肺動脈の血流を減らすために，上下大静脈はスネアしておく。

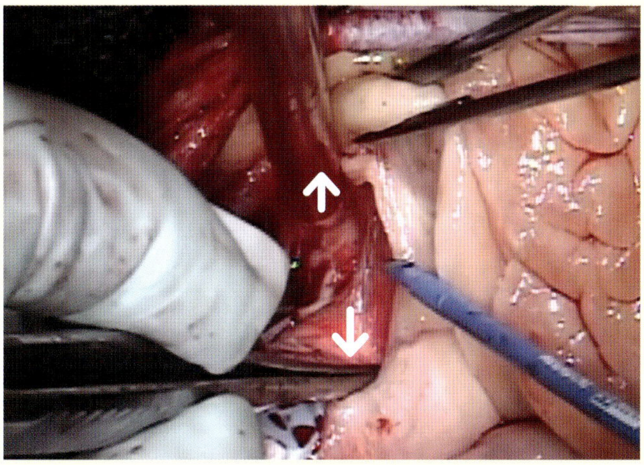

- 上行大動脈と主肺動脈の間を剥離する。
- このとき，主肺動脈と上行大動脈を反対方向に牽引し（矢印），その間の疎な結合組織を電気メスで剥離する。

電気メスは通電せずヘラのように用いる。

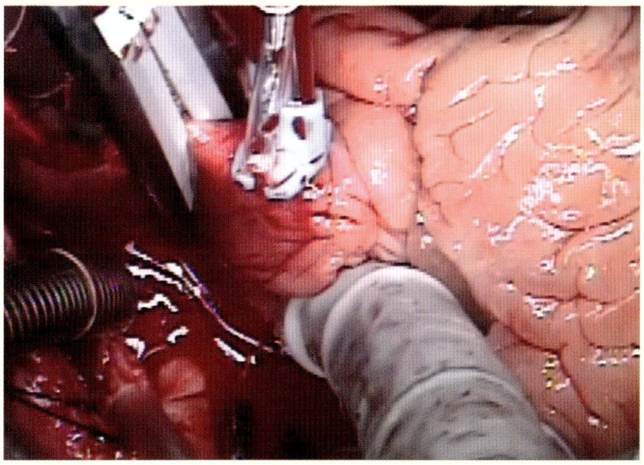

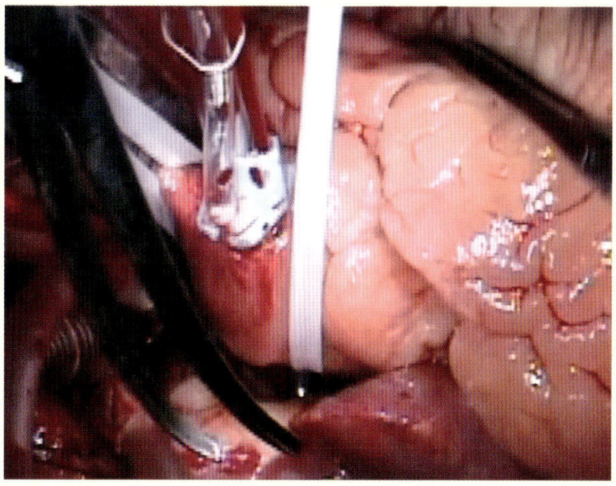

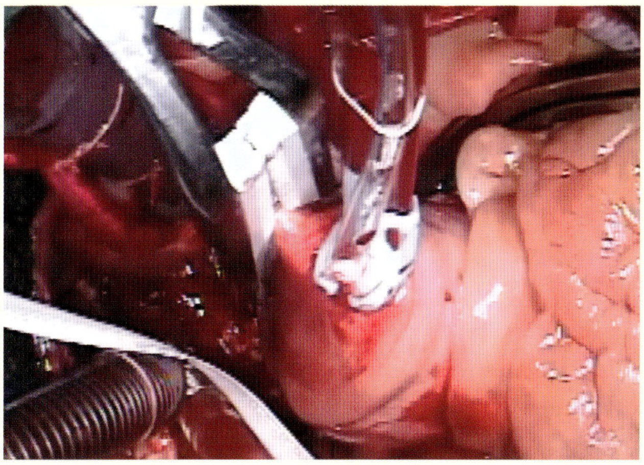

- 横静脈洞（主肺動脈と上行大動脈の裏のスペース：→ P.79）に鉗子を差し込み，紐を通す。
- 次に，紐を大動脈の裏に通す。このようにして主肺動脈に紐を回すことができる。
- これをターニケットに通してスネアし，右心系から肺動脈への血液の流入をコントロールする。

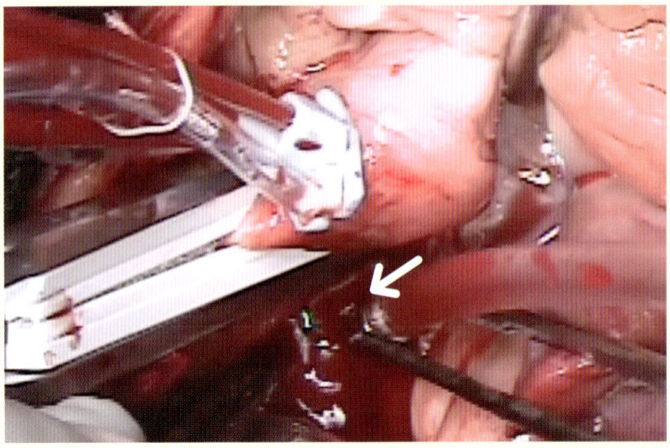

▼ 吸引管を肺動脈内に留置し（矢印）視野を確保することが重要である。

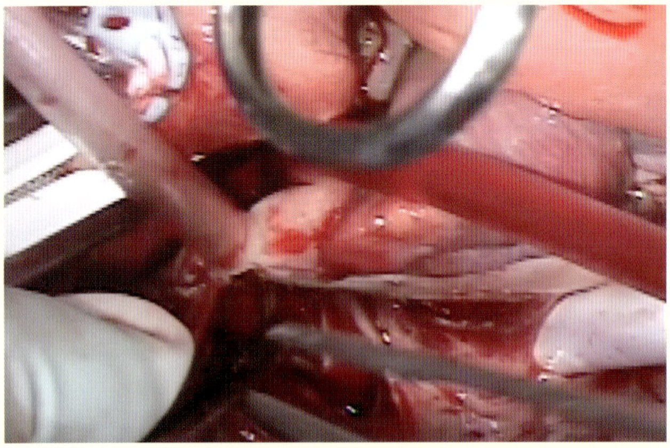

上行大動脈および上大静脈を助手方向に牽引することで，右肺動脈の末梢の視野を確保できる。

▼ 右肺動脈の中枢側の血栓摘除を行う場合，上大静脈を術者側に牽引する。

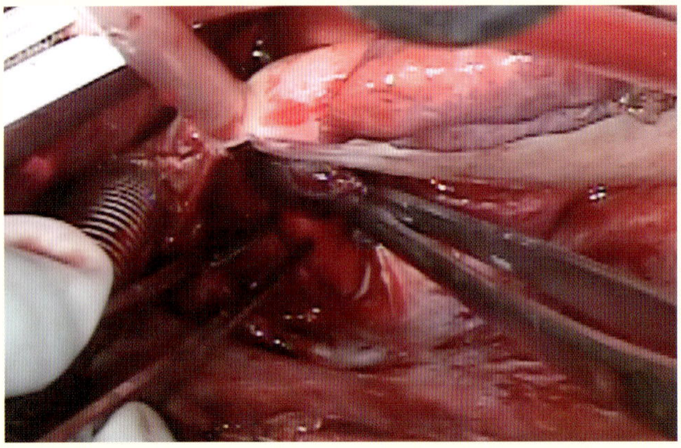

▼ 血栓を検索し，できるだけひと塊で取り除けるように愛護的に操作する。

5 左肺動脈の露出と血栓摘除 4:30 ~

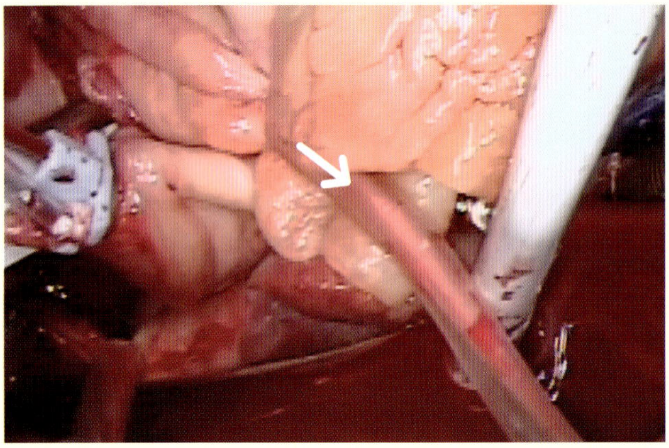

▼ 主肺動脈を術者側に牽引し（矢印），左肺動脈の視野を確保する。

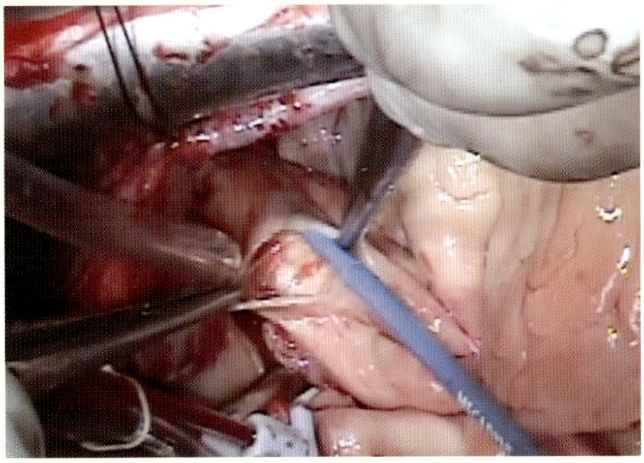

▼ 左肺動脈の前面の組織を剥離し，露出する。

肺動脈を損傷しないように気を付ける。

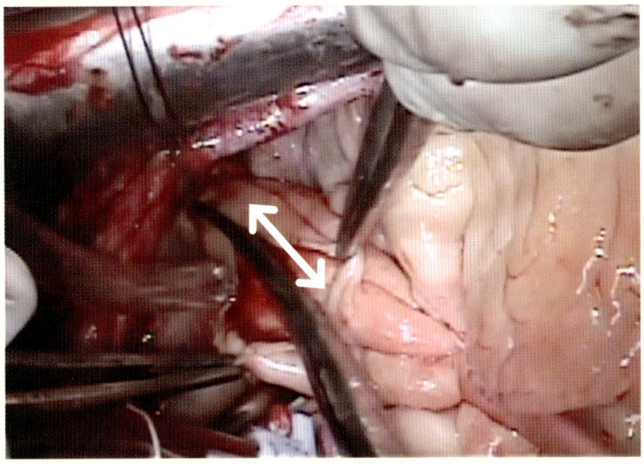

▼ 左肺動脈を長軸方向に切開する（矢印）。

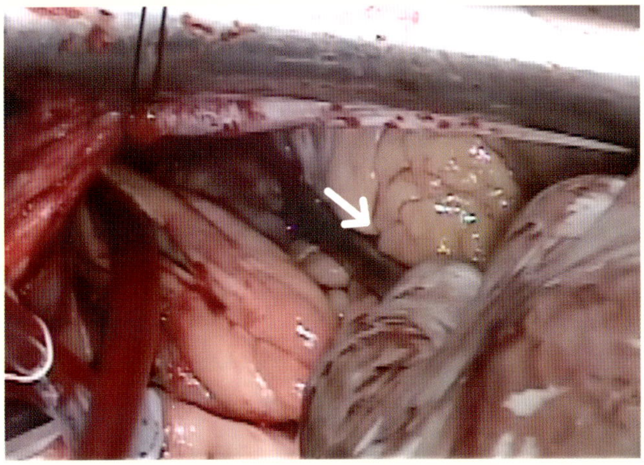

▼ リトラクターで心臓を足方向に押し下げる（矢印）ことにより視野が改善する。

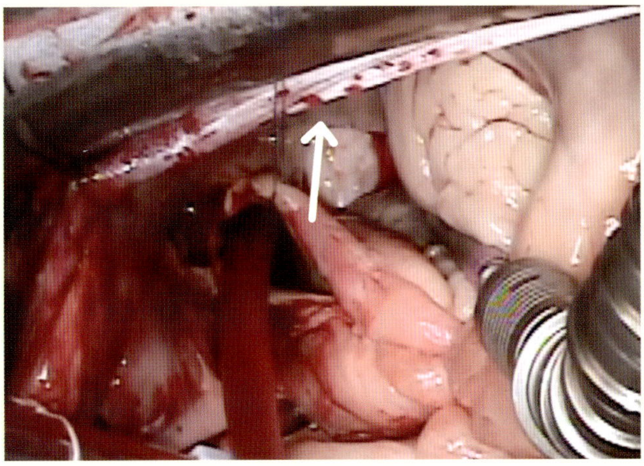

▼ 切開した肺動脈に糸をかけ，愛護的に牽引する（矢印）ことで良好な視野を確保できる。

▼ 可及的に末梢まで血栓を除去する。

6 閉鎖

5:25 ~

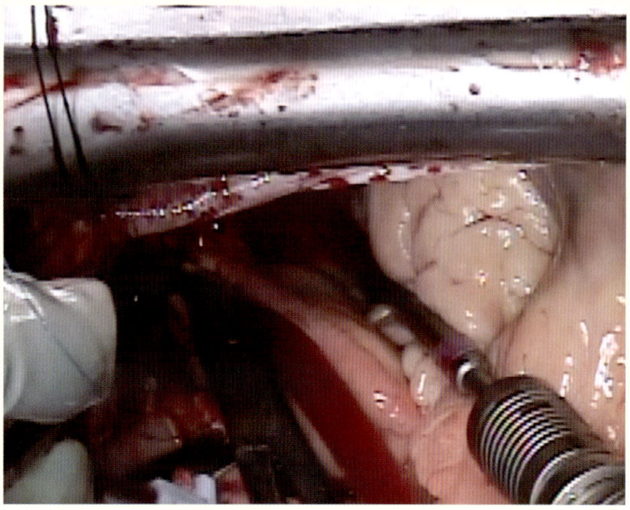

▼ 血栓を除去し終えたら，5-0 ポリプロピレン糸を用い，水平マットレス縫合と over-and-over 縫合で閉鎖する。

肺動脈は脆弱な血管なので，カッティングしないように慎重に行うこと。

上達のための アドバイス

組織を十分に剥離し良好な視野を得ることが何よりも重要である。上大静脈周囲を剥離する際は，奇静脈をテーピングできるくらいまで剥離しておくとよい。

（月岡祐介）

Ⅷ 末梢血管手技

動画35

大腿動脈露出（redo）

ここがポイント

- マーキングは体位をとってから行う。
- 組織を電気メスで切開する際はテンションをかけると効率よく行える。
- 天井方向に引っ張り上げると，より剥離しやすい。
- 確実に止血を行いながら剥離を進める。
- 鼠径靱帯の下の大腿動脈は癒着が少ないことが多いので，これをターゲットにする。

1 切開する

0:00 ~

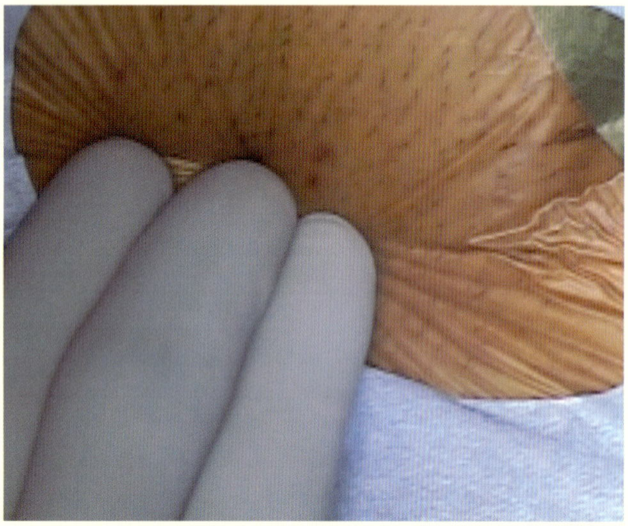

▼ 大腿動脈を触知して，切開をおく位置を確認する。

▼ 術前にエコーを行いマーキングしておくのもよいと思われる。その際は，体位をとってからエコーを行う。

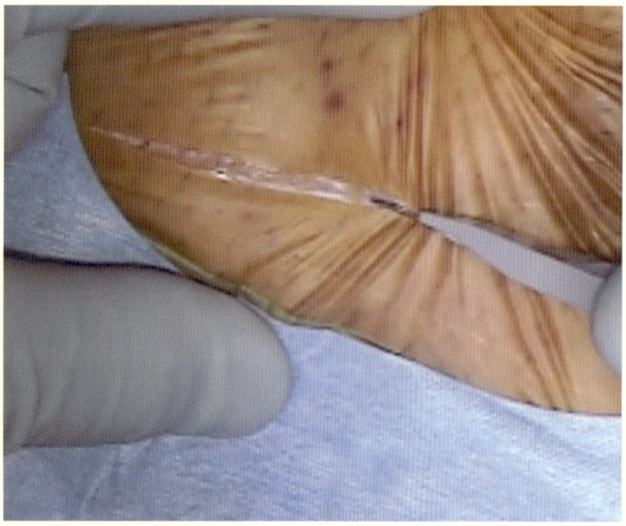

▼ 拍動の直上に切開をおく。

2 剥離する

0:06 ~

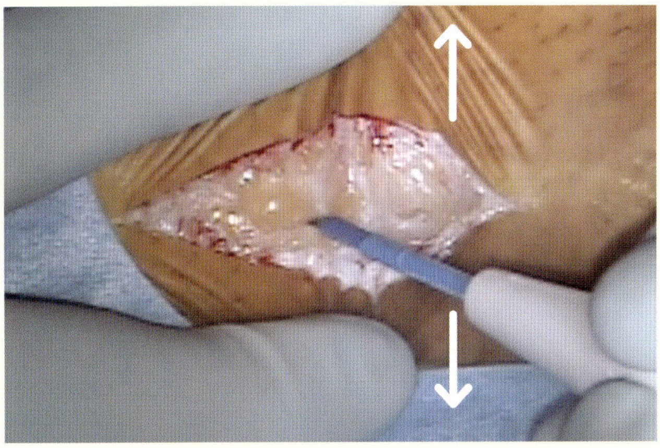

電気メスで剥離を進める際は，必ず両サイドを引っ張りテンションをかける（矢印）。

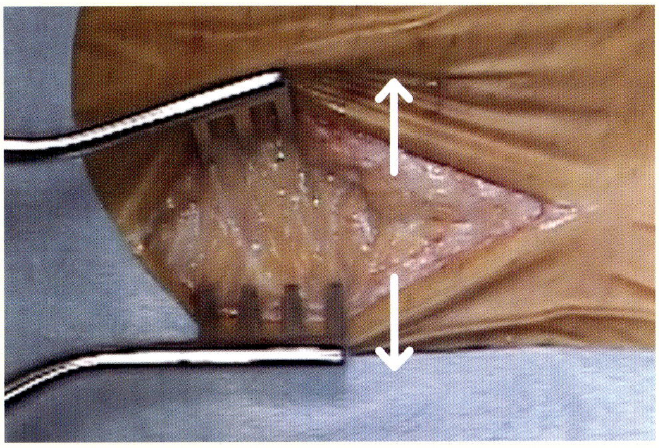

▼ 深さ数cmまで剥離したところで，開創器を用いて視野を展開する。

このとき，電気メスを当てる組織にテンションがかかっている状態にする。

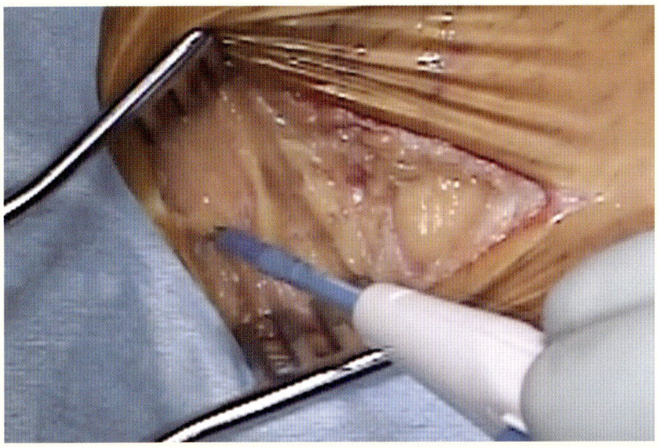

開創器を把持して天井方向に軽く牽引することにより，剥離しやすくなる。組織が浮き上がることでまばらになるため，脂肪組織・リンパ節・血管などを視認しやすくなる。

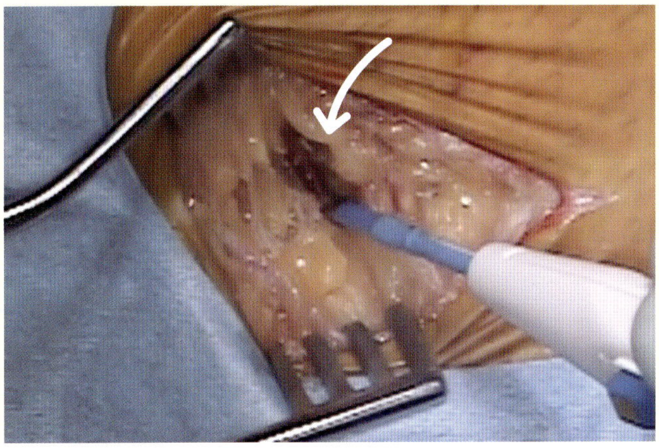

出血により視野が悪くなるので，確実に止血しながら剥離を進める。

こうイメージする

- Redo の場合でも鼠径靱帯近傍は癒着が少ないことが多いので，鼠径靱帯を目指して剥離を進める。
- 前回の手術がかなり高位であっても，鼠径靱帯の裏まで操作が及ぶことはなく，靱帯下は癒着していない。
- 場合によっては，靱帯裏の動脈をターゲットとして剥離を進める。前回操作部位より高位の，癒着のない動脈を露出することが目的である。

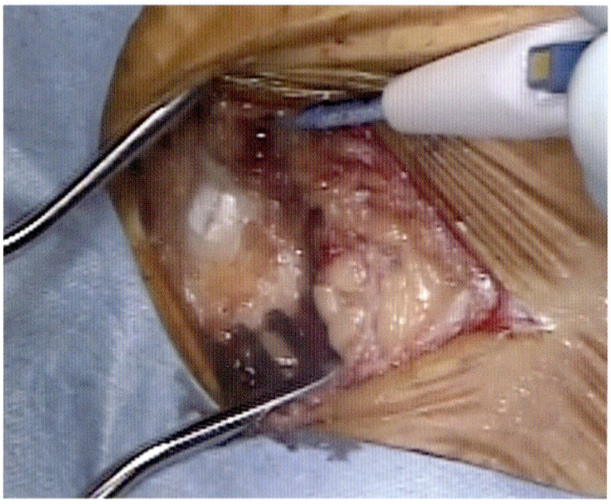

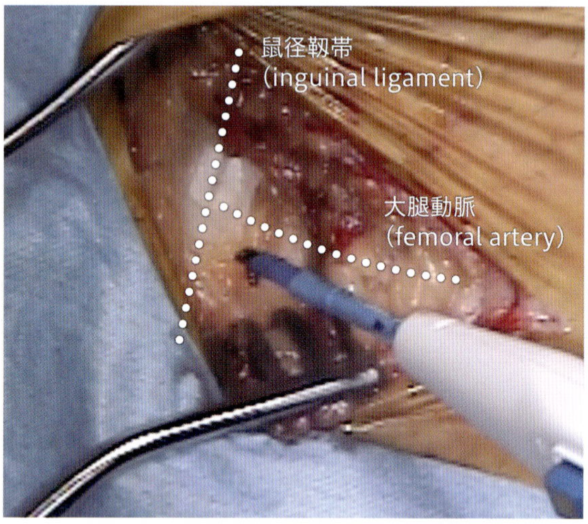

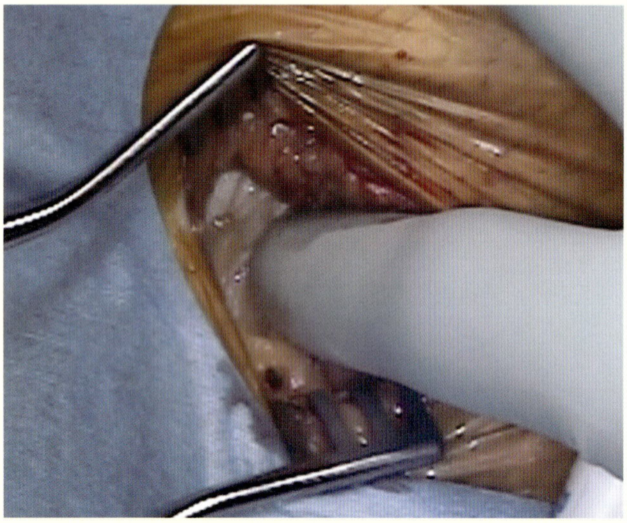

- 適宜，大腿動脈を触知して位置を確認する。

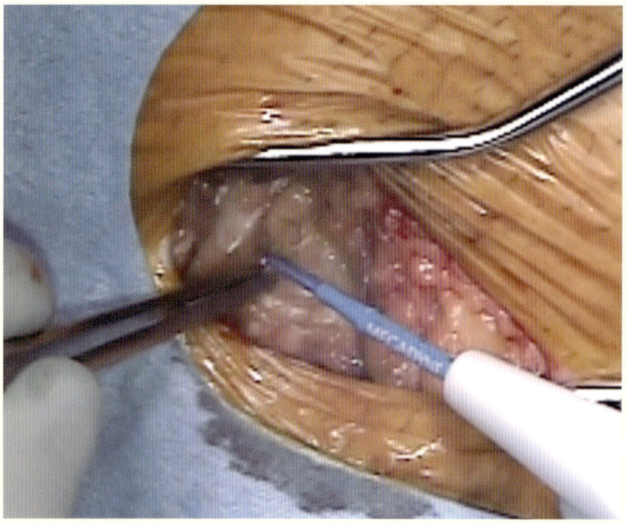

- 動脈の近傍まで到達したら，動脈を損傷しないように慎重に剥離を進める。

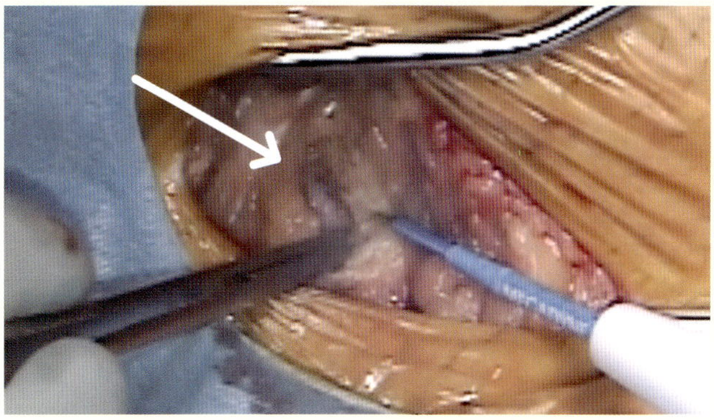

▼ 動脈の前面（矢印）を剥離し露出する。

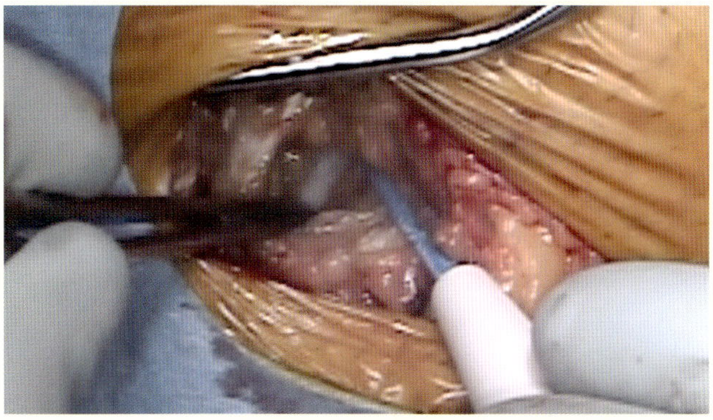

▼ 側面を剥離する。多くの場合，とっかかりをつけた後は鈍的に剥離できる。

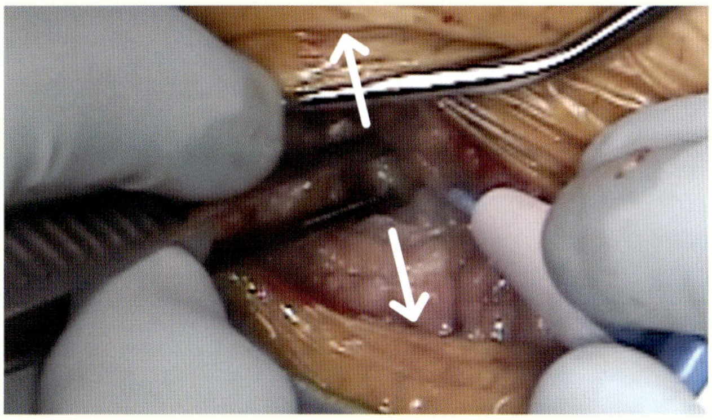

鑷子を間隙に挿入し，開いてスペースを作ることで，電気メスによる剥離を容易にできる。

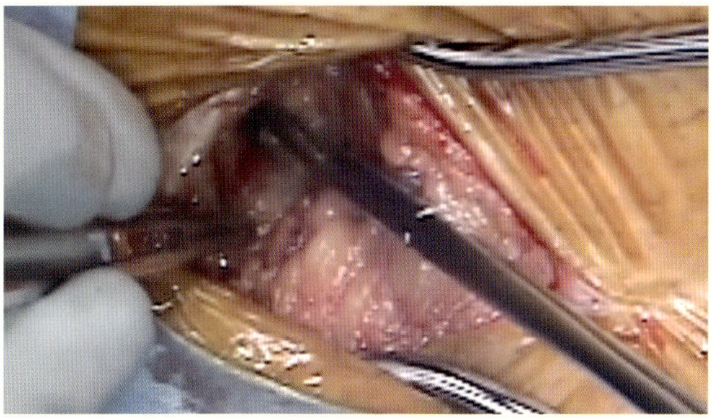

▼ 両サイドを十分に剥離したら，直角鉗子を用いてテーピングする。

このとき，直角鉗子は動脈に沿わせるように挿入する。

▼ Purse-string suture のかけ方は P.12 を参照。

上達のための アドバイス

Redo の場合は組織の同定に難渋することがあるので，癒着の少ない部位から剥離を進めるとよい。

（中原嘉則）

動画36

総大腿動脈へのカニューレ挿入

ここがポイント

- リンパ瘻を予防するためには，リンパ節を結紮するか十分に焼灼することが必要である。
- Purse-string suture は動脈壁にほぼ水平に刺入し，動脈の全層にかけるのではなく，外膜にかける。
- Purse-string suture の中央に確実に針を刺入する。深く刺入しすぎると対側の動脈壁を損傷するのでカニューレの外筒が動脈内に数 mm 留まる程度にする。
- ガイドワイヤー挿入時は，抵抗があれば無理に進めない。
- 下行大動脈内にガイドワイヤーが留置されていることをエコーで確認する。
- エア抜きは十分に行う。

1 同定 0:00 ~

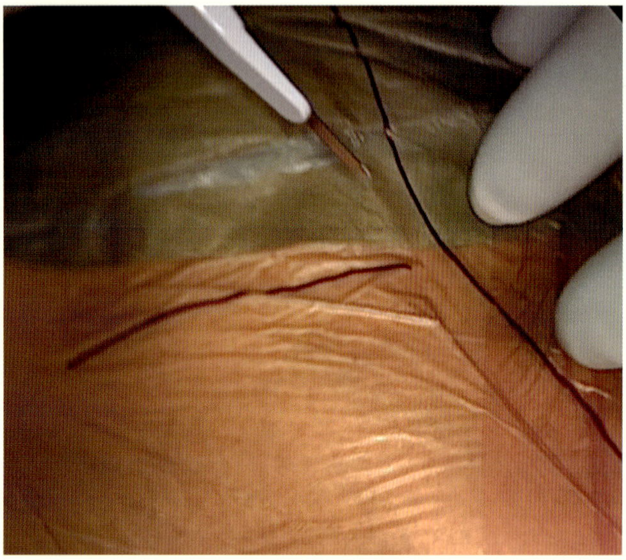

- 多くの場合は鼠径靱帯より末梢で総大腿動脈を触知する。
- 閉塞のため触知できない場合，総大腿動脈は上前腸骨棘と恥骨結合の中点を走行するので，この位置で幅 1cm 程度の索状物を検索して剥離を進めれば，大腿動脈を露出できる。

2　切開

0:03 ～

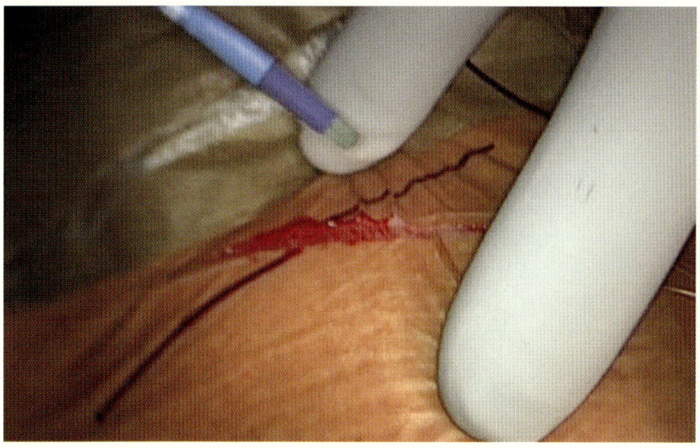

▼ 本症例では総大腿動脈を斜めに横切るような切開を加えている（斜切開）。

3　露出

0:20 ～

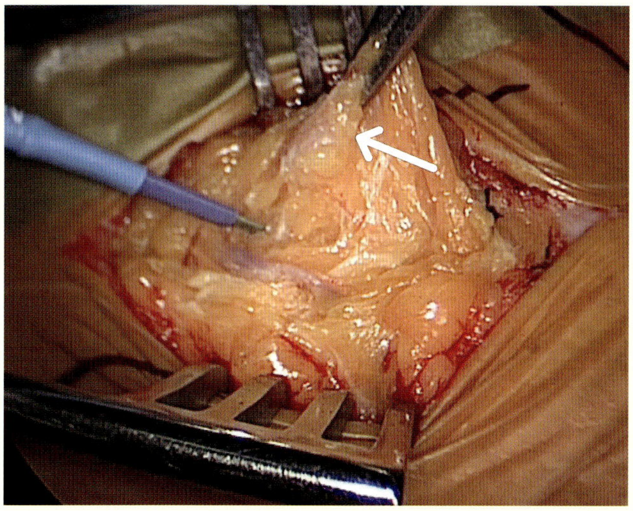

▼ 皮膚切開を終えたら開創器で展開する。

▼ 電気メスで切開を進めていくと鼠径リンパ節（矢印）を認める。

リンパ瘻を予防するためには鼠径リンパ節を結紮するか十分に焼灼することが必要である。

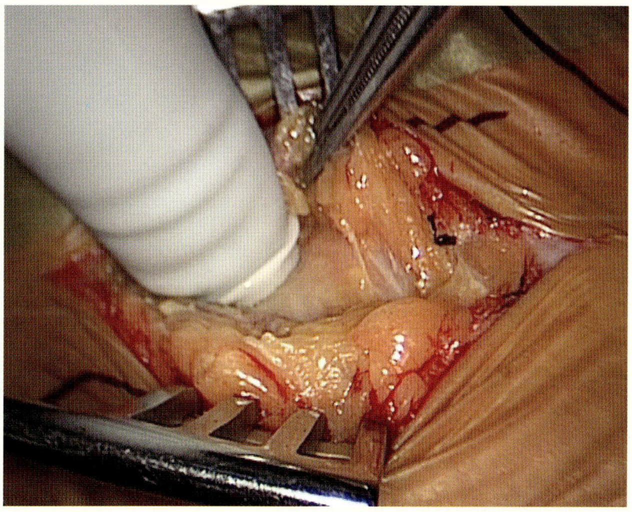

▼ 適宜指で拍動を触知し，総大腿動脈の位置と深さを把握する。

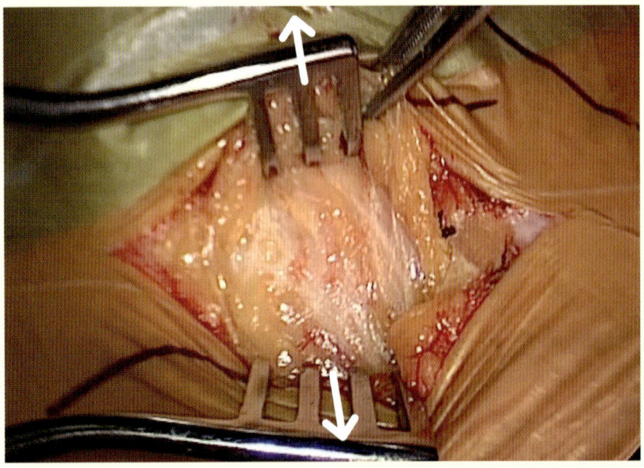

▼ 適宜，開創器をかけ直し視野を確保する。

開創器で創部にテンションをかけることにより，電気メスで切開を進めやすくなる。

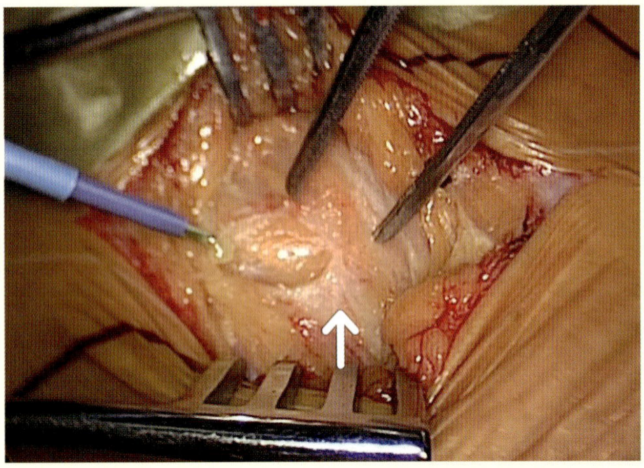

▼ 皮下の脂肪層を切開していくと，大腿筋膜（矢印）に到達する。これを総大腿動脈の直上で切開する。

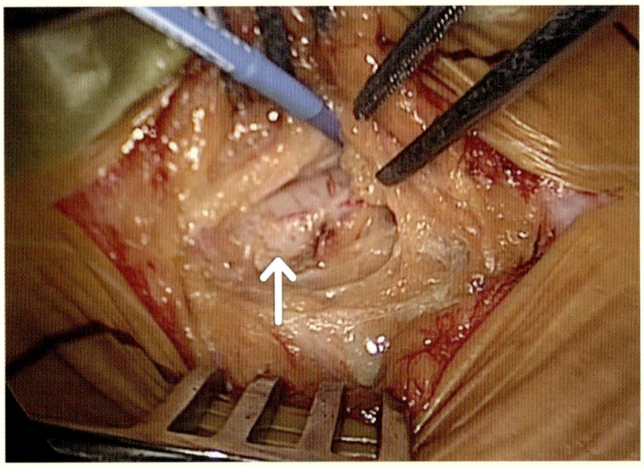

▼ さらに切開を進めていくが，総大腿動脈（矢印）に近いので損傷しないように気を付けながら剥離を進める。

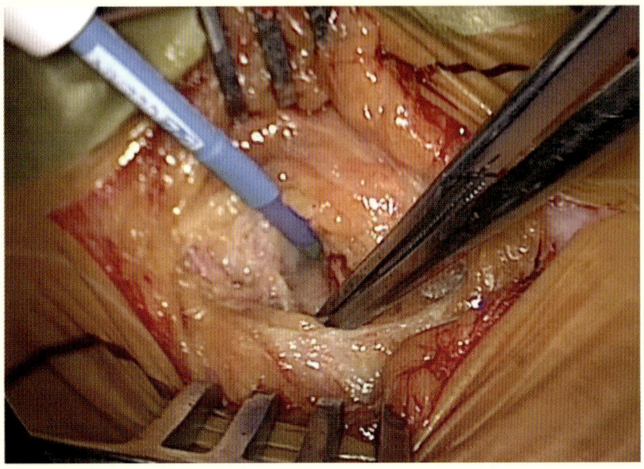

▼ 前面を露出したら，側面の剥離を行う。疎な結合組織なので鈍的に剥離できる。

分枝の存在に注意する。

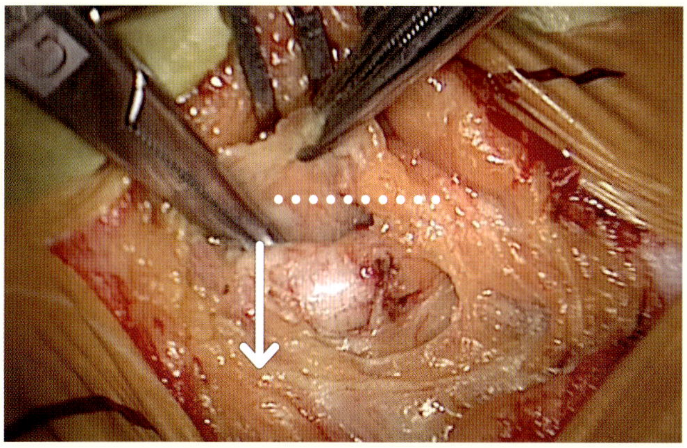

▼ 直角鉗子を動脈の裏に滑らせる。

内側から外側に挿入する（矢印方向）ことで，動脈の内側を走行する大腿静脈（点線）を損傷しない。
また，総大腿動脈から分かれている深大腿動脈を損傷しないように気を付ける。

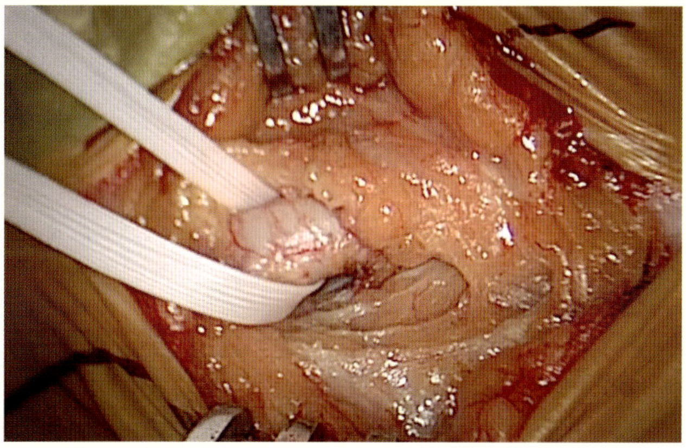

▼ 綿テープでテーピングする。

4 Purse-string suture をかける

1:45 ～

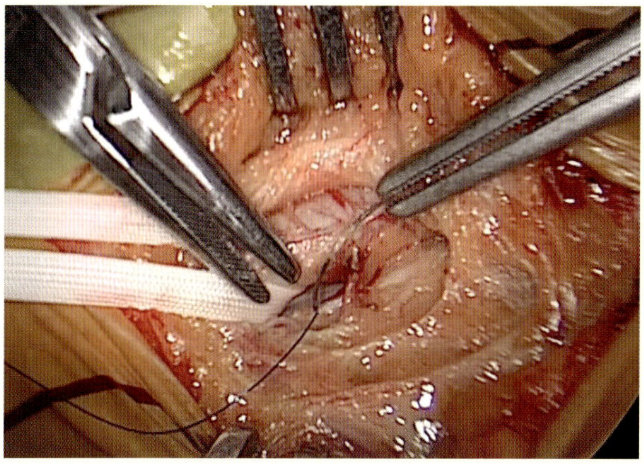

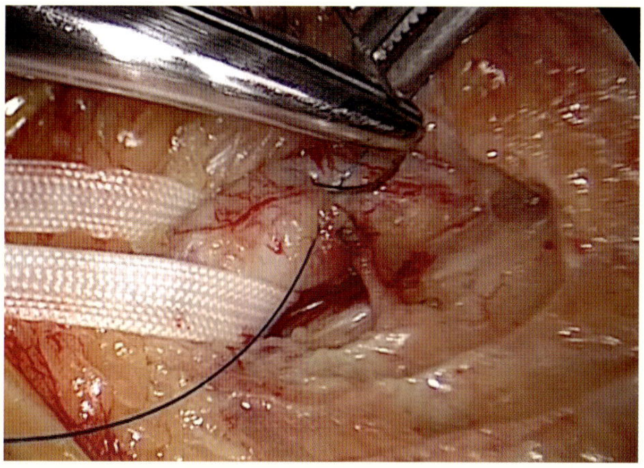

▼ Purse-string suture をかける。

動脈壁にほぼ水平に刺入する。
動脈の全層にかけるのではなく，外膜にかけるようにする。

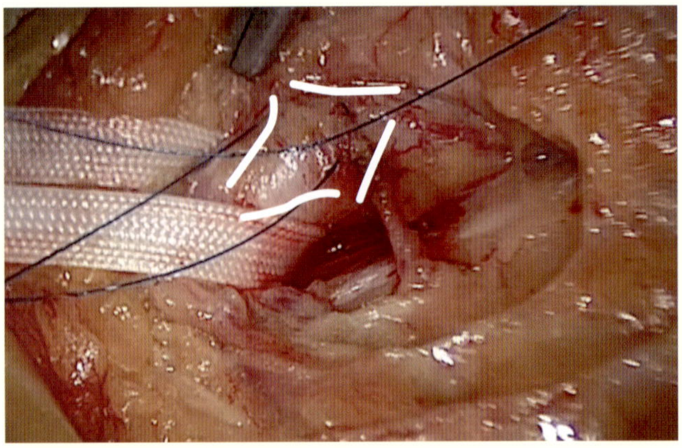

▼ 大腿動脈の長軸に，長いひし形になるように糸かけをする（白線）。

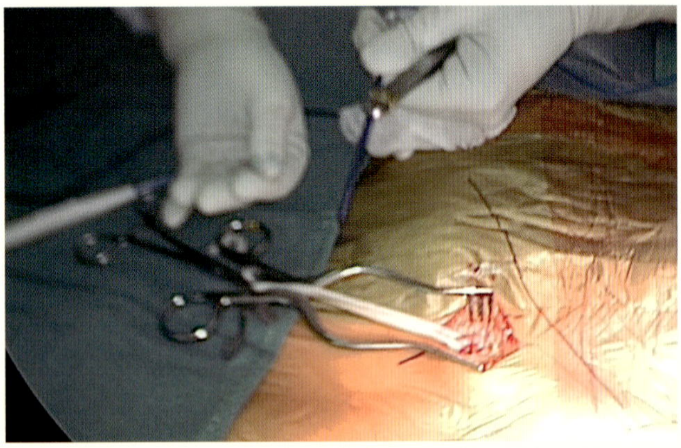

▼ 糸の両端をターニケットに通す。

5 カニュレーション

2:23 ~

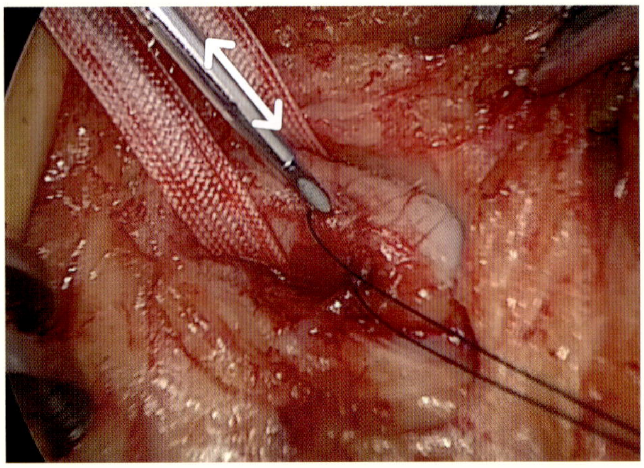

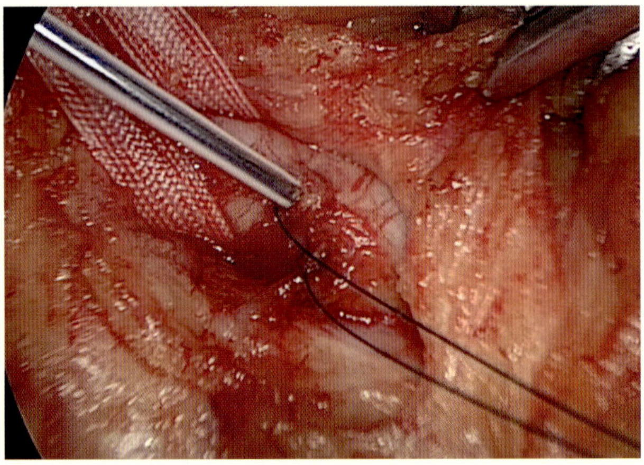

▼ Purse-string suture の中央に確実に針を刺入する。

深く刺入しすぎると対側の動脈壁を損傷するので，カニューレの外筒が動脈内に数mm留まる程度にする（⟷）。

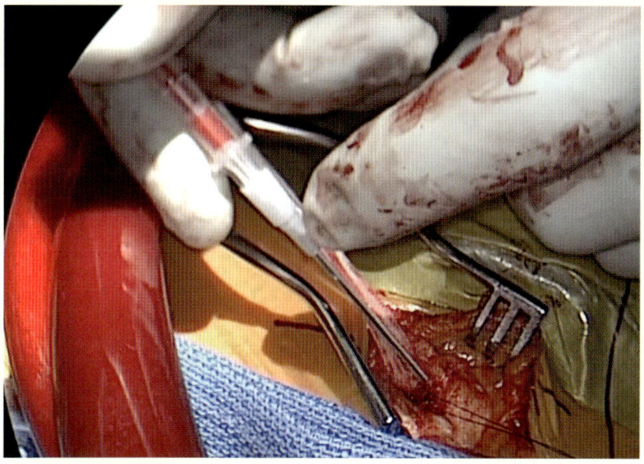

▼ 内筒に逆血を確認する。

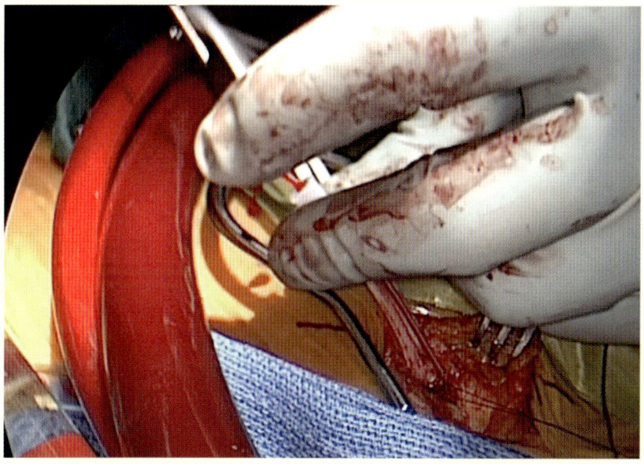

▼ 外筒を固定したまま内筒を引き抜き，これでも拍動性の逆血があることを確認する。

逆血がない場合は，外筒先端が動脈内腔に適切に留置されていないことを意味するので，ガイドワイヤーは挿入しない。

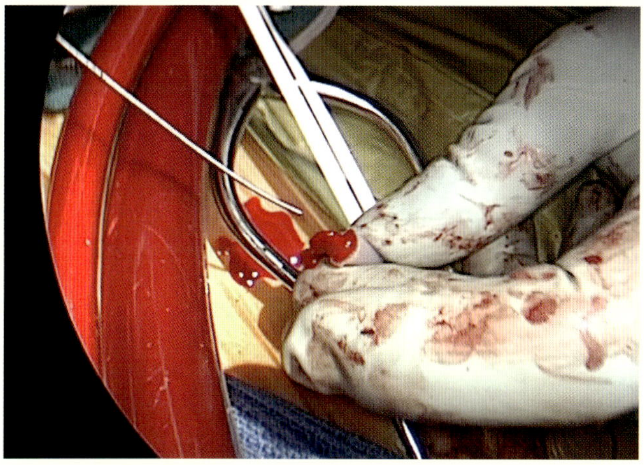

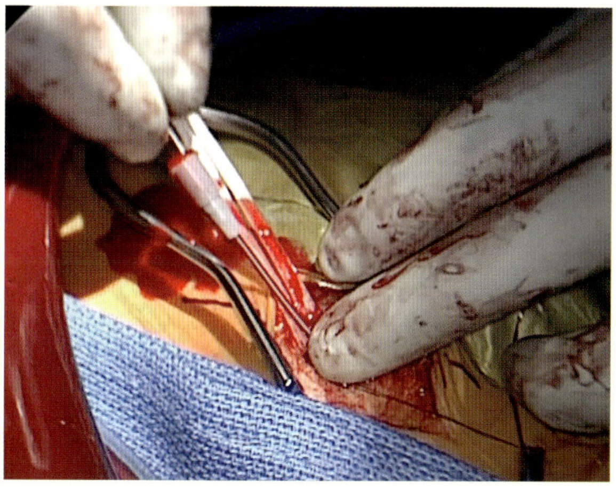

▼ ガイドワイヤーを挿入する。

抵抗がある際は決して無理やり押し込まない。

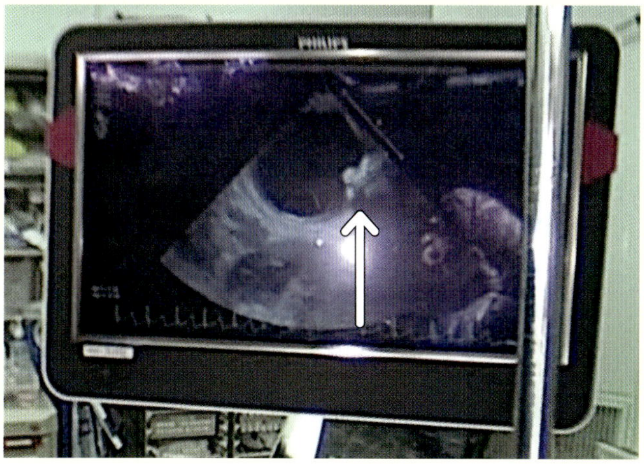

▼ 経食道心エコーで，下行大動脈内にガイドワイヤーがあるかどうかを確認する（矢印）。

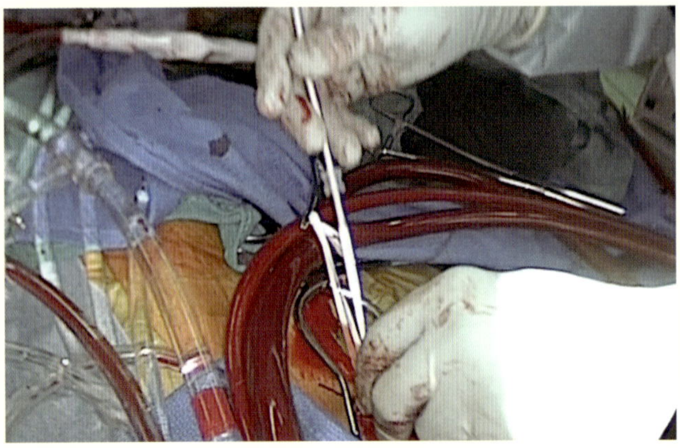

▼ ガイドワイヤー越しに送血管を挿入し，5cm留置する。

ガイドワイヤーを軽く引っ張ってもらい直線化すると，スムーズに送血管を送ることができる。

6 固定

2:52 ~

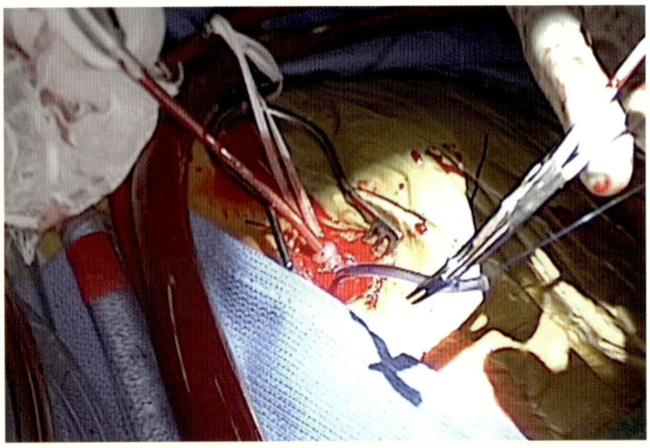

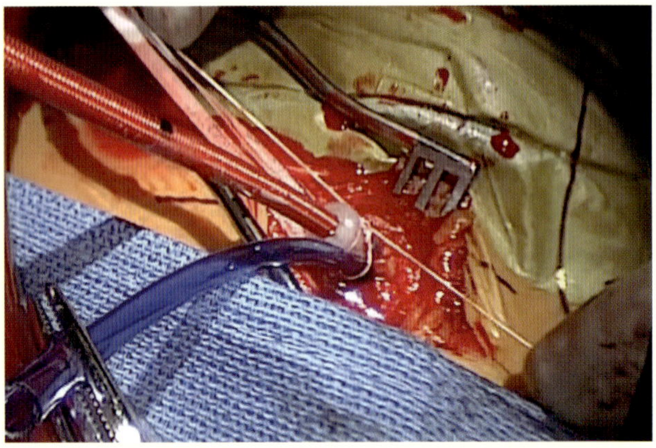

▼ 送血管を動脈内に挿入したら，ターニケットで締めて絹糸で固定する。

絹糸を結紮する際に強く引っ張ると，送血管が抜けてしまったり，動脈損傷をきたしたりするので気を付ける。

7 エア抜き

3:13 ~

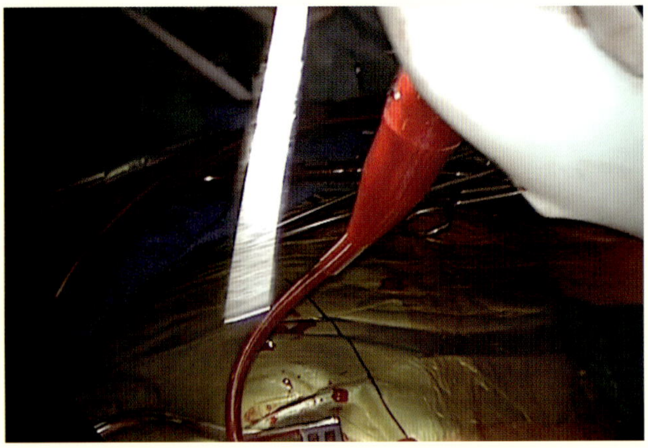

▼ 送血管を叩いて，管内に付着している気泡を動かす。

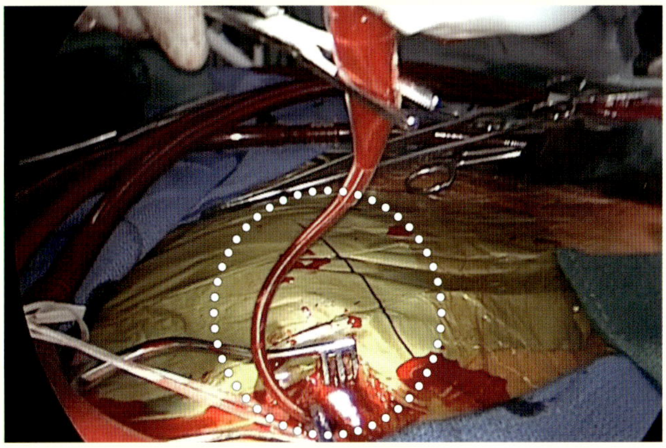

針金が入っている部分（点線）は，遮断すると変形してしまうので遮断しない。

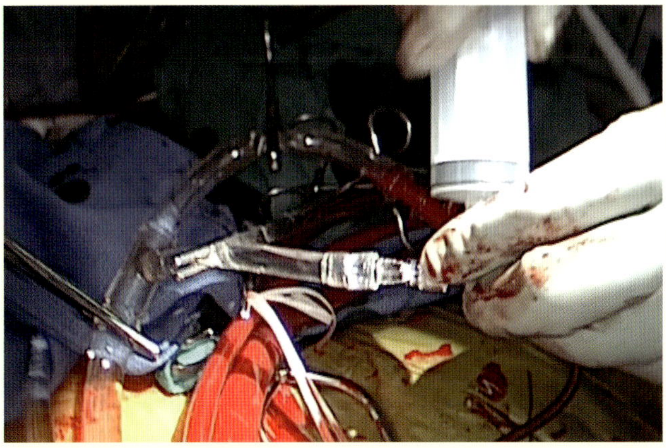

▼ 送血管を接続したら，送血管内の気泡を抜くために，側枝に注射器を付けて吸引する。

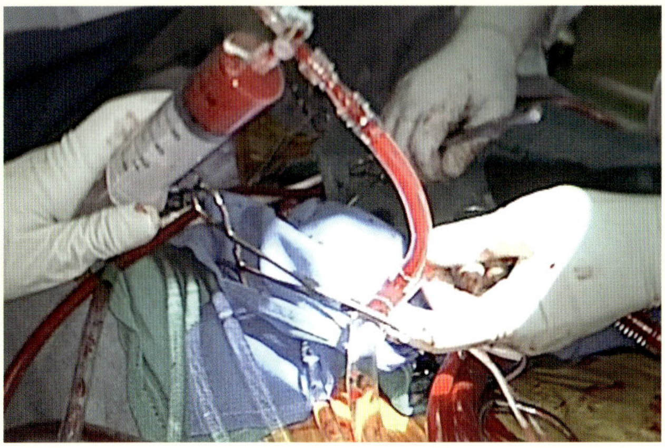

送血管内に付着している気泡が剥がれにくいことがあるので，必ず叩いて気泡を動かす。

8 送血圧の確認 4:04 ~

▼ 気泡が抜けたら，送血管の遮断を解除して，送血圧を確認する。

▼ 送血管の大腿動脈への挿入角度が変わらないように注意して，送血管を固定する。

上達のための アドバイス

/ 大腿動脈を十分に長く剥離しておくと，損傷した際に安全に対処することができる。

（羽場文哉）

動画37

膝窩動脈内膜摘除

ここがポイント

- S字切開することにより，広範囲で膝窩動脈を露出できる。
- 膝窩静脈および神経を損傷しないように愛護的に剥離を行う。
- 内膜摘除の際は，外膜を損傷しないように気を付ける。

1　膝裏S字切開，小伏在静脈採取　0:00～

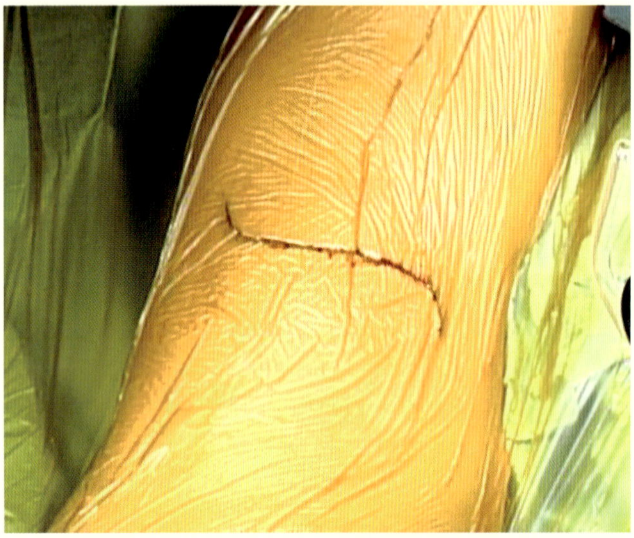

▼ 膝裏をS字切開する。

S字切開することで，横切開より広範囲で膝窩動脈を露出できる。

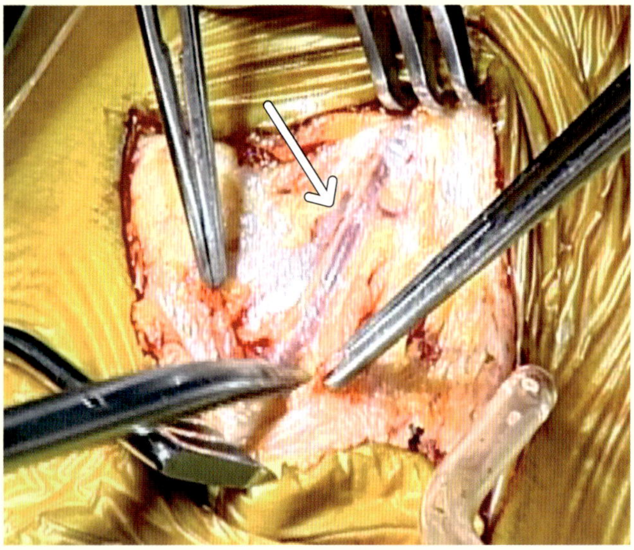

▼ 膝裏切開の場合は，同一の切開から小伏在静脈（矢印）を採取できるため便利である。

2 膝窩動脈露出

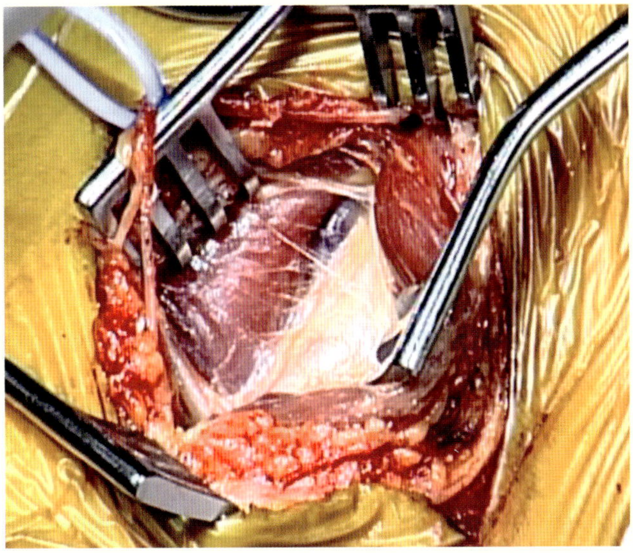

▼ 頭側は大腿二頭筋と半膜様筋，尾側は腓腹筋の間を分けるようにして，鈍的に剥離する。

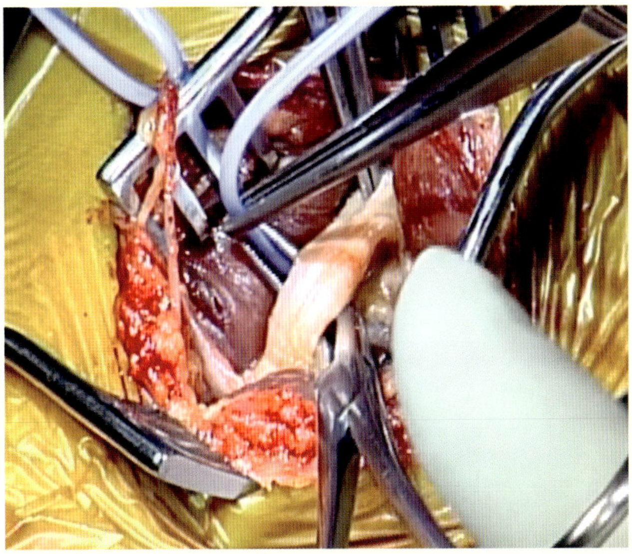

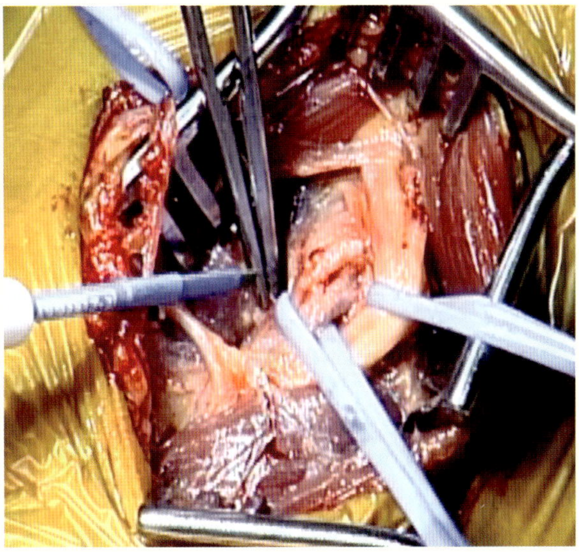

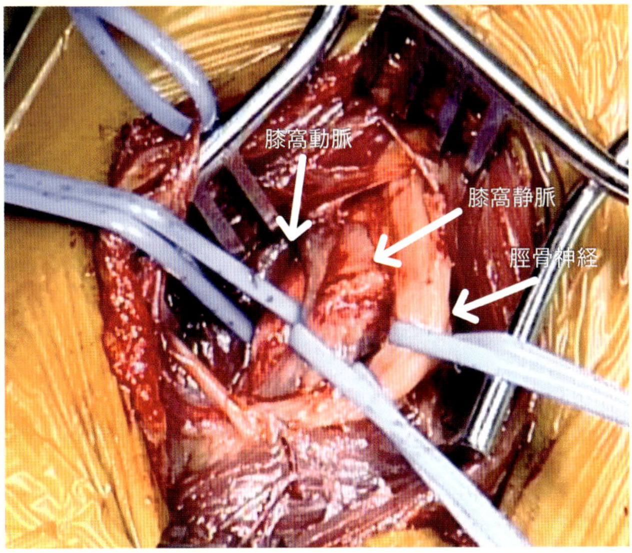

▼ 膝窩動脈付近に脛骨神経，膝窩静脈がある。

癒着していることもあるので，神経を損傷しないように丁寧に剥離してテーピングする。

▼ 術前の CT と術中所見を合わせ，十分な距離を剥離しておく。

3 膝窩動脈遮断，切開，内膜摘除

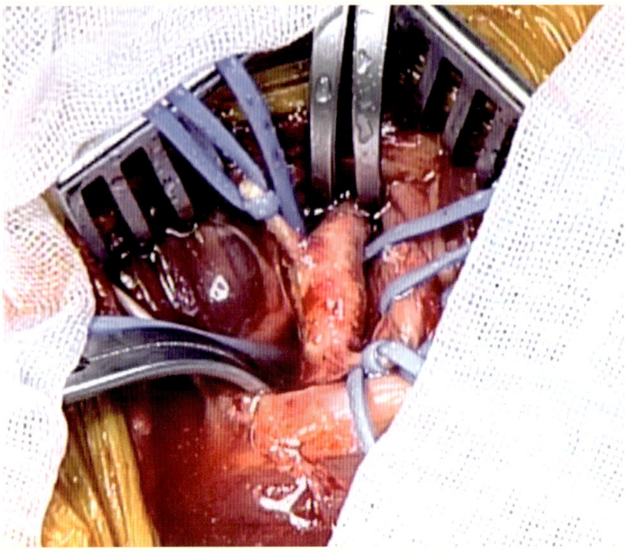

▼ ヘパリンを投与してから中枢と末梢を遮断する。膝窩動脈の枝はベッセルループ®を用いて遮断する。

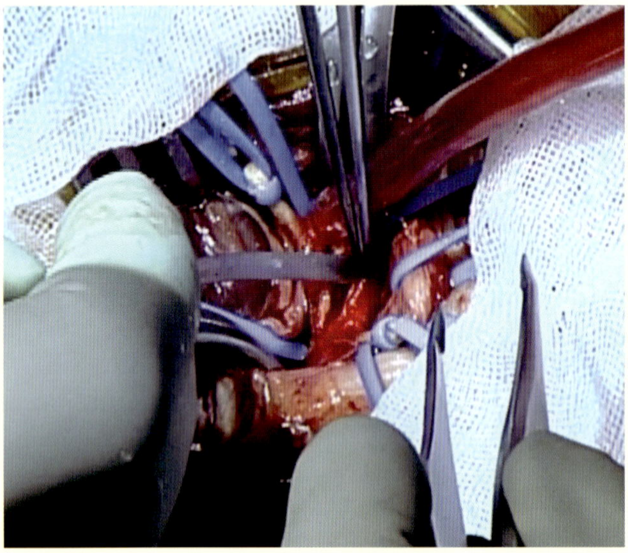

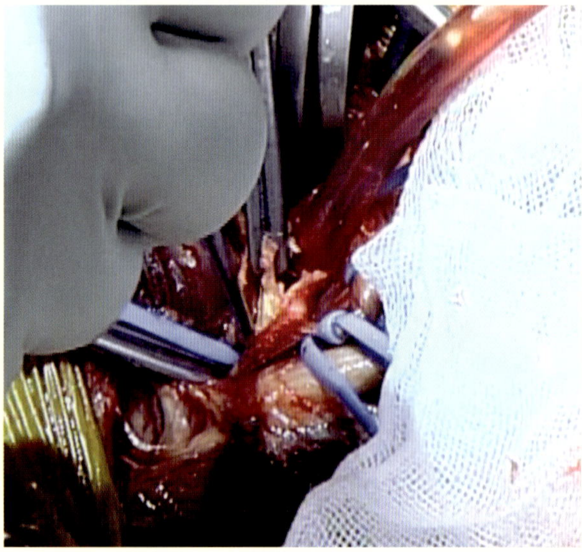

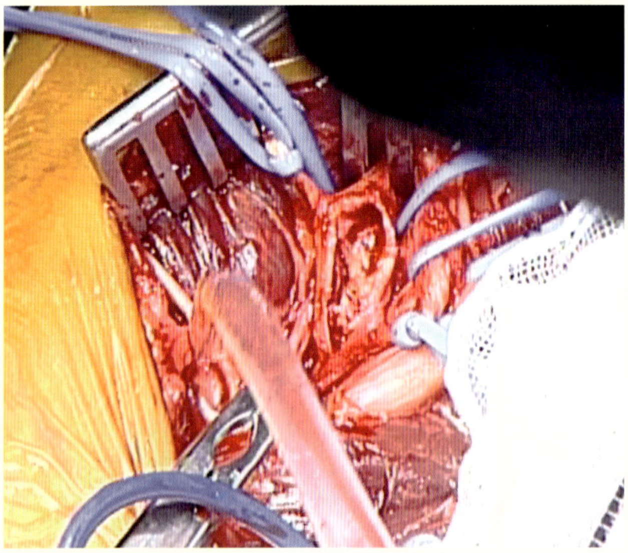

▼ 膝窩動脈を縦切開し，剥離子などを用いて内膜剥離を行う。

外膜を損傷すると出血の原因になるため，無理に剥離しないように注意する。

▼ 剥離が終わったら遮断を解除してみて，血流が良好かどうかを評価する。

4 パッチ形成

8:27 ～

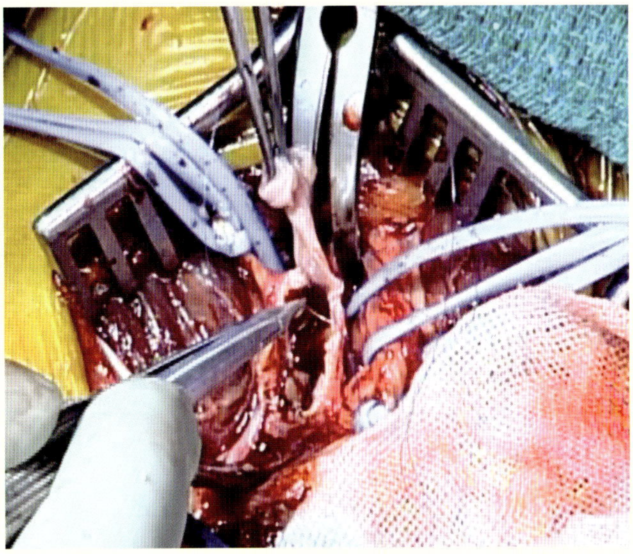

▼ 小伏在静脈を切り開きトリミングする。

▼ 血管の径や性状に応じて，5-0 あるいは 6-0 モノフィラメント糸にて連続縫合を行う。

パッチ形成では狭窄が問題になることはほとんどないため，しっかりと組織をとること。

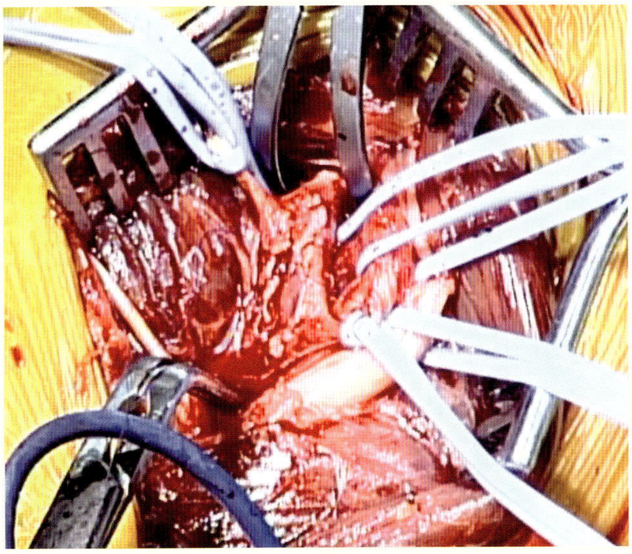

▼ エア抜きを十分に行い結紮する。

上達のための アドバイス

動脈・静脈・神経は癒着していることが多いため，剥離しやすい部位をとっかかりとし，中枢，末梢へ慎重に剥離を進めると安全である。

（大野峻哉）

▶ 動画38

右総頸動脈の露出

ここがポイント

- ポジショニングが重要である。
- 皮膚切開のメルクマールは胸鎖乳突筋前縁である。
- 胸鎖乳突筋は外側に牽引する。

1 ポジショニング

▼ 仰臥位で肩の下に枕を入れ，過伸展とした状態で頭を左向きにする。

▼ 特に頸が短いときには，このポジショニングが重要である。

2 皮膚を切開する 0:00 ~

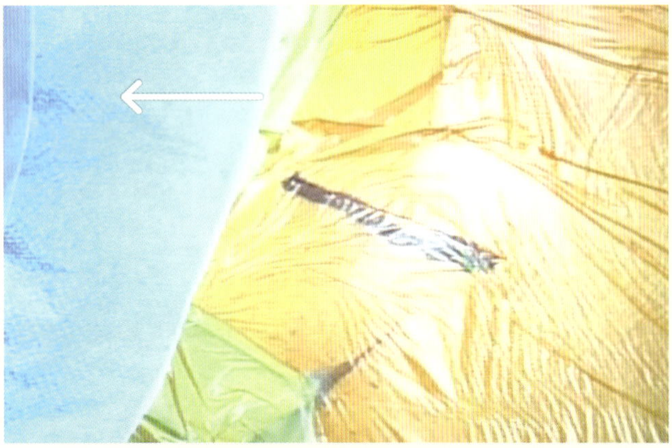

▼ 皮膚切開のメルクマールは胸鎖乳突筋前縁である。胸骨上縁と耳朵下縁を結んだ線に胸鎖乳突筋前縁がある。

▼ 本症例では術前にエコーを行い，総頸動脈の直上をマーキングして皮膚切開をおいている（矢印方向が頭側）。

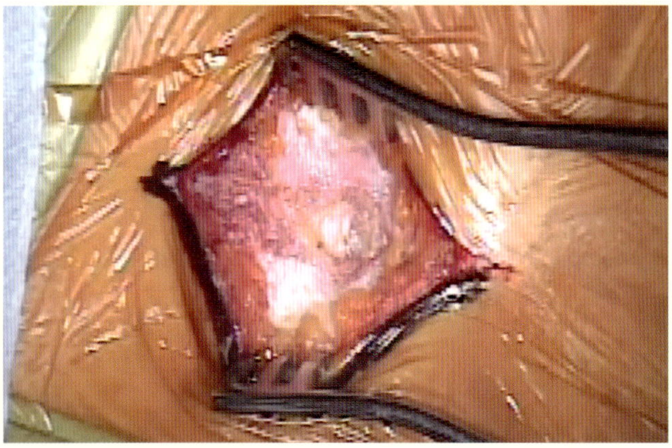

▼ 皮膚と皮下脂肪を切開すると，広頸筋が見える（薄く斜めに走る）。

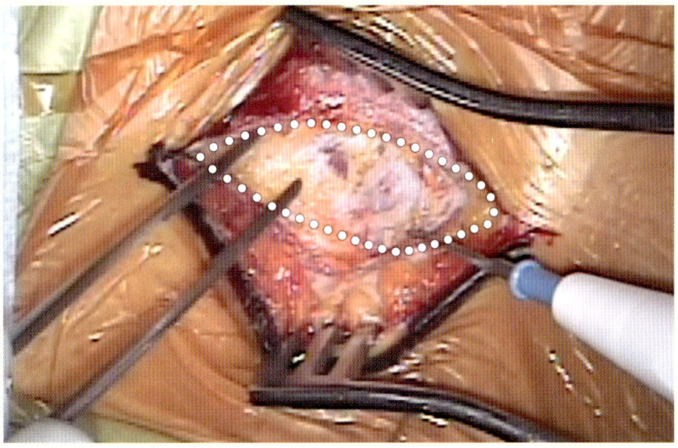

▼ 広頸筋を切開すると胸鎖乳突筋が見える（点線）。

3 胸鎖乳突筋を剥離する 1:06 ～

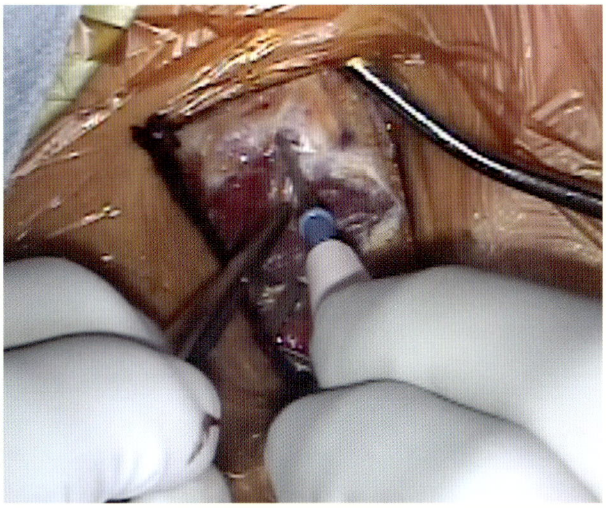

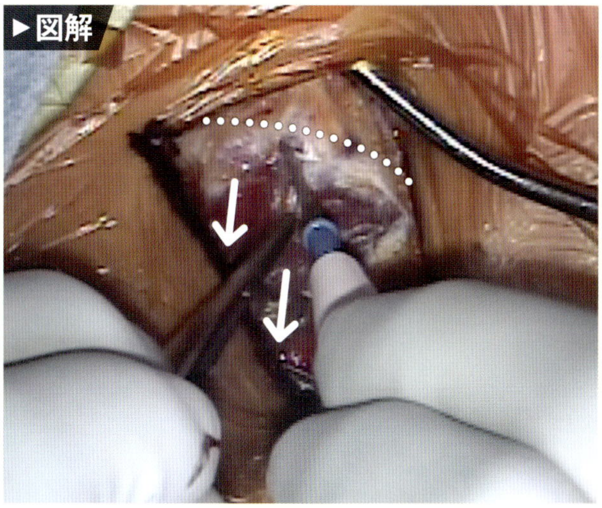

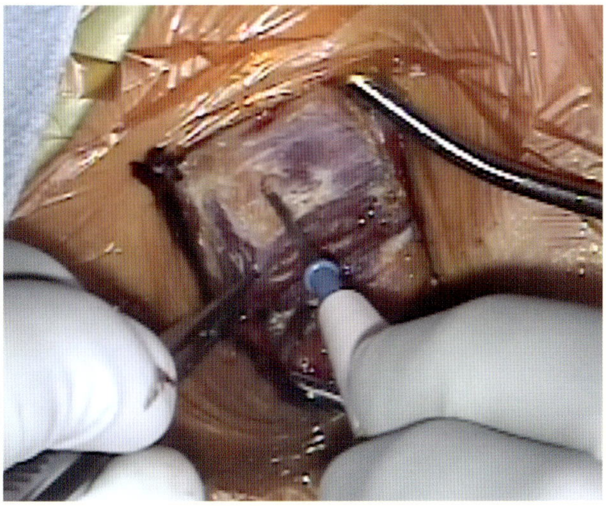

▼ 胸鎖乳突筋前縁を剥離する（点線）。

胸鎖乳突筋を軽く手前側に牽引する（矢印）ことにより剥離がしやすくなる。

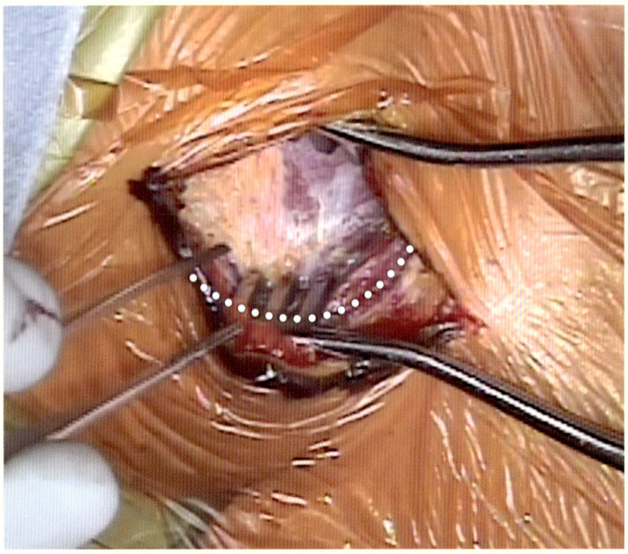

▼ 胸鎖乳突筋（点線）にとっかかりを作れたら，そこに開創器をかけて展開する。

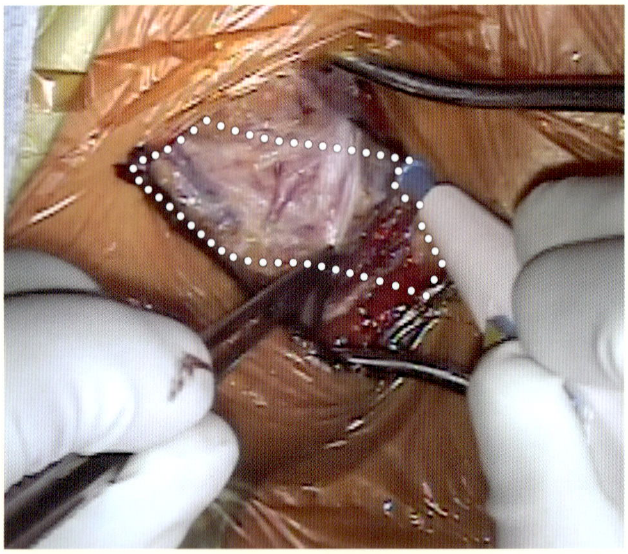

▼ さらに上下方向に剥離を進めると，直下に頸動脈鞘（点線）を視認できる。

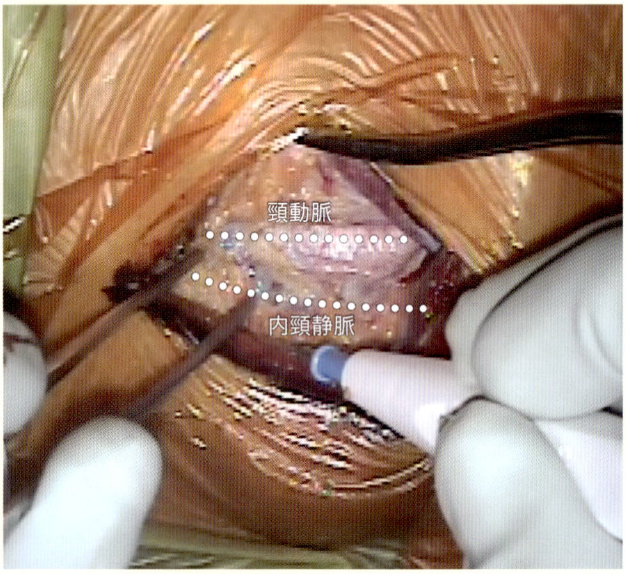

▼ 頸動脈鞘内に頸動脈（内側）と内頸静脈（外側）を確認できる。

4 頸動脈を剥離する

2:29 ~

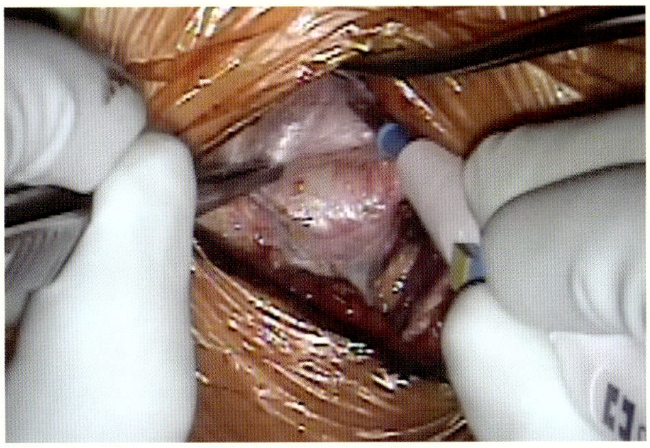

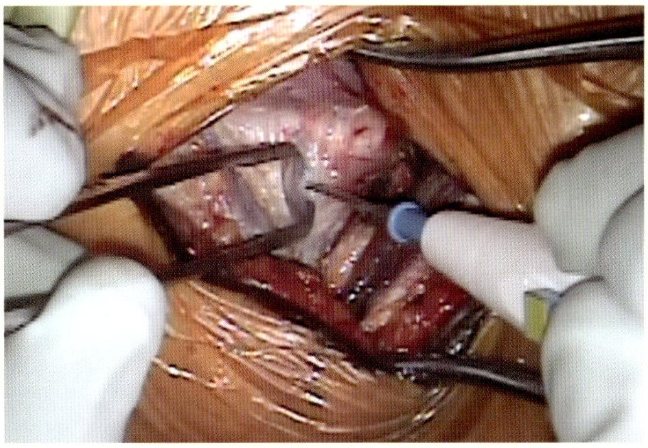

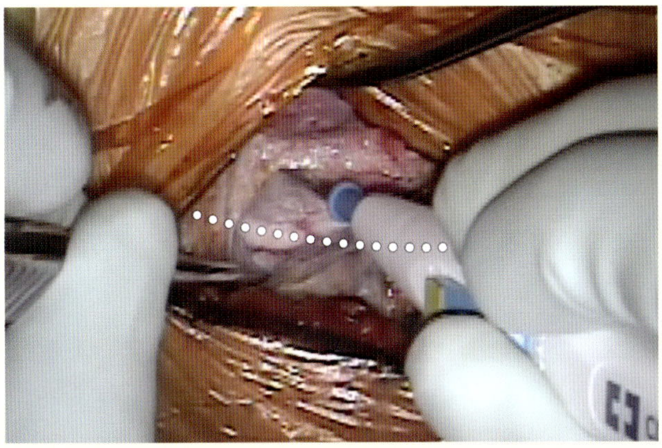

▼ 頸動脈の内側と外側を剥離する。

頸動脈周囲は疎な結合組織であるので，電気メスで1点とっかかりをつければ，あとは鈍的に剥離できる。
総頸動脈と内頸静脈の間の奥には迷走神経（点線）が走行しているので，これを損傷しないようにする。

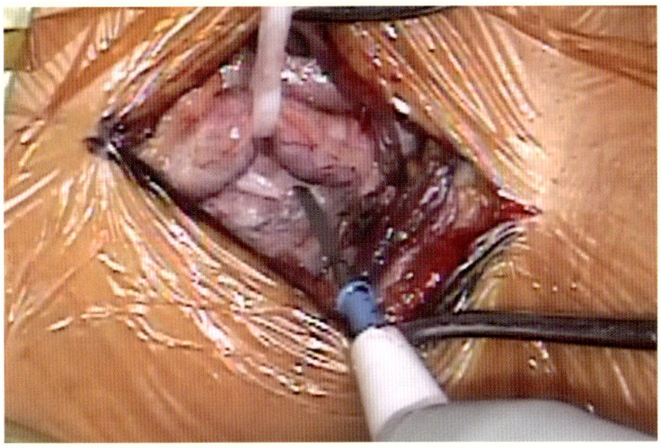

▼ できるだけ愛護的にテーピングする。

上達のための アドバイス

- 動画では示されていないが，頸動脈をあと 1~2cm 末梢（動画では左側）に剥離を進めると，上甲状腺動脈・外頸動脈・内頸動脈が分岐する。内頸動脈の起始部を舌下神経が横切っているので気を付ける。
- また，内頸動脈起始部には頸動脈洞がある。これを刺激すると迷走神経が亢進し，徐脈・低血圧を引き起こすことがあるので，この近傍は丁寧に剥離する。

（羽場文哉）

動画39

透析用カテーテル挿入

ここがポイント

- まず適切な体位をとることが大切である。
- エコーで針先やガイドワイヤーを確認しながら操作することが重要である。
- ガイドワイヤー，ダイレーター，カテーテルはいずれも抵抗を感じた場合は無理に進めない。
- カテーテルを留置する際は，ガイドワイヤーの端が出たことを確認し，それを把持しながら行う。

1 穿刺する 0:00～

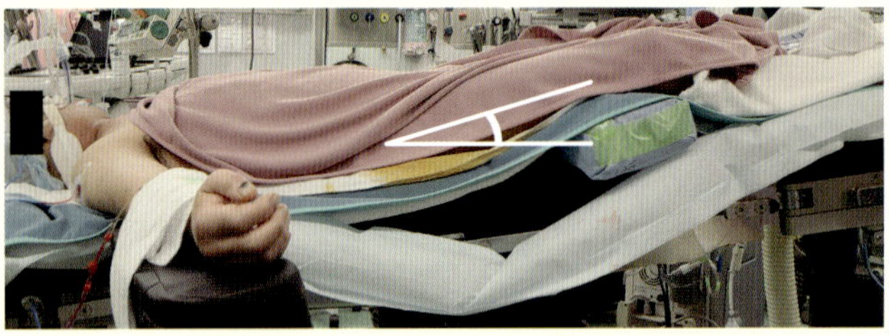

▼ 頭低位（10～20°）とする。

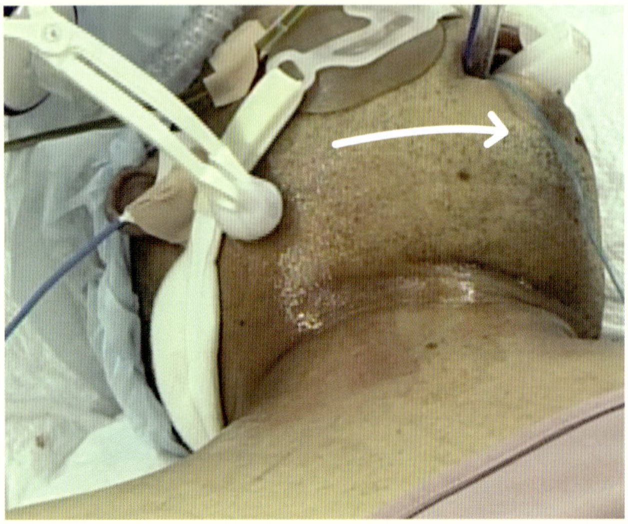

▼ 内頸静脈に挿入する際は，頸部を穿刺する側の反対側に30°程度ローテートする（矢印）。

頸が短い症例では，穿刺側の肩の後ろにタオルなどを置くことで穿刺がしやすくなることがある。

▼ 消毒は十分広い範囲に行う。術者はマスク，キャップ，滅菌グローブ，滅菌ガウンを装着する。

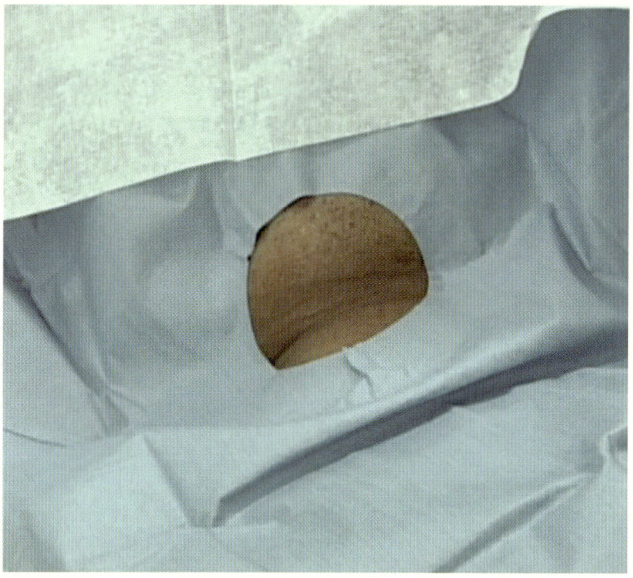

▼ 中央に穴の開いた大きな滅菌ドレープを被せる。

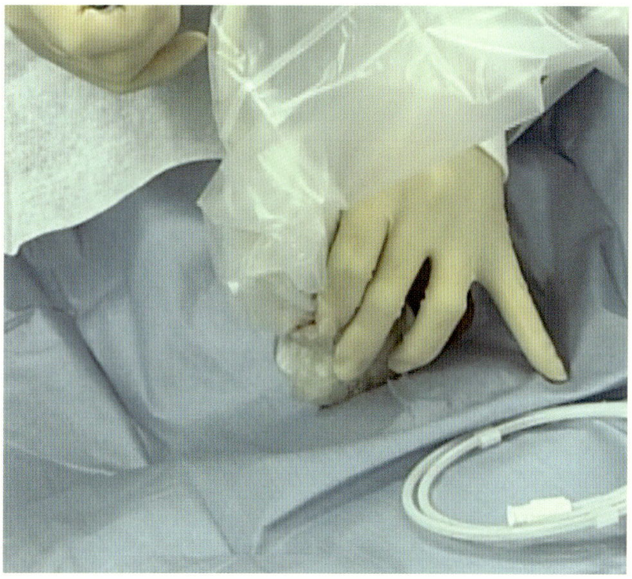

▼ エコーを用いて内頸動静脈の位置や深さを確認する。

血管走行の把握には，頸静脈が画面の中央から動かないように血管の走行に沿ってスキャンする（sweep scan technique）。
また，頸静脈が画面の中央から動かないように血管軸に対するプローブのずれを修正し，垂直にプローブを置くために，穿刺する位置からプローブの角度を前後にスイングする（swing scan technique）。

▼ 確認できたら，エコーをそのまま動かさず，プローブの手前から穿刺する。最初に確認できる白輝点が針先であり，針先を確認しながら徐々に内頸静脈に針を進める。

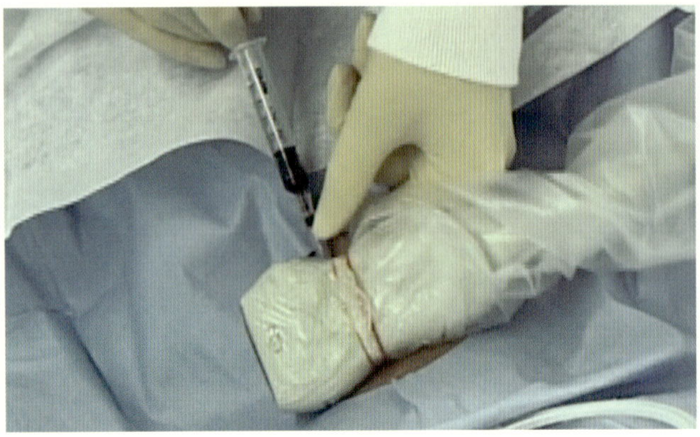

▼ 針先が内頸静脈の内腔にあることを確認して血液を吸引し，針先が確実に静脈内に存在することを確認する。

2 ガイドワイヤーを挿入する

0:58 ~

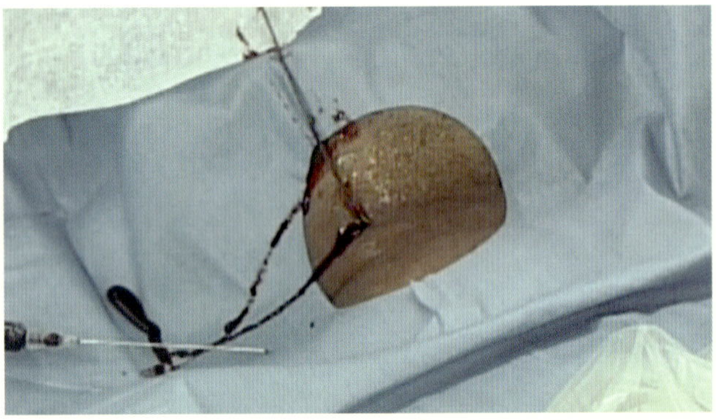

▼ ガイドワイヤーを 10 ～ 20cm 程度挿入したら外筒を抜去する。

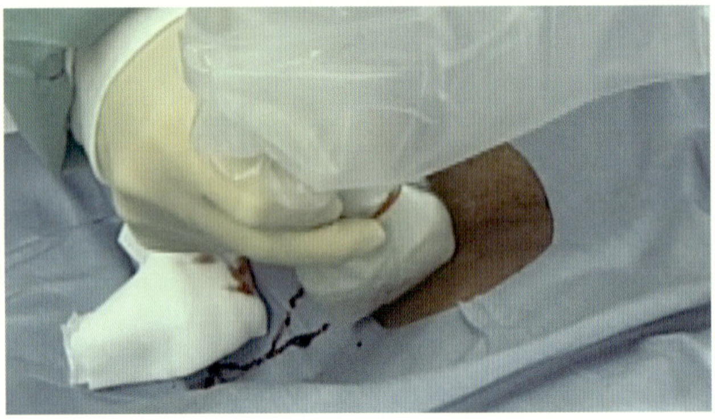

▼ エコーを用いて，ガイドワイヤーが確実に内頸静脈の内腔に留置されていることを確認する。

3 ダイレーターを挿入する

1:19 ~

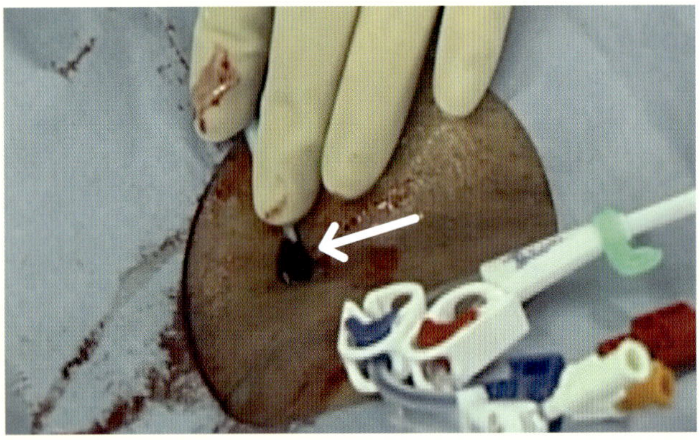

▼ ガイドワイヤーに沿わせて，ダイレーターを刺入点（矢印）まで誘導する。

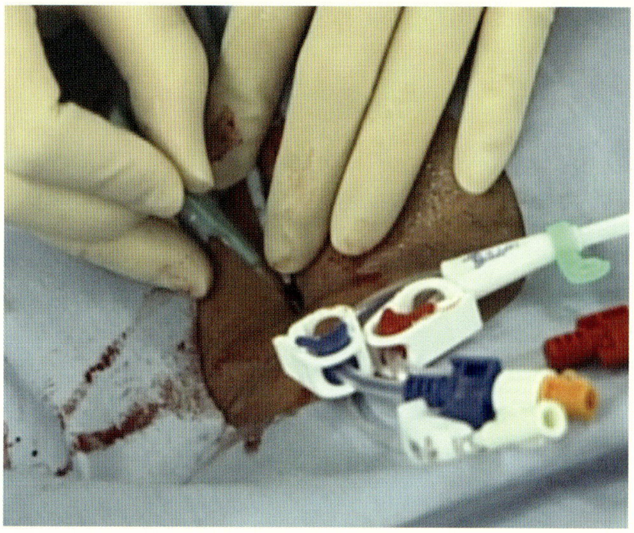

▼ 刺入点をメスで切開し，ダイレーターを挿入できるようにする。

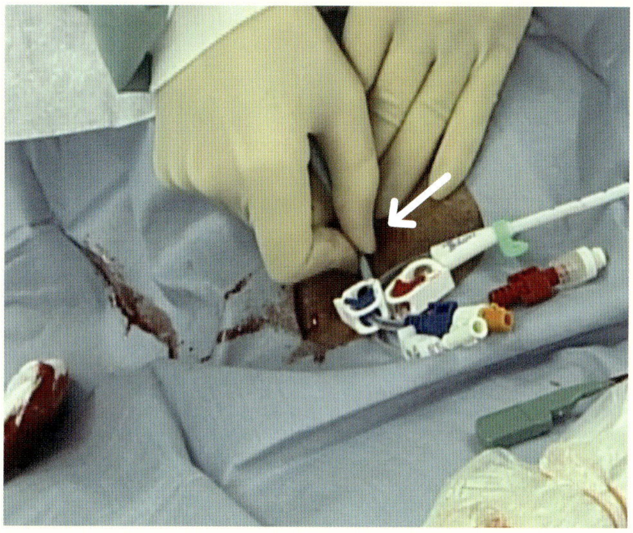

▼ ダイレーター挿入時には，刺入点の皮膚を挿入方向と反対側へ引っ張るように固定し，ダイレーターが折れないように皮膚刺入点の近く（矢印）を把持しながら挿入する。

このとき，ガイドワイヤーが先に進まないように気を付け，不必要に深く挿入しない。

▼ 挿入に抵抗がある場合には，もう一度メスで皮膚に切開を加える。抵抗があるにもかかわらず無理に進めると，ダイレーターがガイドワイヤーを折り曲げて血管外に進み，合併症の原因となるため注意する。

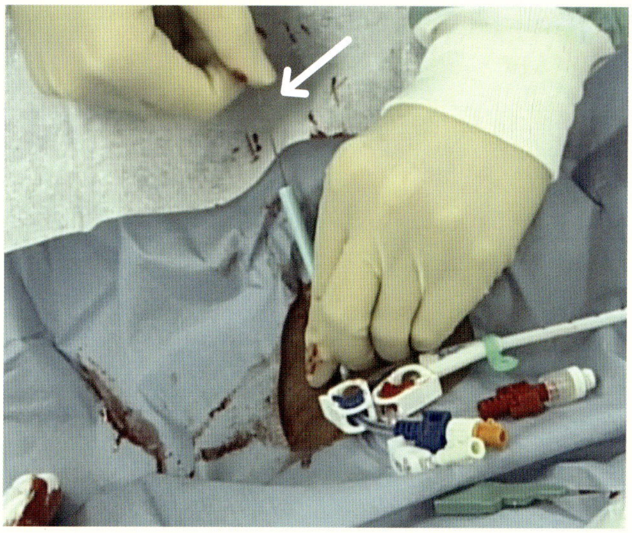

ダイレーターを挿入した後は，ガイドワイヤーが抵抗なく動くことを確認する（矢印）。

▼ もし抵抗があれば，ダイレーターの先でガイドワイヤーが屈曲したり絡まっている可能性がある。

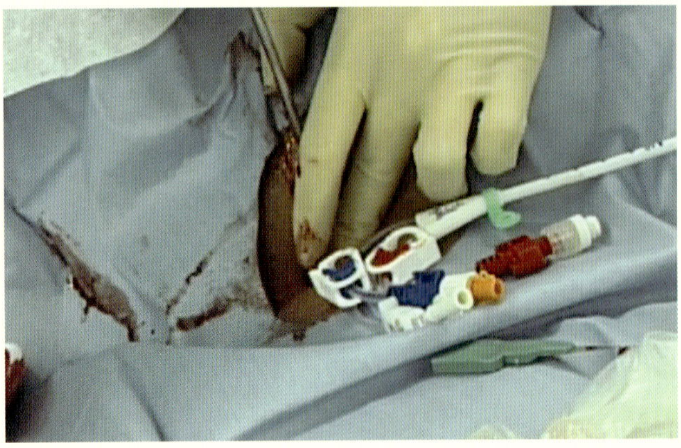

▼ ダイレーターを抜去すると刺入部から出血するので，指先やガーゼで押さえる。また，ガイドワイヤーを引き抜かないように気を付ける。

4　カテーテルを挿入する　1:59～

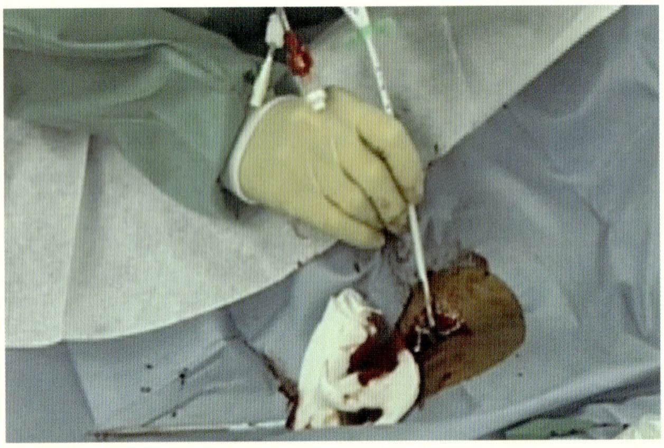

▼ 透析用カテーテルにガイドワイヤーを通す。

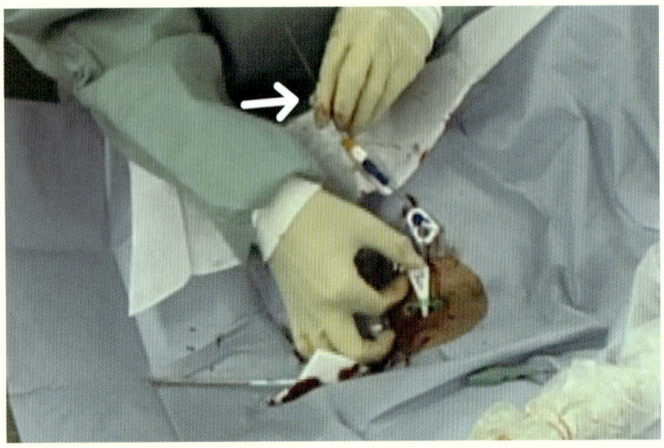

カテーテル遠位端からガイドワイヤーが出たら，ガイドワイヤーをしっかり把持し（矢印），透析用カテーテルを進める。

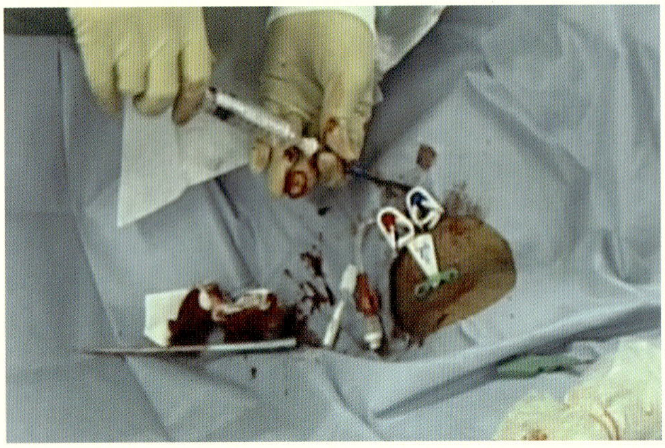

▼ 透析用カテーテルを十分挿入できたらガイドワイヤーを引き抜き，十分な逆血が得られることを確認しエア抜きを行う。

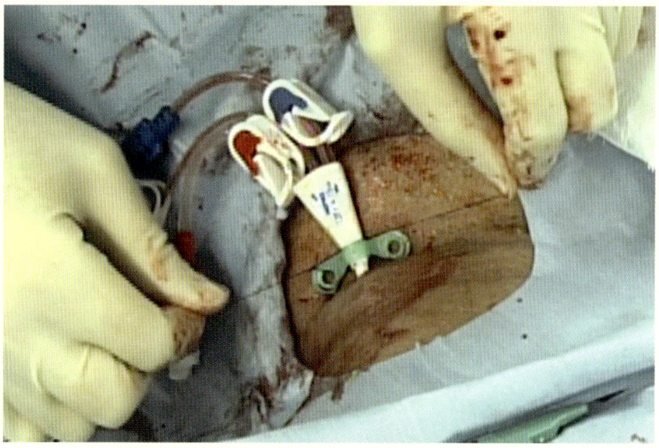

▼ カテーテルが抜け落ちないよう皮膚に固定する。

上達のための アドバイス

刺入部を十分に切開すること，ダイレーターでしっかりと広げておくことが重要である。

（福島紘子）

Ⅸ 人工心肺

動画40

人工心肺装置の概要

1　術直前の準備　0:00 ~

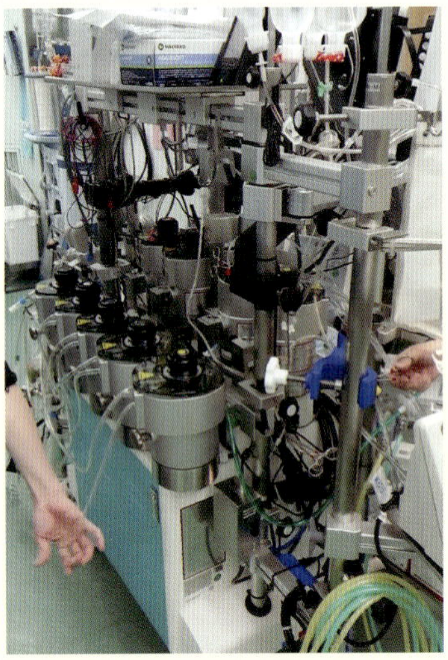

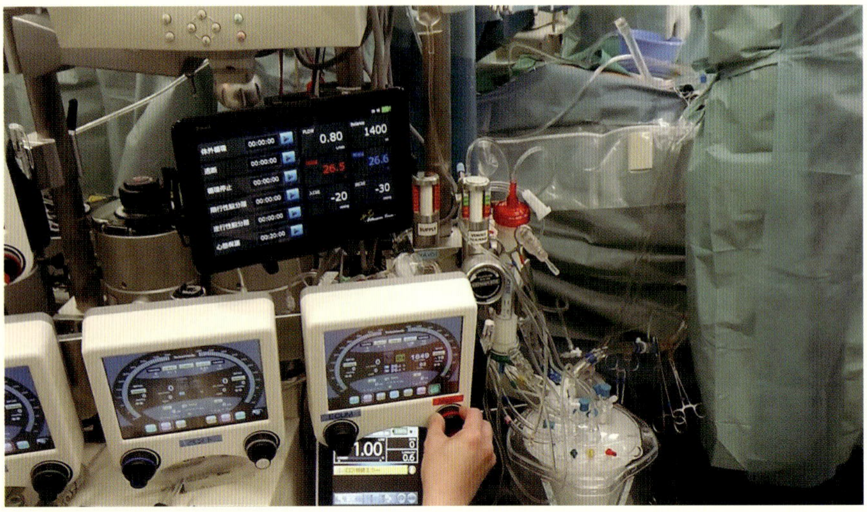

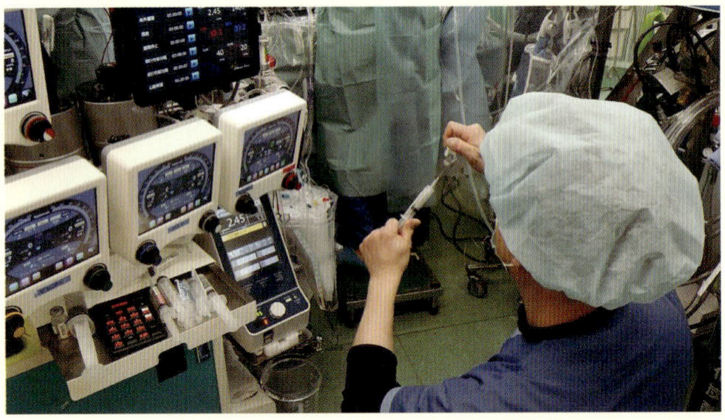

- 当院では患者の左側に人工心肺装置が置かれるが，施設によっては右側の場合もある。
- 装置の前に2～3名の臨床工学技士が座って管理する。

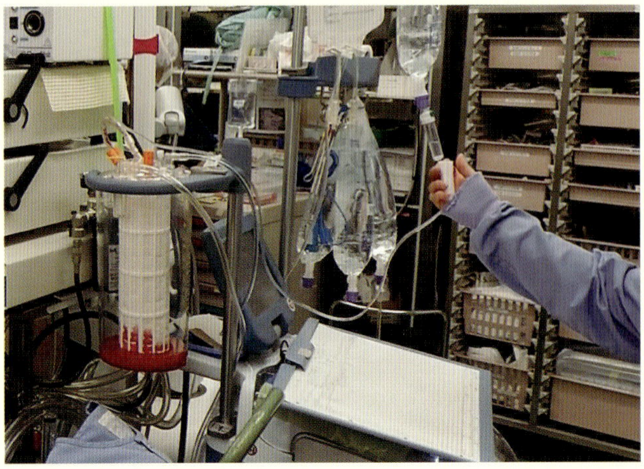

- 術中に用いる薬剤（昇圧薬やメイロン®など）を準備しておく。
- セルセーバー（自己血回収装置）で血液を洗浄した後に再利用する。

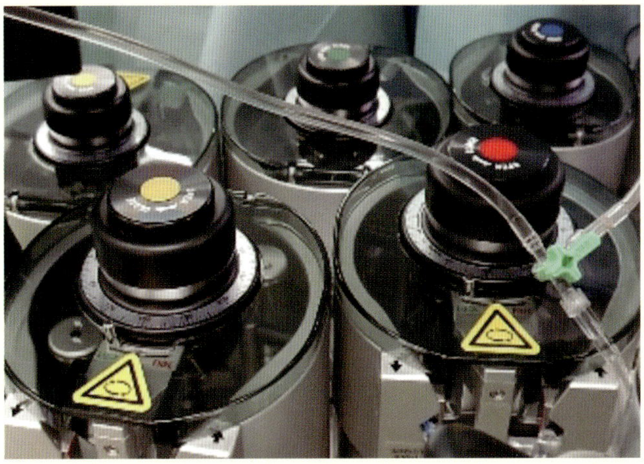

▼ ポンプで血液を吸引したり送ったりする。

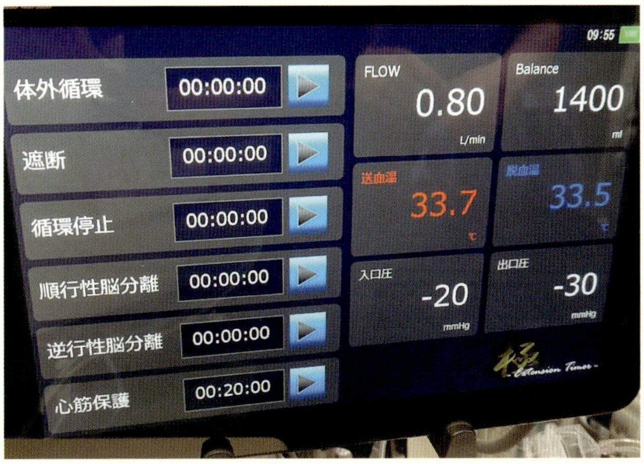

▼ 多くのパラメーターがチェックできる。

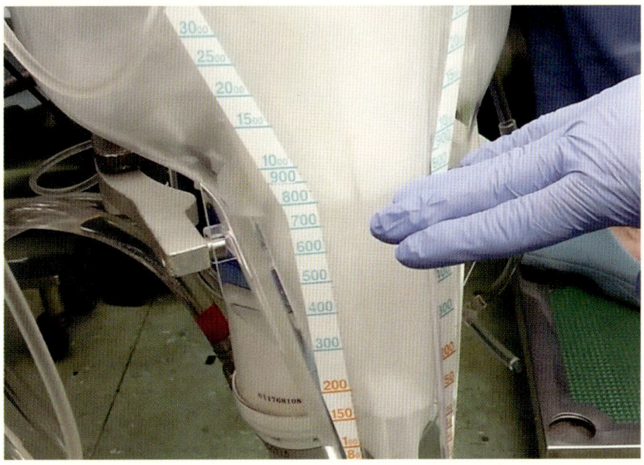

▼ 術野からの血液はリザーバーに貯められ，ポンプで熱交換器と人工肺に送られる。

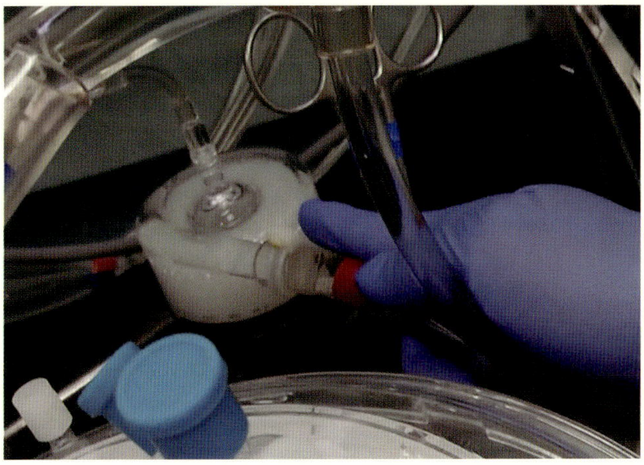

▼ 人工肺を通って酸素化された血液は，送血ラインを通って体内に送られる。送血ラインに付いたフィルターで血栓や空気をトラップする。

2 人工心肺開始 4:22～

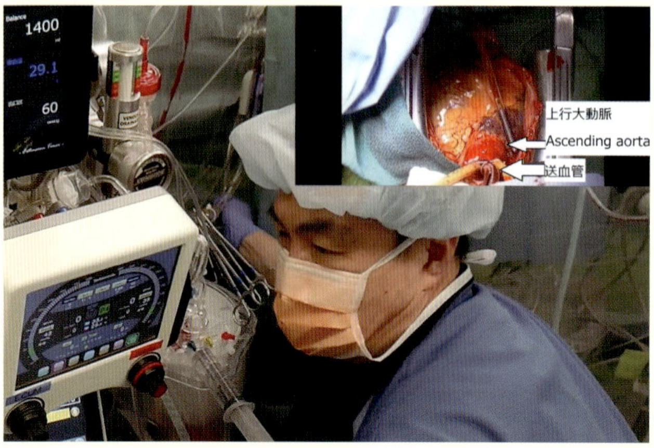

- 術野で動脈に送血管が留置されたら，送血管の圧モニターのチェックや「送りテスト」をして，異常がないかチェックする。
- 「送りテスト」は，少量の血液を送血して異常が出ないか確認する操作のことである。

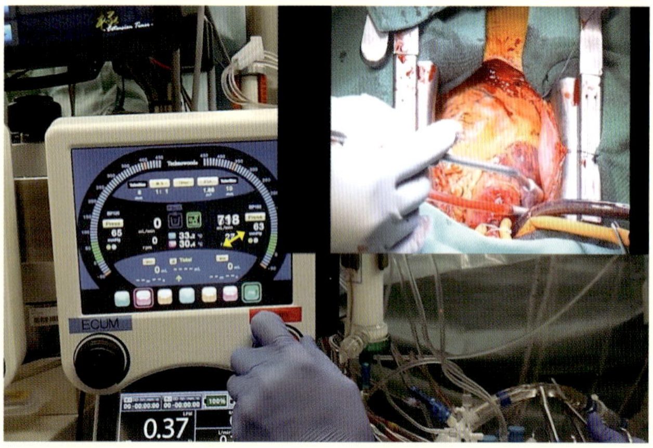

- 上大静脈に脱血管を挿入し人工心肺を開始する。

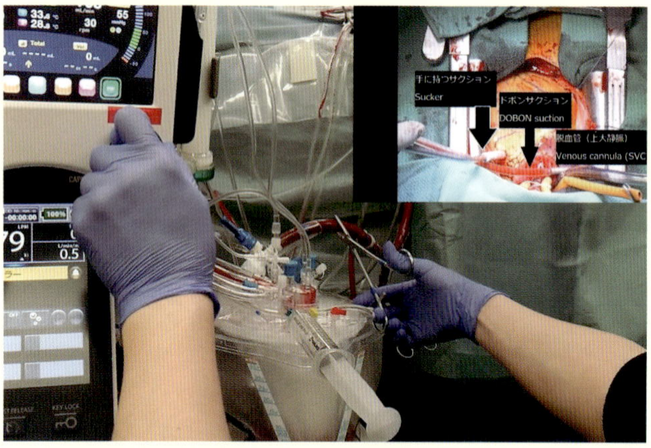

- ツマミと鉗子で脱血する血液量を調節する。

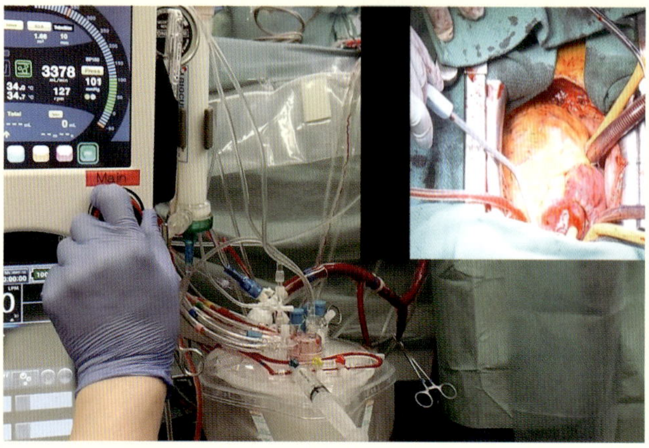

- 下大静脈にも脱血管が追加されたら，さらに脱血量を増やす。

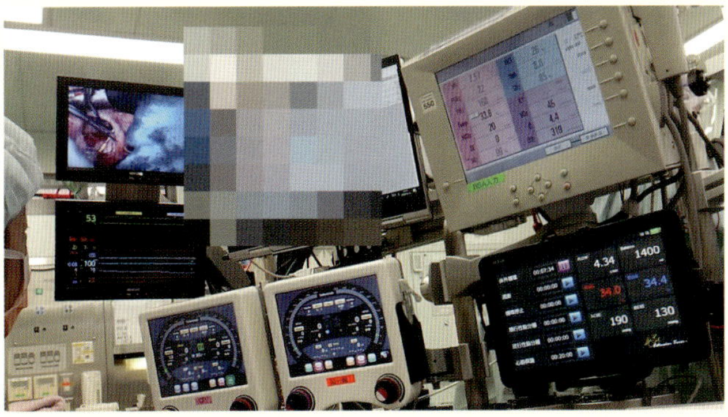

▼ 術野の様子やパラメータをモニターで確認できるようになっている。

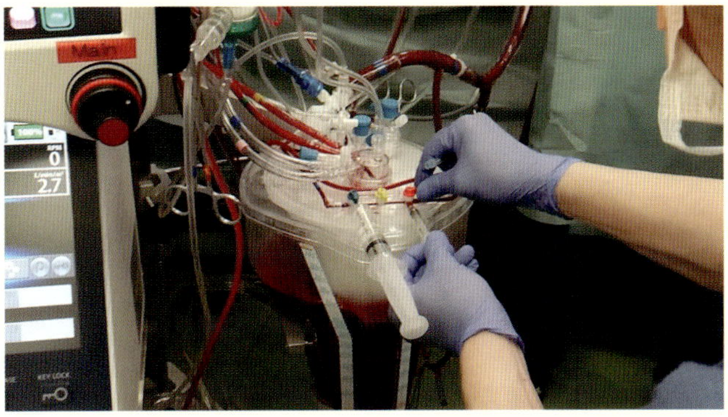

▼ 適切な場面で随時採血をする。

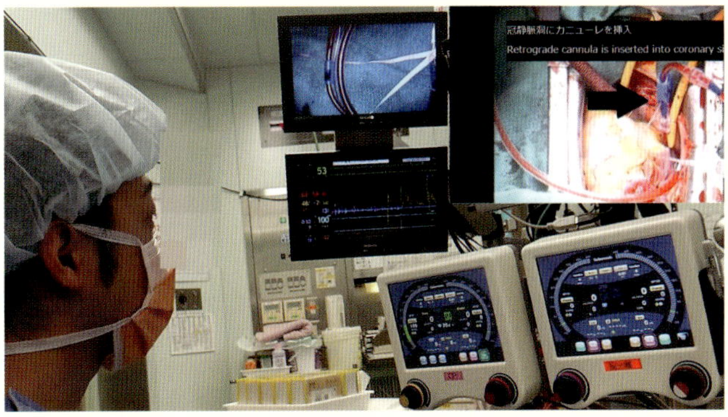

▼ 冠静脈洞の逆行性冠灌流用カニューレが挿入されたら，圧波形をチェックして正しい位置に留置されているか確認する。

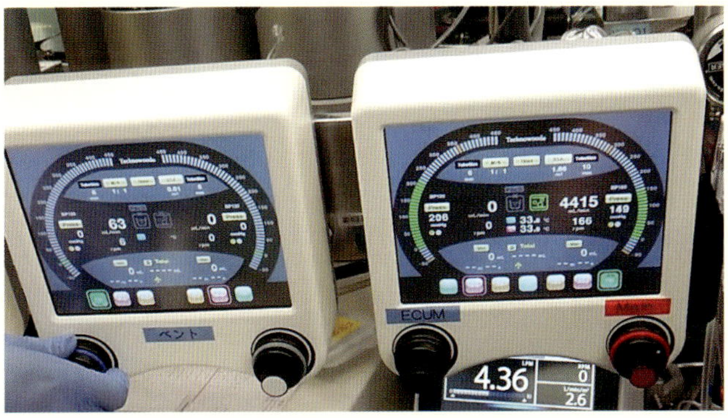

▼ 左室ベントが留置されたら左室腔内の空気を除去する。

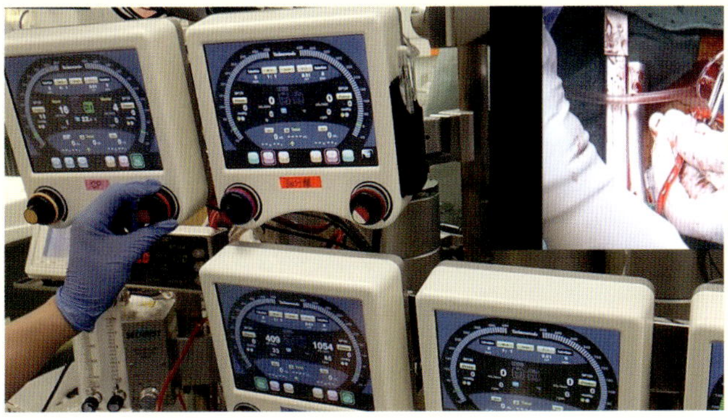

▼ 順行性冠灌流用カニューレが上行大動脈に留置されたら，回路結合時に心筋保護液を少し流し，できるだけ回路に空気が残らないようにする。

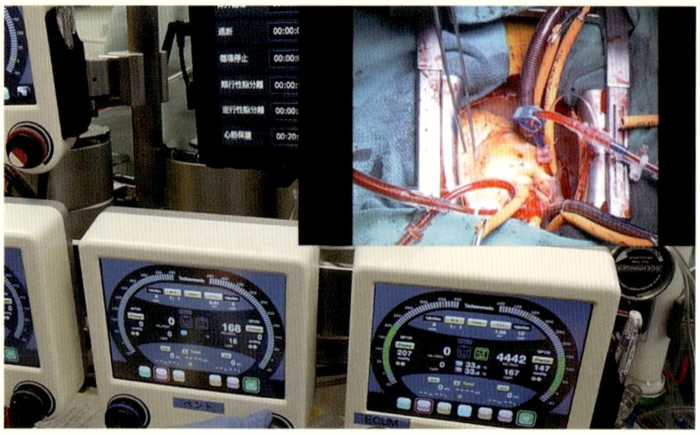

▼ 上行大動脈にルートベントが留置されたら，ここでも空気を除去する。空気塞栓のリスクを下げるためである。

3 大動脈遮断　8:01 ~

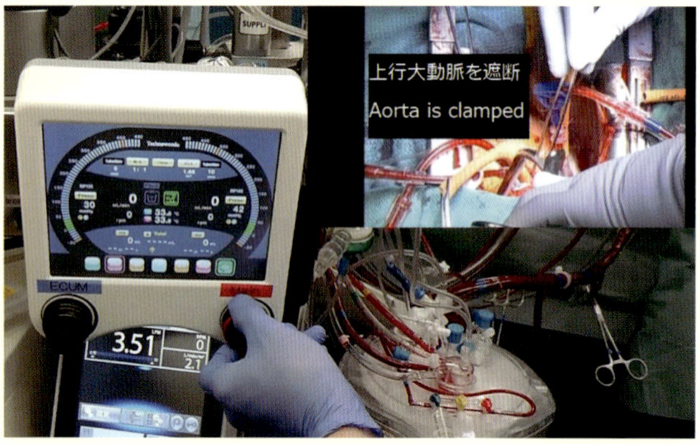

▼ 上行大動脈を遮断する際は，動脈損傷を防ぐためにflowを止める。

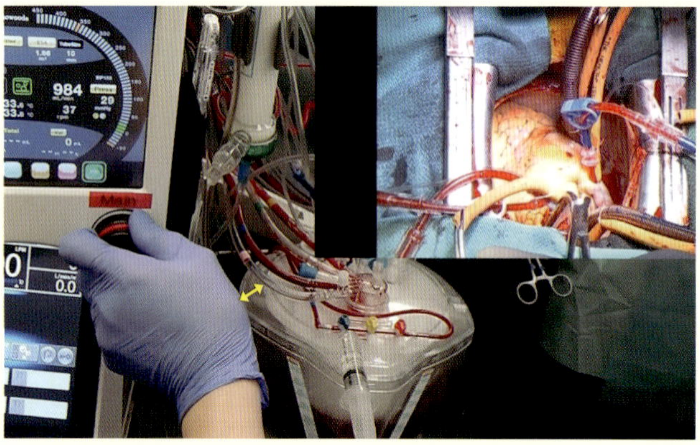

▼ 遮断後は速やかにflowを上げてポンプを再開する。

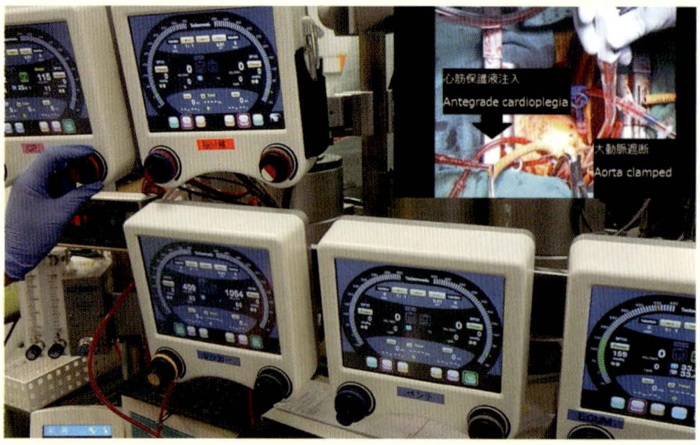

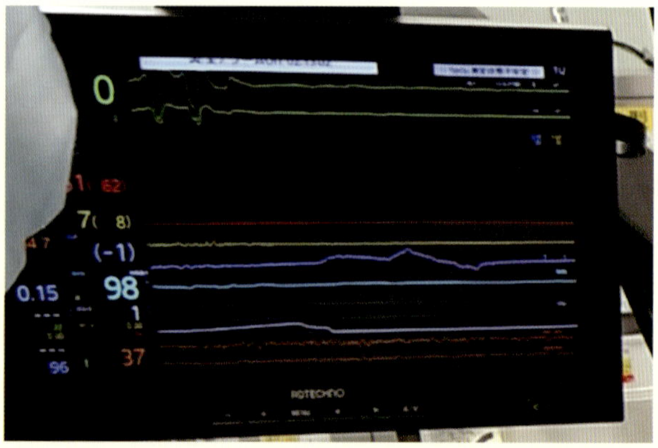

▼ 遮断したら心筋保護液を注入し心停止を得る。

4 循環停止 8:40～

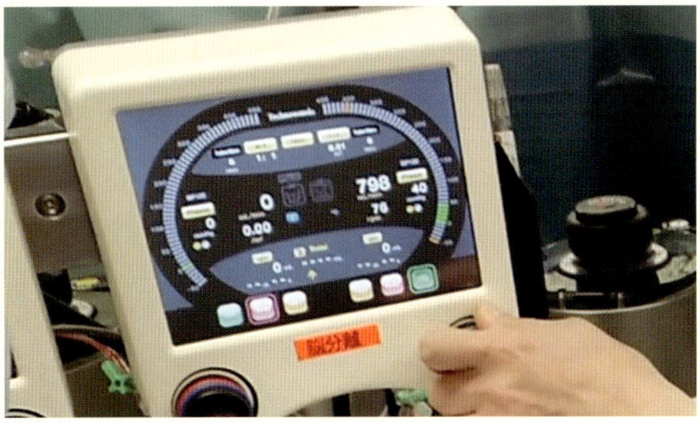

▼ 体を冷やして人工心肺装置を一時的に止める場合もある。その際は，脳保護のため脳だけに血液を送る。送血圧が高くなりすぎないように気を付ける。

5 ポンプ離脱 9:40～

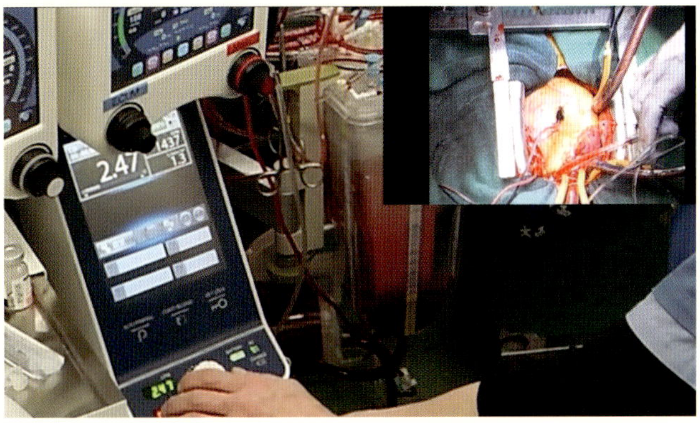

▼ 手術の終盤，心臓を動かし徐々に流量を下げていく。脱血量や血圧を見ながら慎重に行う。

▼ 流量を０にしたら脱血管が抜去される。

▼ プロタミンを投与した後に送血管を抜去するが，送血管が残っているうちは血圧を見ながらリザーバーの血液を体内に送ることができる。

（吉田　収，岡田和也）

動画41

臨床工学技士の視点
（全弓部人工血管置換術）

1 カニュレーション 0:00 ~

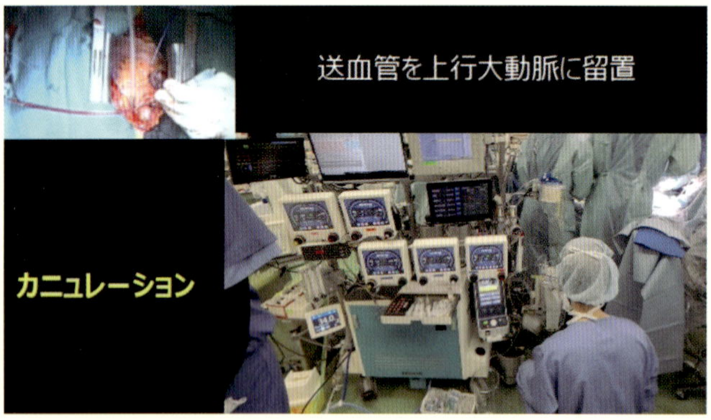

- 外科医が上行大動脈に送血管を留置し，送血回路に接続する。その際，入念に回路内の空気を除去する。
- 送血管挿入時および回路内のエア抜き時には，術野の視野確保と，出血した血液を回収するため，吸引ポンプの回転数を上げる。
- ヘパリン投与後に活性化凝固時間（ACT）が十分伸びている（480 秒以上）ことを確認したら，ポンプサッカーを開始する。成書などでは，体外循環中の ACT は 400 秒以上と書かれている。当院では ACT の測定に ± 20％の誤差があるため，480 秒に設定している。
- 当院では，ヘパリン注入後 ACT が 200 秒以上に延長した時点で，吸引回路の吸引ポンプを回転させている。

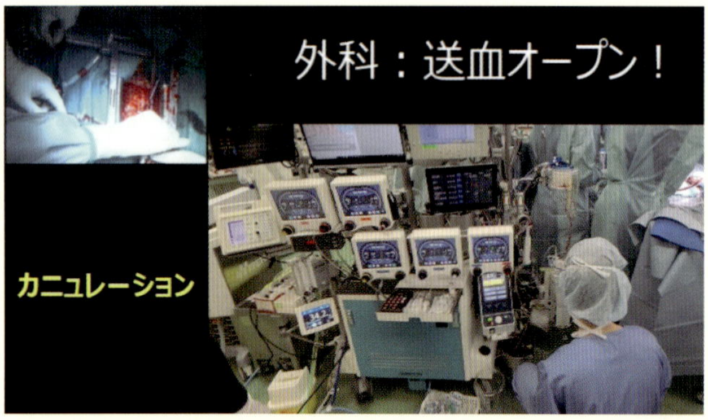

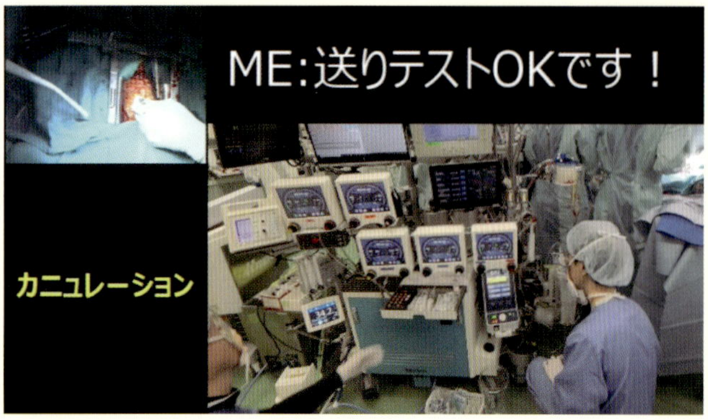

- 外科医が回路の遮断鉗子を外して「送血（回路）オープン！」と合図する。

送血時の確認：
- **送血ポンプの出口圧と患者動脈圧との圧差がないこと。**
- **送血回路の逆血の確認。**
- **送血チューブを触知し拍動の確認。**
- **実際に少量の充填液を送り，送血流量に対して適切な送血圧であることを確認する（送血テスト）。**

- 使用している人工肺，送血カニューレのサイズ，回路の長さや硬さなど，組み合わされる材料や，患者の動脈圧によって圧力損失が変わる。

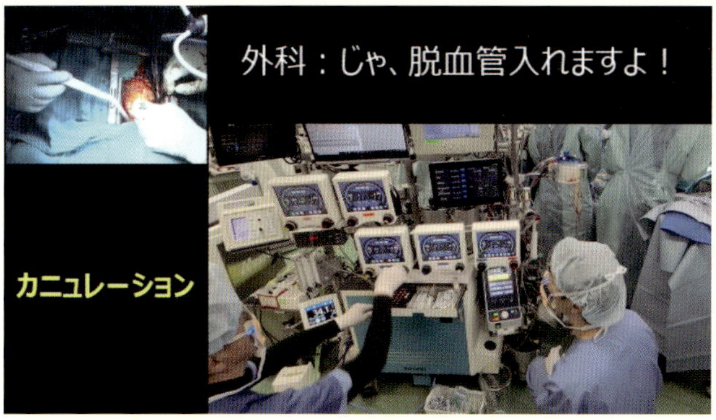

▼ 外科医が脱血管を入れる際には多量の血液が術野に出るので，吸引する準備を整えておく。

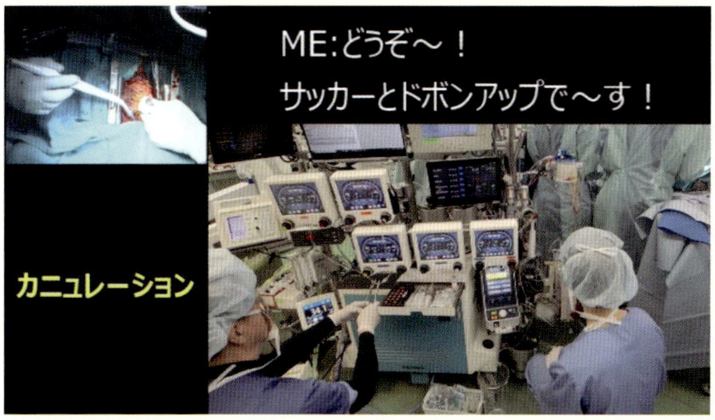

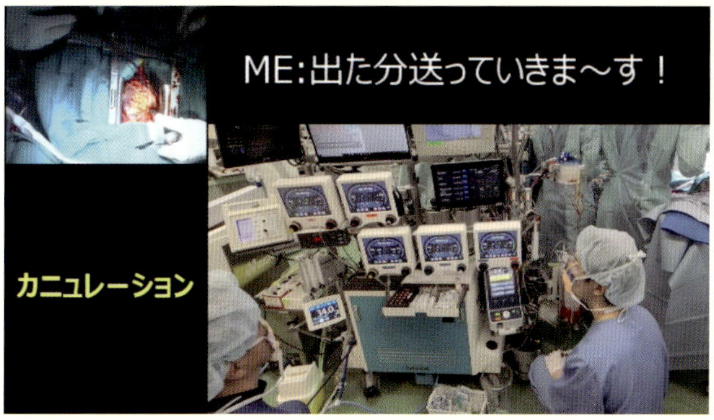

▼ 吸引した血液を送血回路から血管内に戻すことにより，血圧を維持する。

▼ 術野の出血具合や吸引回路の出血量，貯血槽の液面，中心静脈圧（CVP），肺動脈（PA）圧や動脈圧を確認しながら送血する。

2 ポンプオン

3:10 〜

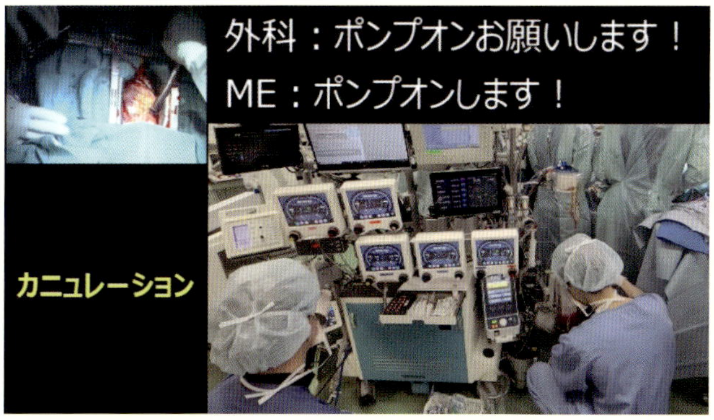

▼ 脱血管が静脈内に留置されたら人工心肺を開始する（ポンプオン）。

▼ 体外循環の開始を術者と麻酔科医に伝え，送血ポンプをゆっくり操作しながら，脱血回路を徐々に解放する。回路内圧と貯血レベルを保ち，目標灌流量まで送血量を上げていく。

人工心肺の flow は cardiac index で 2.2〜2.6L/min/m^2 となるようにしている。

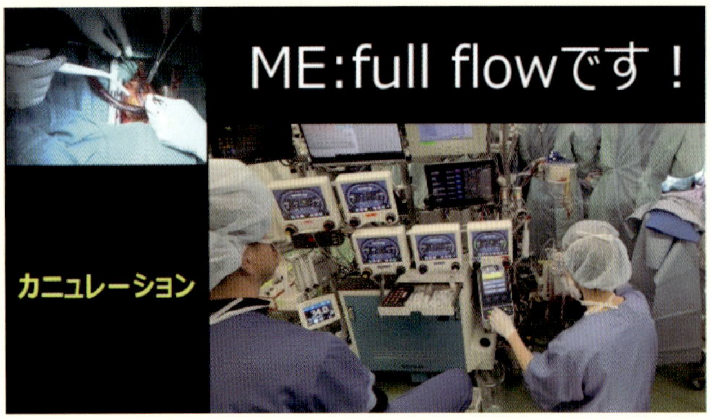

- 同時に酸素ガスの吹送を開始する。使用する人工肺の特性や体外循環温度を考慮し設定する（当院では，1/2 L/min　V/Q=0.5　FiO_2 60%を基本としている）。
- 急な脱血をすると急激な血圧低下を引き起こしてしまうことがある（イニシャルドロップ）。体外循環開始時に血液が希釈され，粘性が低下し末梢血管抵抗が減少する。内因性カテコラミンの分布が下がり，右房脱血によって肺代謝のプロスタグランジンが未代謝で送血され，血管が拡張することにより血圧が低下する。
- 血液が異物（人工肺や回路）と接触して凝固カスケード反応が進み，その過程で生成されるブラジキニンにより血管拡張をきたす。
- また，脱血管のエアロック（脱血管内にたまった空気のため脱血できなくなること）に十分気を付ける。

3　レトロカニューレ挿入　5:07 ~

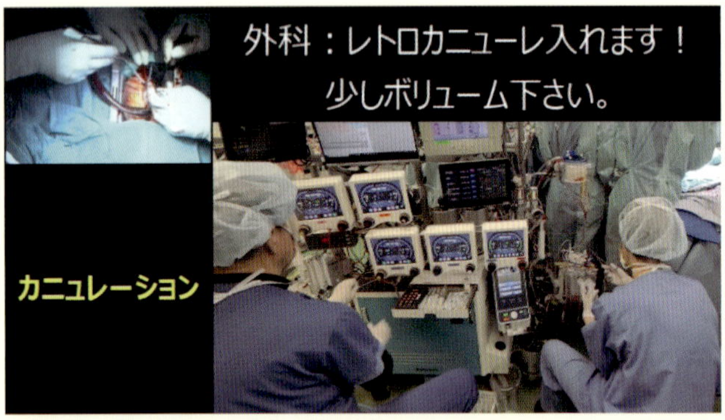

- 右房から逆行性冠灌流用カニューレを挿入する際は，心腔内に空気を引き込まないように，脱血量を減らし心腔内を血液で満たす。
- 臨床工学技士が脱血回路を鉗子で挟んで脱血量を微調整する。

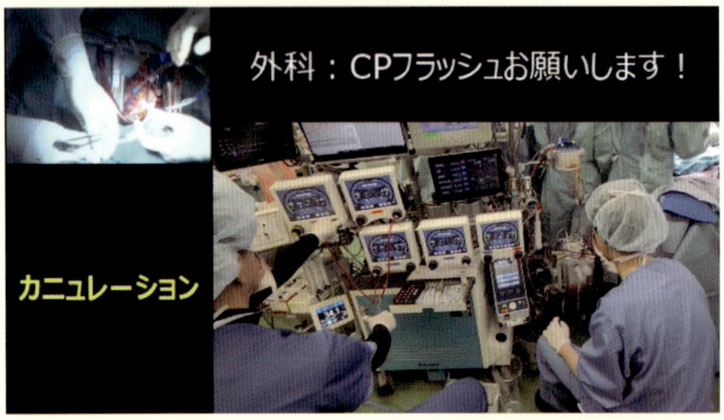

- 逆行性冠灌流用カニューレが留置されたら心筋保護用回路を接続する。

回路内に空気が残存しないように注意する。

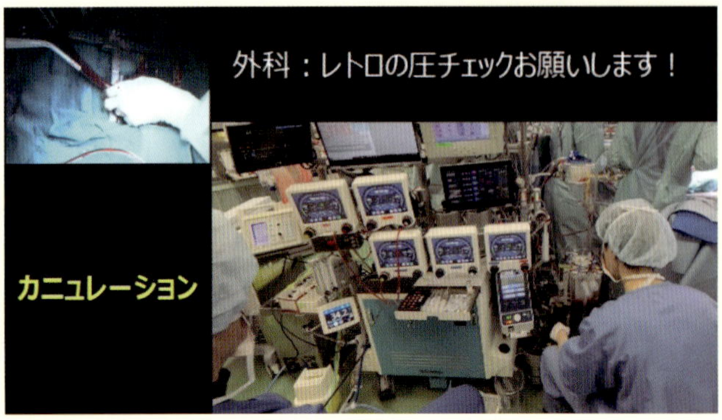

- 回路を接続したら，逆行性冠灌流用カニューレの先端が冠静脈洞に留置されているか，右室内に留置されているかを見分ける必要がある。そのため，脱血して心腔内の血液量を減らし，圧を確認する。
- 心腔内（右室内）の血液量が減ると右室圧は出ないので，カニューレの先端が右室に留置されていたら波形は出ない。一方，冠静脈洞の圧は左心系の圧を反映しているので，脱血しても圧波形は確認できる。

4 左室ベント挿入

7:54 ～

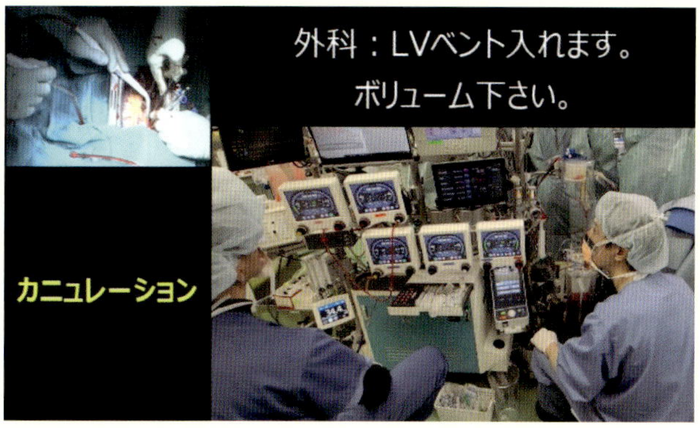

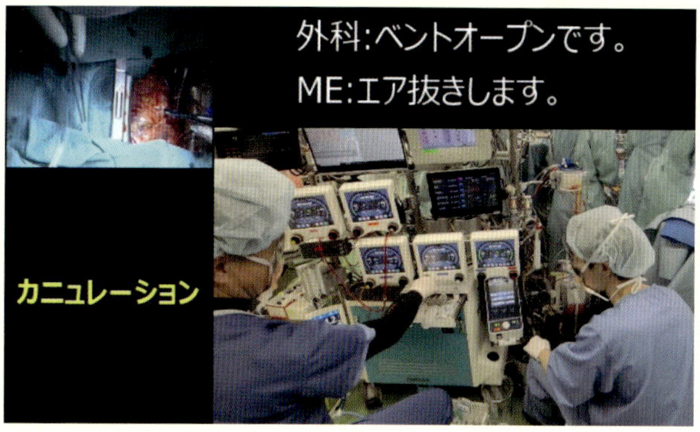

- 左室ベントを留置する際も，心腔内に血液を満たすことにより，空気の引き込みを防ぐ。
- 左室ベントからの吸引を開始するにあたり，心腔内は血液で満たしておく。血液がないと左室ベントが陰圧になり空気を引き込んでしまうためである。

5 冷却

10:41 ～

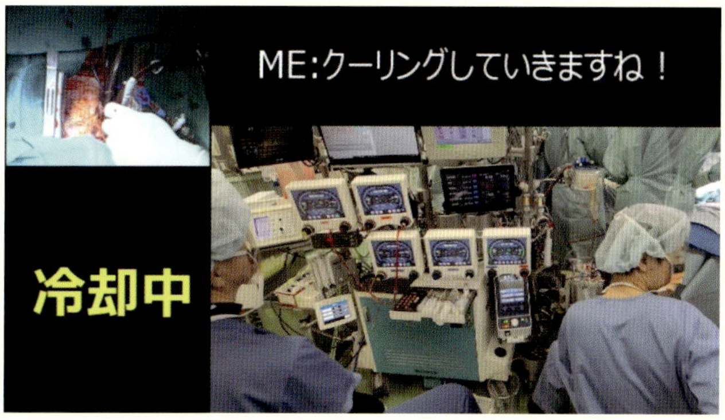

- 循環を停止する前に深部体温を下げる。深部体温と送血温度が10℃以下になるよう冷温水槽を調整し，過度な冷却は避ける。
- 血液の温度を下げていく過程で徐脈や心室細動が起きることがある。その場合，血液を駆出できず左室が張ってしまい，左室心筋の損傷をきたすことがあるので，必ず左室ベントで左室内の血液を脱血できるようにする。
- 冷却は20分間以上行い，深部体温を確実に下げる。循環停止前には目標温度に達したものの，深部まで十分に冷却されていないと温度が上昇することがある。

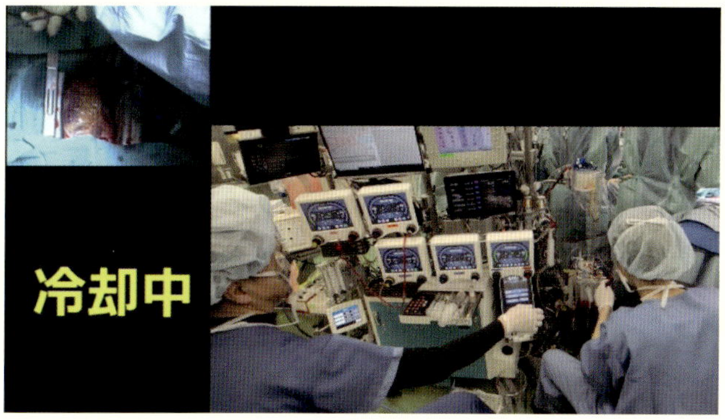

- 冷却前に採血を行い，その後のデータ変化の参照値とする（冷却後は凝固の値が変わってしまうため）。
- 採血（血算，生化，凝固）は原則として，人工心肺開始直後と復温開始後33℃以上のときに行っている。
- 血液ガス，ACTの測定は30分間隔とする。異常値や不安要素，輸血の考慮など必要に応じて適宜行う。

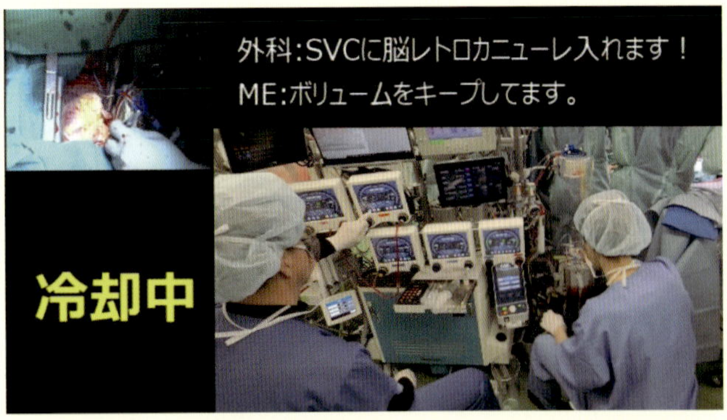

▼ 上大静脈に逆行性脳灌流用のカニューレを挿入する。その際も，血液を心腔内に引き込まないよう右房内を血液で満たしてもらう。

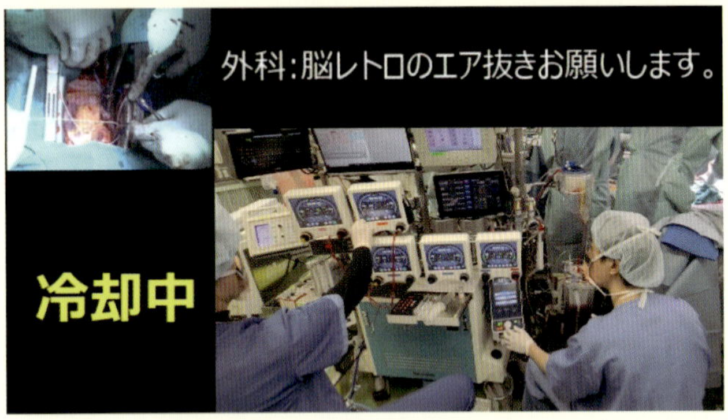

▼ カニューレが留置されたら管をコネクトし，そこから血液を送ってエアを上大静脈内に押し出して，空気を脱血管から回収する。

▼ 心内操作がある複合手術では２本脱血となるが，上大静脈脱血カニューレから逆行性脳灌流ができる回路構成となっている。

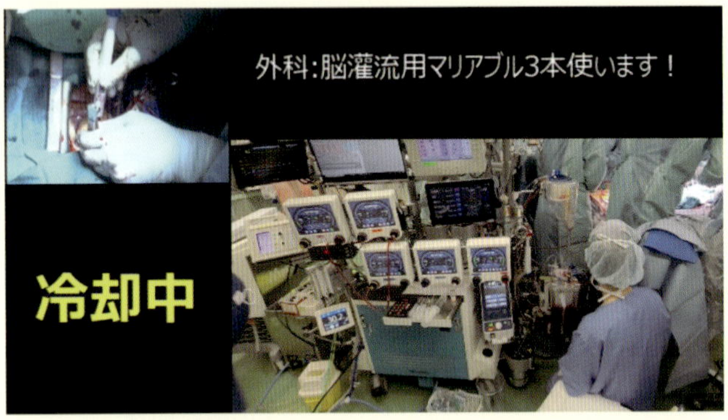

▼ 順行性脳灌流用のカニューレ３本を準備する。

脳灌流開始前にしっかりと空気を抜いておき，空気塞栓を予防する。

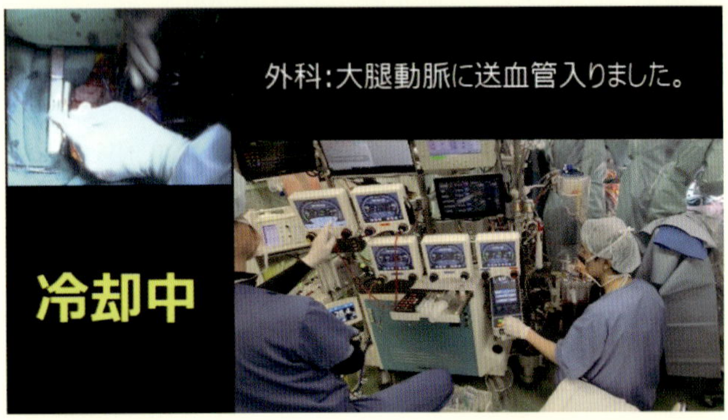

▼ 大腿動脈にも送血管が留置されたので，送血圧に問題がないか確認する。

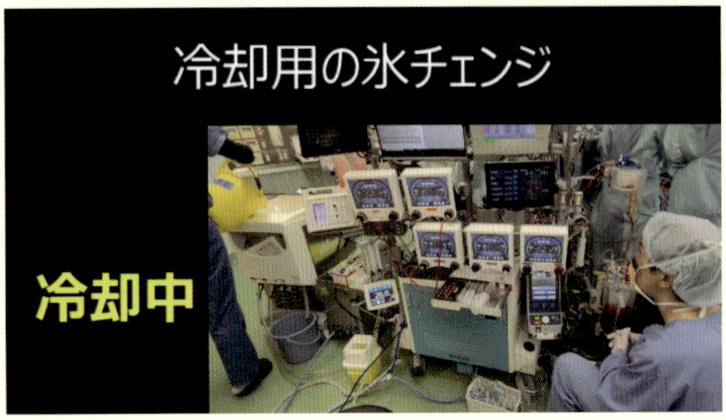

▼ 冷却するための氷も適宜交換する。体の大きい患者の場合，体温が冷えにくい。

6 循環停止 18:18 ～

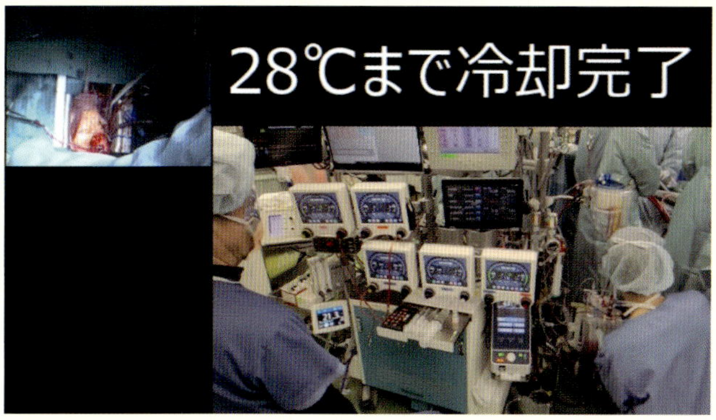

- 当院では28℃まで体温を下げたところで循環停止とし，送血管は遮断する。
- 血液が回路内で凝固するのを防ぎ，循環停止中も安全に心筋保護液注入や脳分離送血を行うため，血液をリサーキュレーションライン内で循環させておく。
- 遠心ポンプの回転数とシャントラインの鉗子を操作して，流量は2,000mL/min程度，回路内圧は100mmHgを保つようにしている（回路内圧が陰圧になると，人工肺より空気混入の危険性がある）。

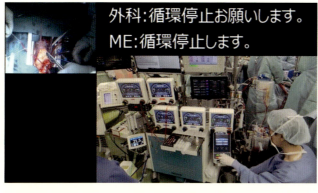

- 循環停止時に酸素ガス吹送量の左室ベントポンプ調整を行う。

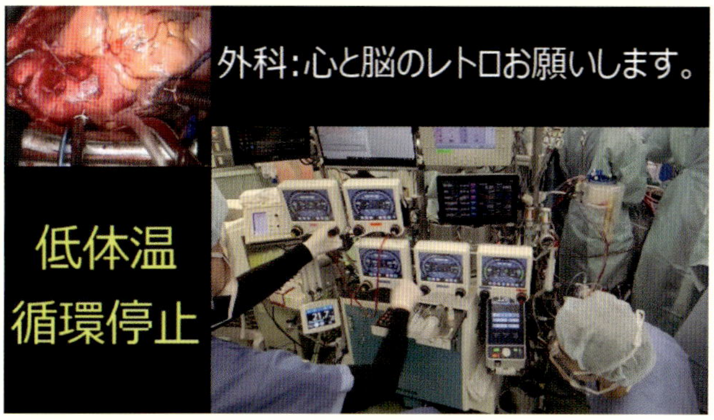

- 上大静脈をスネアし逆行性脳灌流を行う。目標流量は5mL/kgである。流量よりも静脈圧（中心静脈ラインの先端で測定）に注意を払い，15～20mmHgを目安に送血している。rSO_2（脳内酸素飽和度，NIRO® モニタ）の数値も注視する。
- 逆行性心筋保護も同時に行うが，外科医は左右冠動脈から血液が返ってきていることを確認する。
- 逆行性心筋保護での心停止が得られない場合，選択的冠灌流を考慮する。

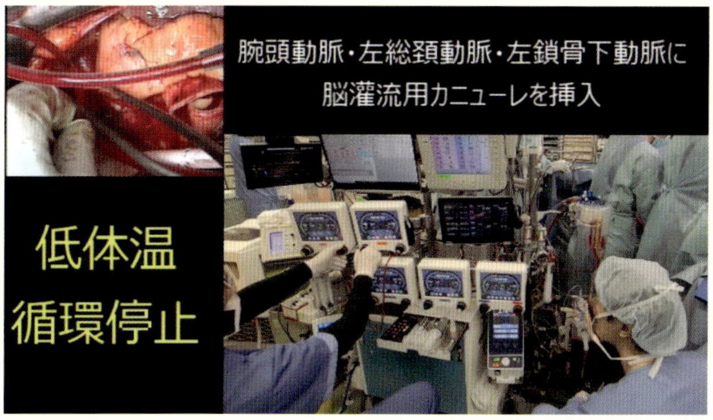

- 逆行性脳灌流を停止し順行性脳灌流100mL/min程度でフラッシュする。
- 頸部3分枝に順行性脳灌流用カニューレを挿入するが，空気を送り込まないように，はじめは血管内に徐々に血液を満たすようにして挿入する。

外科医と臨床工学技士の連携が極めて重要である。

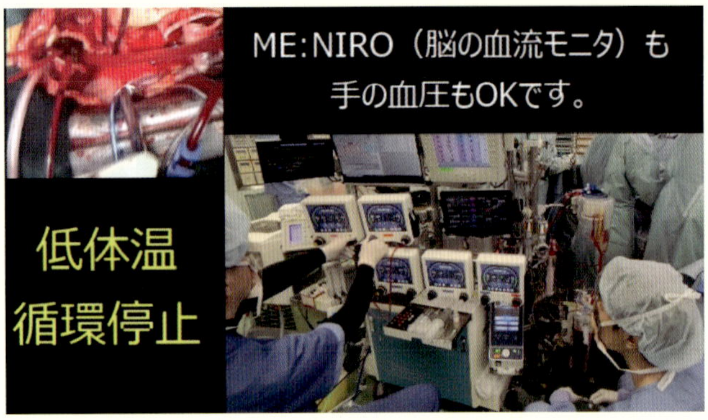

- 腕頭動脈に7～8mL/kgで送血開始する。同時に右側のrSO_2（NIRO®）も注視している。例えば，右橈骨動脈圧が上がらずNIRO®が上昇する場合，カニューレが深く右総頸動脈に入っている。右橈骨動脈圧が上昇しNIRO®は下がる場合，カニューレが深く右鎖骨下動脈に入っている。NIRO®や動脈圧の上昇が得られない場合，数値などを検討し術者と原因を究明する。
- その後，左総頸動脈，左鎖骨下動脈にカニューレを挿入し，左橈骨動脈圧と左NIRO®を確認。
- 3分枝が確立したら，送血量は15mL/kgを目安に，橈骨動脈圧は25～45mmHgになるよう調整する。

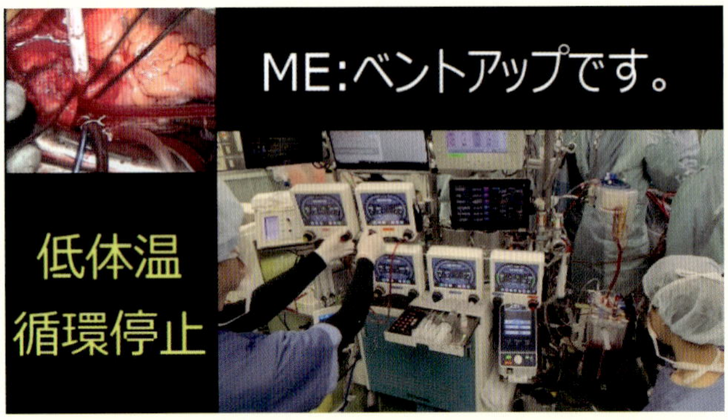

循環停止中や心筋保護液注入時など，左室から上行大動脈へ血流が溢れ出てくるので，左室ベントの吸引を強くし視野を確保する。

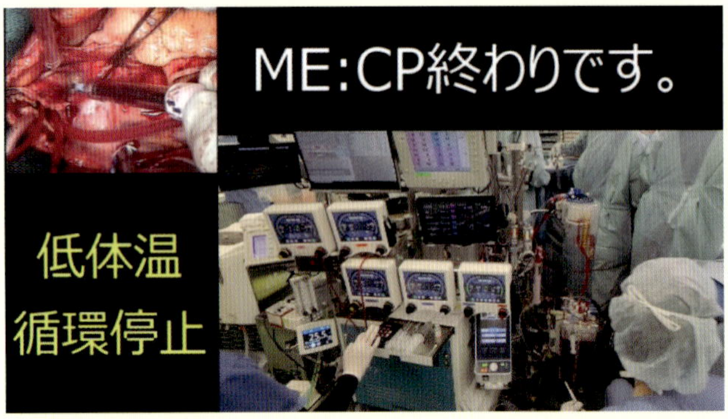

- 逆行性冠灌流は20～30分ごとに投与している。心停止を得てから1,000～1,500mL（ミオテクター＋血液）投与しているが，注入間隔が長い場合や心筋肥大をきたしている症例では，注入経路・注入量を増やしている。
- 心筋保護には，BCP（blood cardioplegia）を使用している。

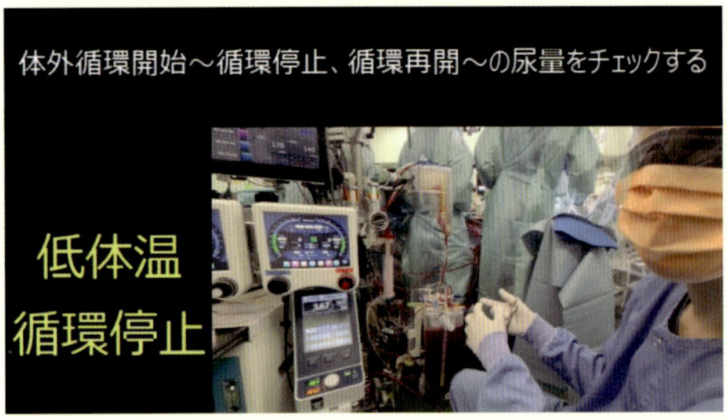

- 循環停止すると腎血流が保たれないので尿は出ない。循環再開時に，しっかりと尿の流出があるか確認する。

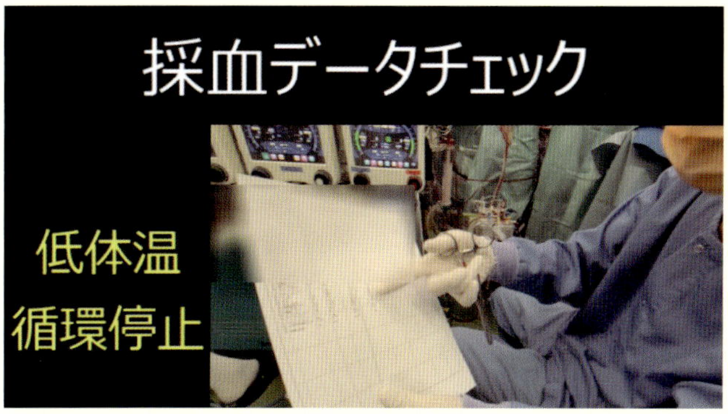

▼ 人工心肺開始後に採った血液データを確認する。また，ACT，血液ガスは 30 分～ 1 時間ごとにチェックする。

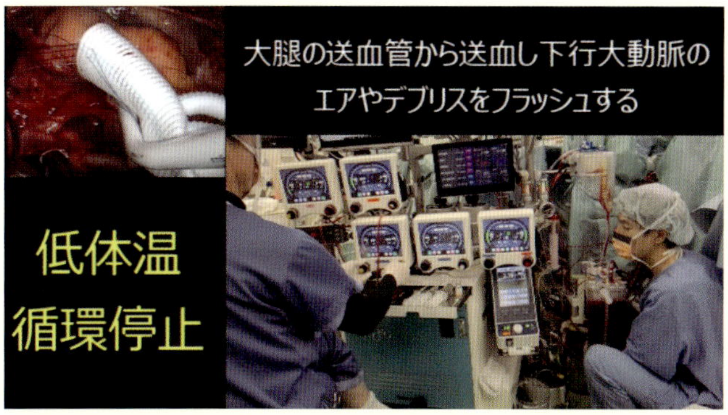

▼ 全弓部置換術の末梢側吻合のタイミングで，大腿動脈の送血管から血液をゆっくり送る（500 ～ 1,000mL/min 程度）ことにより，下行大動脈の末梢に存在する粥腫をフラッシュアウトする。

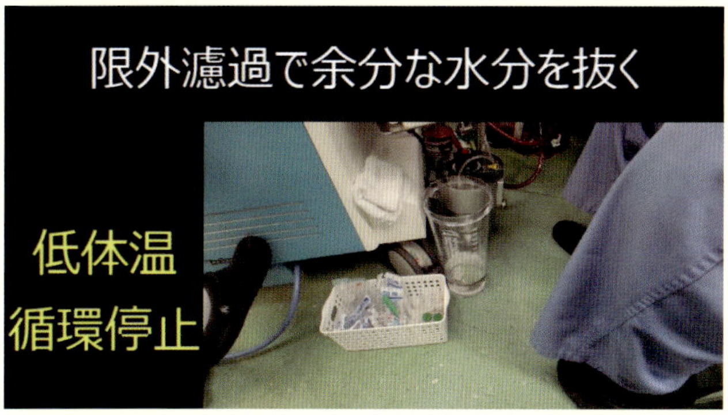

▼ 当院では，余剰の水分は限外濾過で取り除いている。投与した補液や心筋保護液の量，あるいは静脈リザーバーの量を見て除水量を決める。

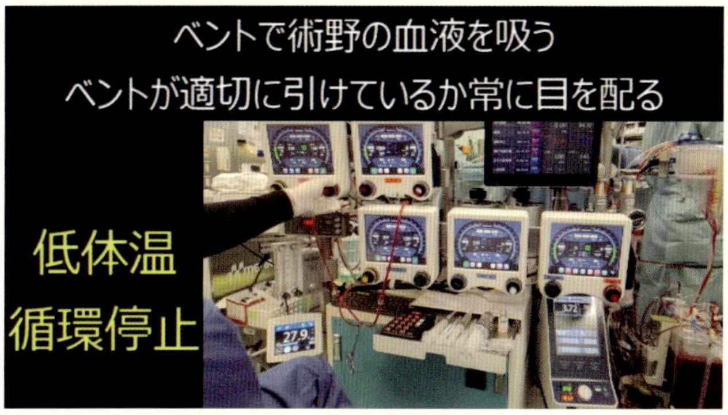

ベントが先当たりしていて吸引できない場合があるので，常に目を配っておく。ベントや吸引回路に過度な陰圧がかかると溶血するので注意する。

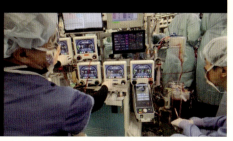

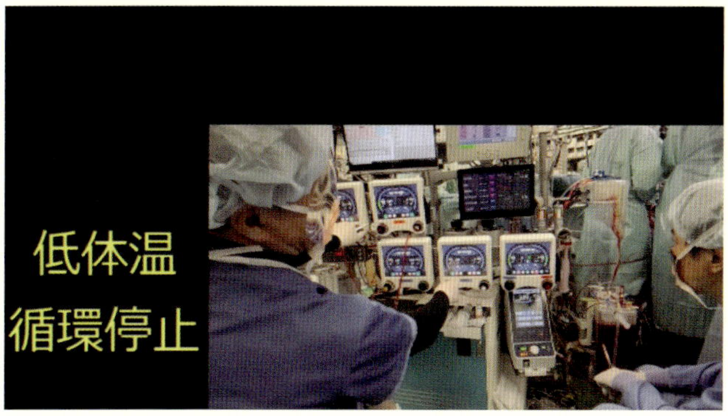

▼ 当院では基本的に 2 人で人工心肺を操作する。1 人（右側）がメインポンプを扱い，もう 1 人（左側）が心筋保護，脳灌流，ベントなどを扱う。

▼ トレーニングの順序としては，まず左側の役割を経験し，十分な経験を積んでから右側の役割に移行する。

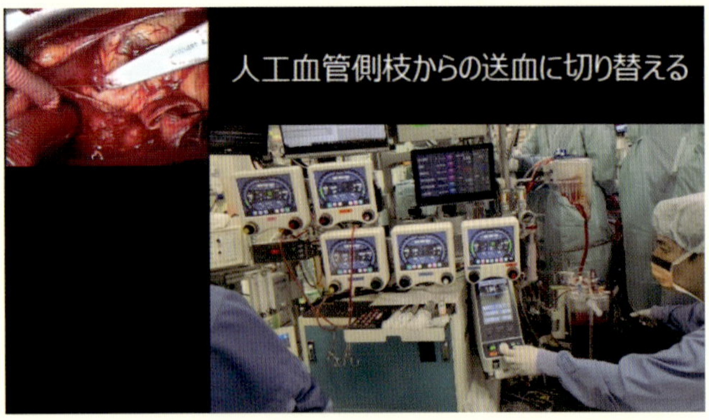

▼ 遠心ポンプの送血管は，遮断しても過度の陽圧がかからず扱いやすい。送血路を細かく切り替えなければならない大血管手術のときには，遠心ポンプを用いている。

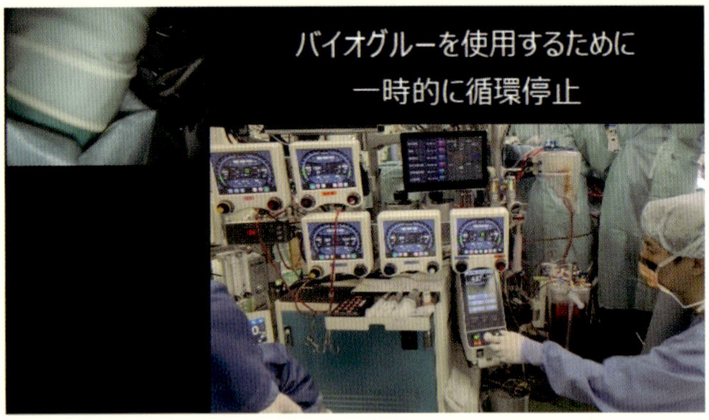

▼ 末梢側吻合部の止血や止血確認のため，一時的に循環停止，または少なめの flow で循環再開を行う。止血が得られたら full flow とする。

7 人工心肺による循環 34:30 ~

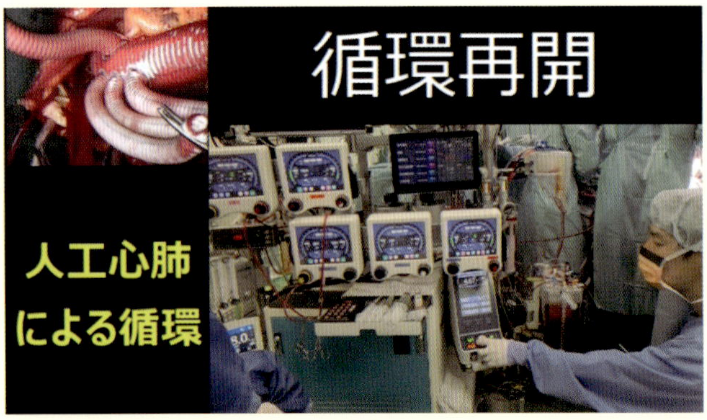

▼ 循環再開後に，人工血管側枝からの送血圧と足の動脈圧が同程度であることを確認する。

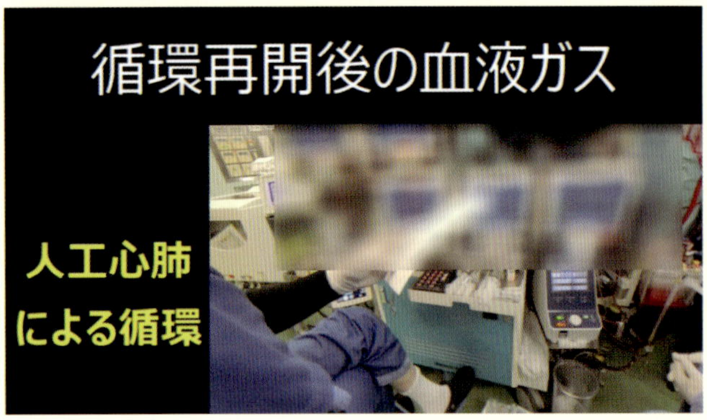

▼ 循環再開後に血液ガスを採取してチェックする。循環停止中に貯留していた二酸化炭素の濃度と酸素濃度を確認し，これを是正する。

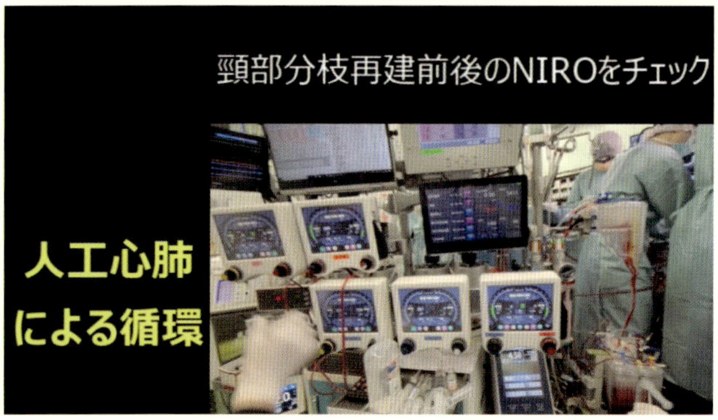

- 頸部分枝再建の前後でNIRO® の変動をチェックする。
- 吻合中に順行性脳灌流を一時的に止めるタイミングで，NIRO® が下がりすぎないか確認する。10ポイント程度の低下までは許容するが，それ以上の場合は対処が必要なので，術者と綿密に連携を取る。
- 通常は再建後にNIRO® が上昇する。頸部分枝再建から徐々に体温を上げていく。それに伴い代謝も上がるので，適宜血液ガスを採り動向をチェックする必要がある。

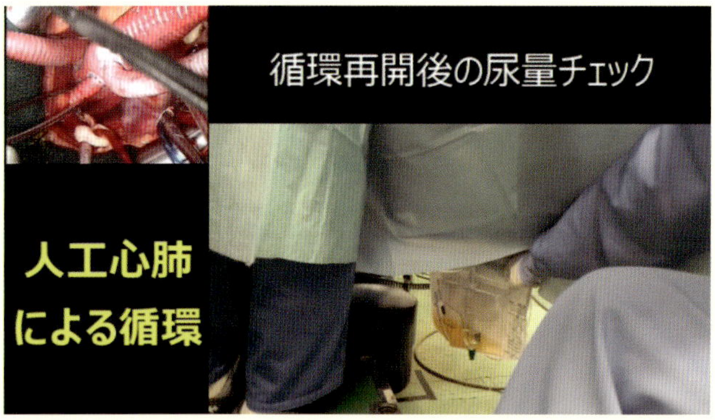

- 循環再開後しばらくして尿量をチェックする。

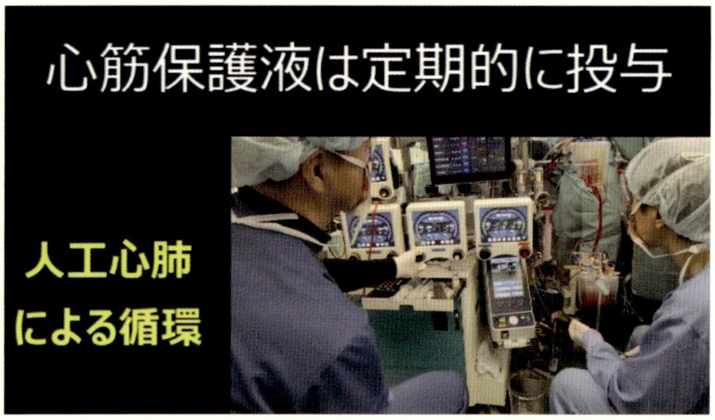

- 逆行性冠灌流で心筋保護を行っているが，心停止まで時間がかかる場合や，冠動脈からの血液の戻りが悪いようであれば，選択的冠灌流に切り替えて心筋保護を行うこともある。

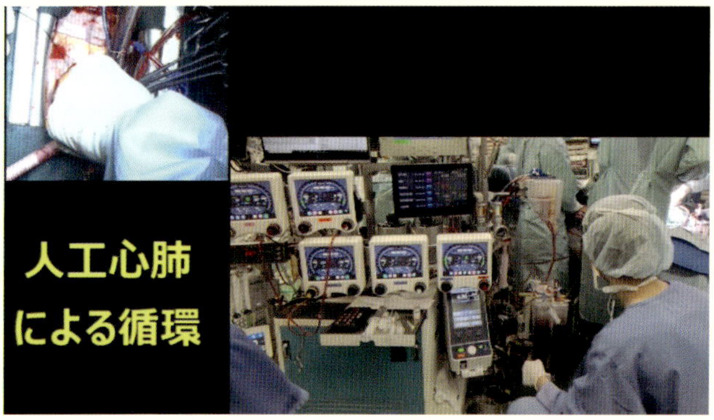

- 中枢吻合および腕頭動脈再建後は，人工心肺を離脱していくので，電解質やその他のデータが適正になるようコントロールする。

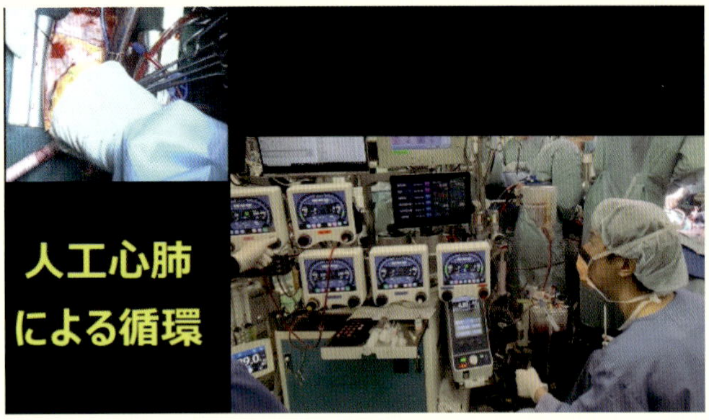

▼ 本症例では中枢吻合の後に腕頭動脈の再建を行っている。32℃で上行大動脈（人工血管）の遮断解除を行い，腕頭動脈再建を行った。

頸部分枝再建前の段階では脳の代謝を上げないように，安易に復温を行わない。復温中に頸部分枝の再建を行うと不慮の脳送血トラブルが起きることがある。また再建時に遮断をして送血されない時間帯が生じることがあるので，深部体温が32℃以上にならないようにしている。

▼ 頸部分枝の再建が終了し血流が確保され，左右橈骨動脈圧，rSO_2 に問題がなければ加温に入る。

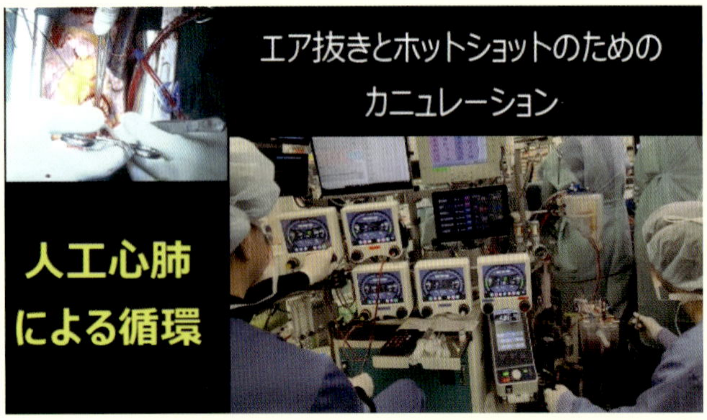

▼ 中枢吻合が終わったら，上行大動脈（人工血管）に順行性冠灌流用カニューレ（ルートベント）を留置する。

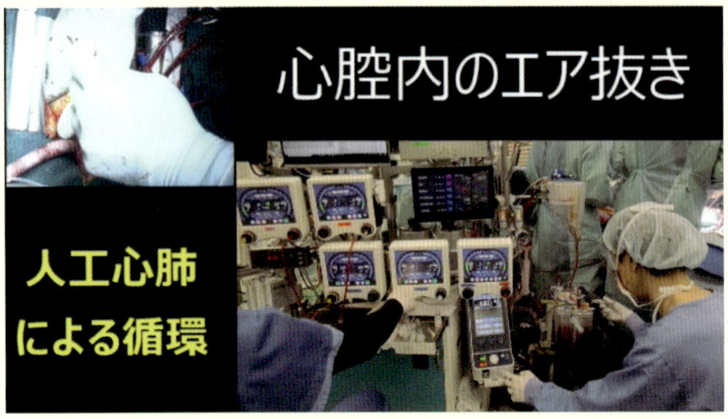

▼ 心腔内にたまった空気を除去するため，臨床工学技士は脱血管を一部遮断し心腔内を血液で満たす。同時に心臓をマッサージし両肺を膨らませることで，肺静脈，左房，左室，上行大動脈（人工血管）から空気を除去する。

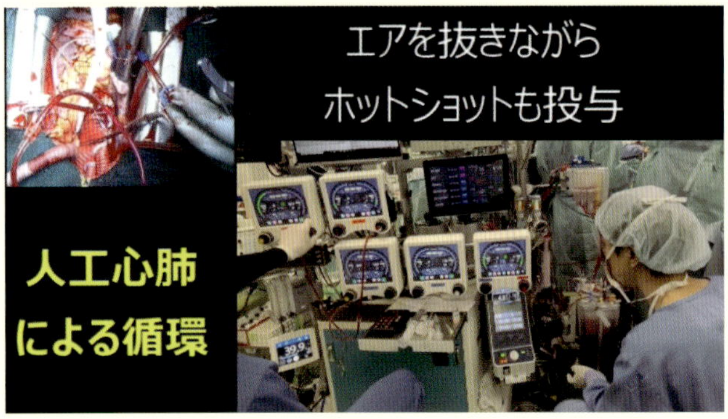

▼ まず逆行性冠灌流でホットショット（terminal warm blood cardioplegia，37℃）を投与する。冠動脈に貯留した空気を逆行性に除去するためである。

▼ 次いで順行性冠灌流に切り替えて血液を600mL 投与する。このとき，ルートベントから空気を持続的に吸引するようにしている。

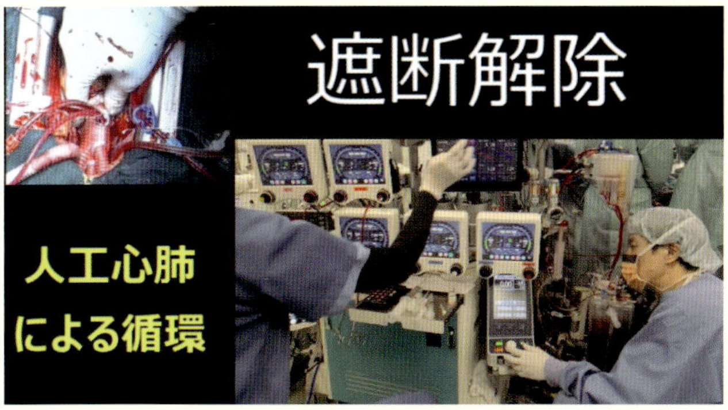

遮断を解除するタイミングでしっかりと人工心肺の流量を落として血圧を下げることが必要である。これにより遮断解除時の血管損傷を防ぐ。

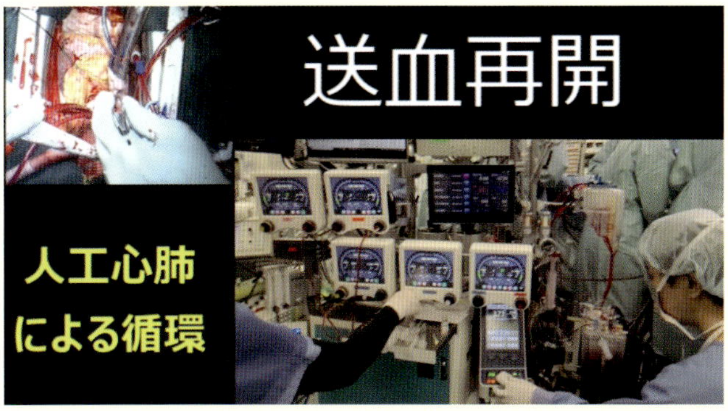

▼ 遮断解除後は徐々に送血を再開して full flow まで戻す。

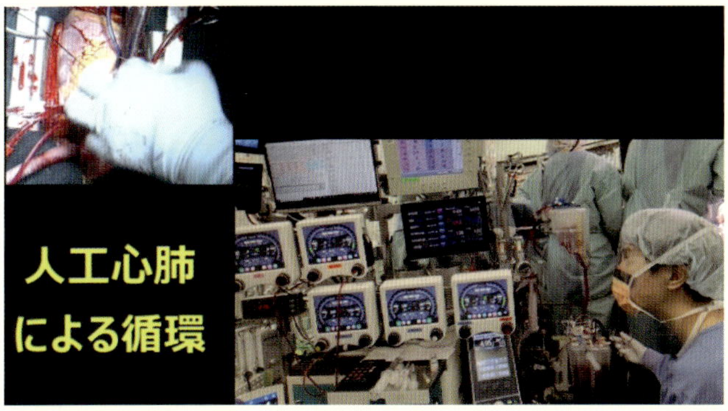

▼ 徐々に脱血する量を減らし，血液を体に返していく。モニターで心臓の張り，CVP，PA 圧などを確認しながら行う。

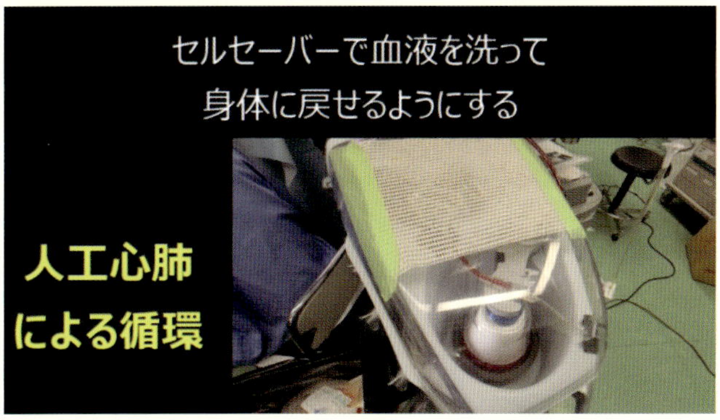

▼ セルセーバーは術野に出て薄まった血液を回収，洗浄，濃縮（遠心分離）し，濃厚赤血球として患者の体に返すための装置である。開心術ではポンプサッカーと併用される。

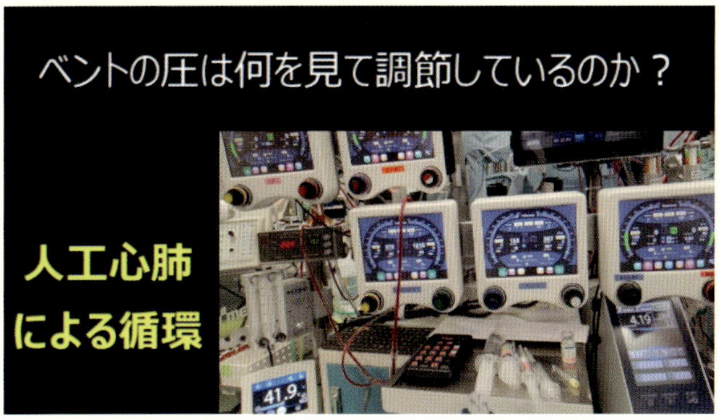

▼ CVP や PA 圧を見ながら，ゆっくりベントで吸引している。

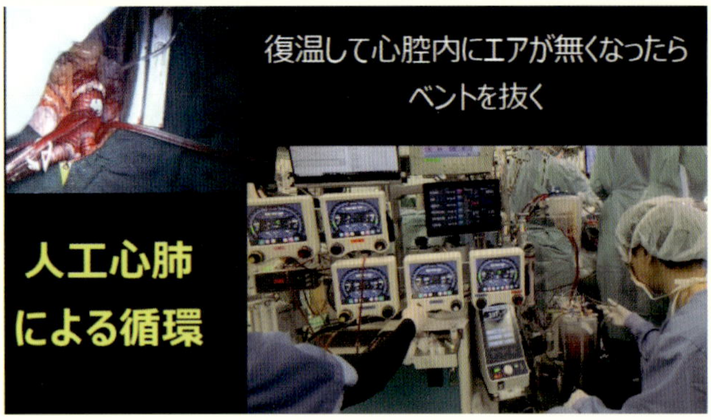

▼ 十分復温して（35℃）心腔内の空気がなくなったらベントを抜去する。このときも心腔内を血液で十分満たすことにより空気が迷入するのを防ぐ。

▼ 順行性冠灌流用カニューレを抜去するときは，人工心肺の流量を減らし血圧を下げる。

8 離脱　51:03 ～

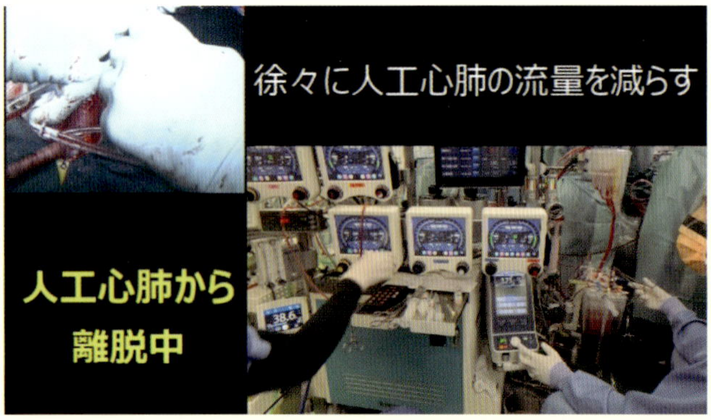

▼ ベントを抜去したら少しずつ人工心肺を離脱する。

▼ 送血量と脱血量を調整しながら徐々に流量を減らしつつ，血液を体に戻す。心臓の動き，張り，CVP，PA圧，血圧，静脈血リザーバーレベルなどを見ながら行う。

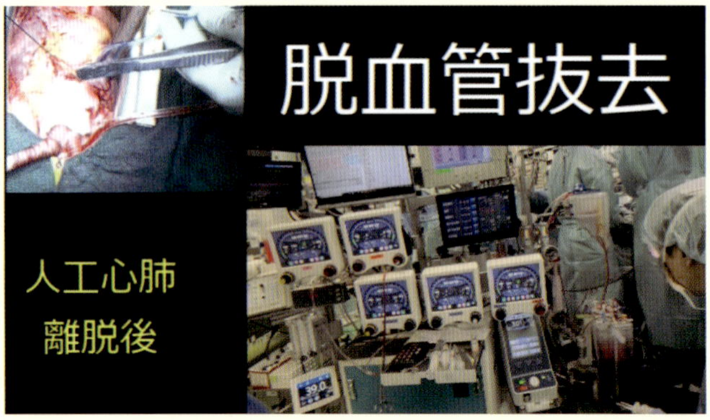

▼ 流量を下げても血行動態が安定していれば脱血管を遮断し，外科医が脱血管を右房から抜去する。臨床工学技士は送血も止める。

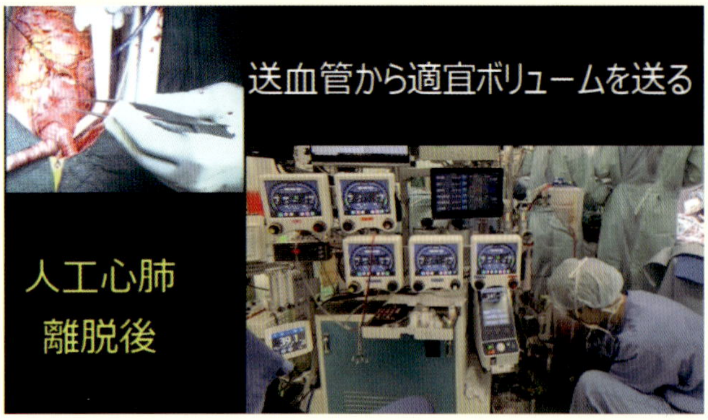

▼ 脱血管が抜けた後も送血管から適宜送血を行い，血圧を安定させる。

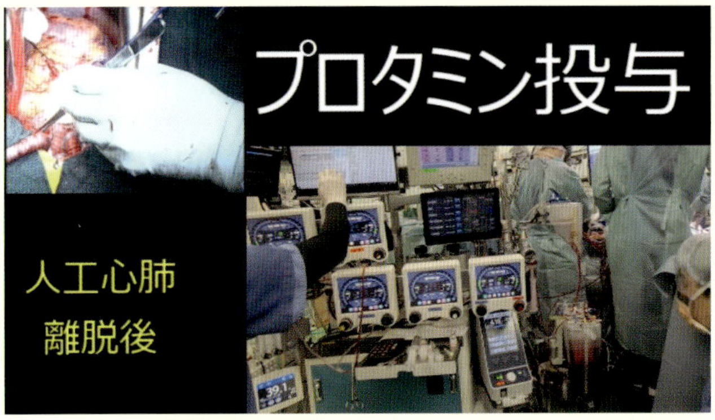

▼ プロタミン投与前にポンプサッカーを終了する。プロタミンの混ざった血液を回路内に引き込み，回路内で血栓ができてしまうのを防ぐためである。プロタミンショックをきたし再度人工心肺を使用する際に，回路が凝固していると使用できない。

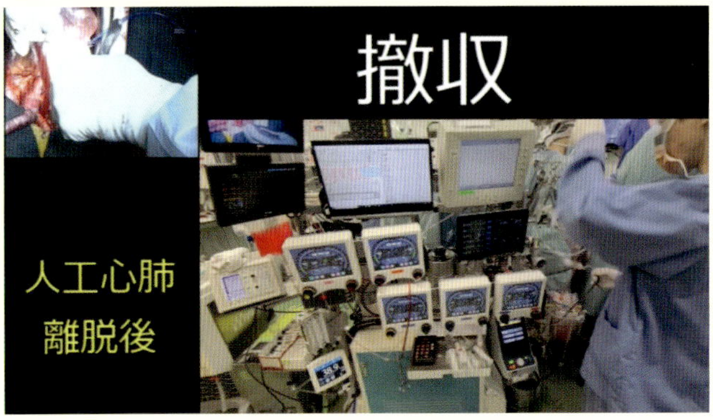

▼ 回路内に残った血液は末梢点滴ルートから体に返す。もしくは，自己血回収装置のリザーバーへ返血する。

（吉田　収，岡田和也）

索　引

索引

あ

イスムス……144
逸脱部位の検索……117, 123, 127, 136
ウシ心膜パッチ……176
右心耳切除……155
右側左房切開……114
右肺動脈の露出と血栓摘除……188
右房メイズ……154
エア抜き……28, 32, 165, 166, 204, 228
横隔神経……17, 58
横静脈洞……82, 170, 189
——の通し方……79

か

開胸……2
開胸器……4, 6, 35, 52
回旋枝吻合の際のポジショニング……75
回旋枝吻合の場の作り方……79
ガイドワイヤー……14, 203, 216
活性化凝固時間……228
カッティング……8, 66, 148, 174, 178, 192
冠動脈吻合……83
冠動脈ボタン……102, 103
——作成……97
——移植……99
逆行性冠灌流用カニューレ挿入……23
胸骨頸切痕……2
胸骨周囲の止血……35
胸骨正中の切開……2
胸鎖乳突筋の剥離……211
虚血……128, 137, 174
クライル鉗子……16
グラフトのトリミング，カットバック……63
経食道心エコー……14, 16, 20, 24, 30, 73, 203
頸部分枝再建……166
頸部分枝送血……161
血腫除去……34
血栓の摘出……187
腱索の除去……107
剣状突起……2
後下小脳動脈……164
広頸筋……210
後尖逸脱に対する三角切除……116
コッホの三角……144
米田－David 法……170

さ

サージセル ニューニット®……6
再開胸……33
サイジング……110, 133, 140, 148, 164
左室の切開……171
左室ベントカニューレ挿入……25
左心耳切除……157
左前下行枝の剥離……60
左肺動脈の露出と血栓摘除……190
左房メイズ……155
三角切除……119
三尖弁の露出……142
三尖弁輪周囲の解剖……144
三尖弁輪縫縮術……142
刺激伝導系……96, 131, 147
止血確認……165
膝窩動脈内膜摘除……206
斜切開……94, 199
尺骨動脈……49
シャント……174
シャントチューブ挿入……62
循環停止……161
——後の大動脈剥離……160
順行性冠灌流用カニューレ挿入……21
順行性脳灌流開始……164
上大静脈周囲の剥離……186
消毒・ドレーピング……33
小伏在静脈採取……206
神経鈎……100, 118, 166, 167
神経の温存……41
人工血管の縫着……98
人工腱索……127
人工心肺装置の概要……222
人工弁の縫着……96, 111
人工弁輪による縫縮……120
心室中隔穿孔閉鎖……170
心タンポナーデ解除……160
真皮連続縫合……51
心房中隔……187
心膜の切開……4
心膜のつり上げ……6
心膜パッチへの糸かけ……177
垂直マットレス縫合……11
水平マットレス縫合……176, 181, 182
スタビライザー……57
石灰化……12, 21, 44, 50, 60, 81, 83, 88, 94, 95, 137, 139
——の除去……108
線維三角……109, 110, 118, 122, 125, 131, 140
全弓部人工血管置換術……160
前尖逸脱（人工腱索）……127
前尖逸脱（露出～弁形成）……121
前乳頭筋断裂……135
送血カニューレ挿入（上行大動脈）……12
総大腿動脈へのカニューレ挿入……198
僧帽弁狭窄症……106
僧帽弁置換術……106
僧帽弁の露出……114, 121, 135
僧帽弁輪石灰化……106

た

ターンナップ吻合……165
タイクロン™……182
大腿動脈露出（redo）……194
大動脈解離……160
大動脈基部置換術（Bentall 手術）……97
大動脈の剥離……163
大動脈の離断……162
大動脈弁温存基部置換術（David 手術）……101
大動脈弁基部の剥離……101
大動脈弁置換術……94
大動脈弁閉鎖不全症……94
大動脈弁輪への糸かけ……95, 102
大伏在静脈の採取……38
ダイヤモンド吻合……85
ダイレーターの挿入……216
脱血カニューレ挿入（上・下大静脈）……17
脱血カニューレ挿入（右心耳）……15

断端形成……166
中心静脈圧……10, 31, 229
中心臓静脈……88
中枢断端形成……168
中枢吻合……166, 168
直接送血管挿入……14
追加針のかけ方……27
洞結節……18
橈骨動脈の採取……44
透析用カテーテル挿入……214
頭低位……30, 83, 214

な

乳頭筋……173
——の糸かけ……137

は

バイオグルー……165, 166, 167
バイクリル®……51
肺血栓塞栓症……186
ハイドロフィット®……167
バックハンドでの運針……74
パッチ形成……209
パラシュート法……66, 90, 100
パラリーク……95
バルサルバグラフト……101, 102
反回神経……160, 164
左回旋枝シークエンシャル側々吻合（パラレル）……83
左内胸動脈の採取……52
左肺静脈の剥離……158
左肺動脈の露出と血栓摘除……190
ヒンジ……110, 130
ファバロロ鉗子……79, 152, 170
フィジオフレックス®……118, 140
ブルドック鉗子……63, 71, 85
プロタミンショック……31, 241
吻合部位の固定……80
閉胸と閉創……8
弁尖切除……95
弁輪の再建……109
弁輪への糸かけ……109, 130, 136
房室結節……109, 131, 144, 147
ホットショット……29, 238
ポンプオフ……28
ポンプオン……229

ま

マーキング……38, 174, 194, 210
マーシャル靭帯……152
マイクロシザーズ……61, 84, 89
マットレス縫合……99, 174, 175, 177, 180
右総頸動脈の露出……210
右内胸動脈－左前下行枝吻合……58
右肺動脈の露出と血栓摘除……188
水テスト……133, 139, 145
メイズ手術……150
迷走神経……213

ら

卵円窩……113, 116, 121, 155
リザーバー……223
リトラクター……191
臨床工学技士……228
連続縫合……11, 51, 64, 100, 104, 119, 179, 180, 209
ロンジュール……95

わ

ワイヤーの抜去……34
腕頭動脈－人工血管吻合……166

A-N

ACT（活性化凝固時間）……228
aorto-mitral curtain……110, 122
AtriCure®……150
Bentall 手術……97
coaptation……126, 141
CUSA（超音波外科吸引装置）……95, 108
CVP（中心静脈圧）……10, 31, 229
David 手術……101
deep pericardial stitch……73, 75, 79, 83, 88
edge-to-edge 縫合……126, 139, 149
epiaortic echo……12, 21
everting-mattress 縫合……109
GEA-4PD 吻合（側々吻合，パラレル）……88
infarct exclusion 法＋ patch 法……170
Koch の三角……144
LIMA suture（deep pericardial stitch）のかけ方……73
mitral annular calcification（僧帽弁輪石灰化）……106
nadir……96, 101, 102, 103, 167
non-everting-mattress 縫合……95, 98, 109

O-Z

oblique sinus……112, 150, 170
open distal……100
over-and-over 縫合……119, 167, 176, 180, 192
PDS®……51
purse-string suture……12, 15, 17, 23, 25, 31, 201
septal isthmus……144
Sondergaard's groove の剥離……25, 112, 116, 121, 150, 155
ST junction……96
supra-annular……97, 98
suture loop jamming……96
sweep scan technique……215
swing scan technique……215
S 字切開……206
terminal PICA……164
Todaro 索……23
transverse sinus（横静脈洞）……82, 170, 189
two stage カニューレ……15
U-suture……165
VSP（心室中隔穿孔）閉鎖……170
Waterston's groove（Sondergaard's groove）の剥離
……25, 112, 116, 121, 150, 155
Zone3 でのトリミング……164
Z 縫合……27, 31

数字

4PD……88

イムス葛飾ハートセンター

心臓血管外科手術

高画質動画 約7時間×精細な静止画像でわかる

2024年11月10日　第1版第1刷発行

■監　修　金村賦之　かねむら たけゆき

■編集・動画編集・企画立案
月岡祐介　つきおか ゆうすけ

■編集協力　大野峻哉　おおの しゅんや

■発行者　吉田富生

■発行所　株式会社メジカルビュー社
〒162-0845 東京都新宿区市谷本村町2-30
電話　03(5228)2050(代表)
ホームページ https://www.medicalview.co.jp/

営業部　FAX 03(5228)2059
E-mail　eigyo@medicalview.co.jp

編集部　FAX 03(5228)2062
E-mail　ed@medicalview.co.jp

■印刷所　シナノ印刷株式会社

ISBN 978-4-7583-2202-7 C3047